超简单艾灸消百病全书

主编 ■ 成泽东 孙平

江苏凤凰科学技术出版社
·南京·

U0336223

国际标准针灸穴位图

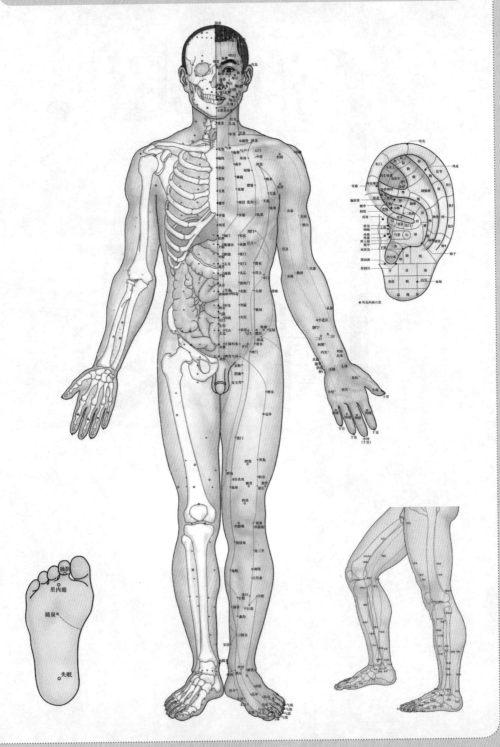

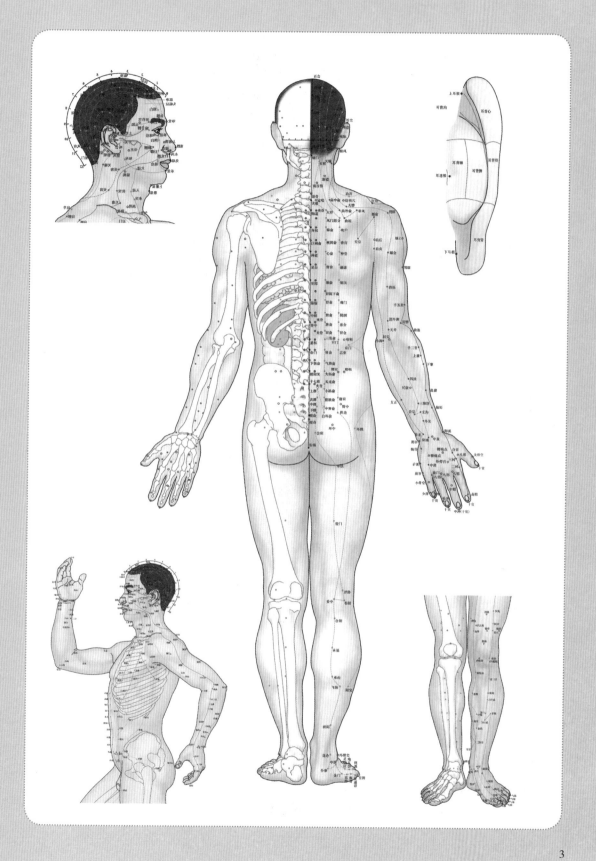

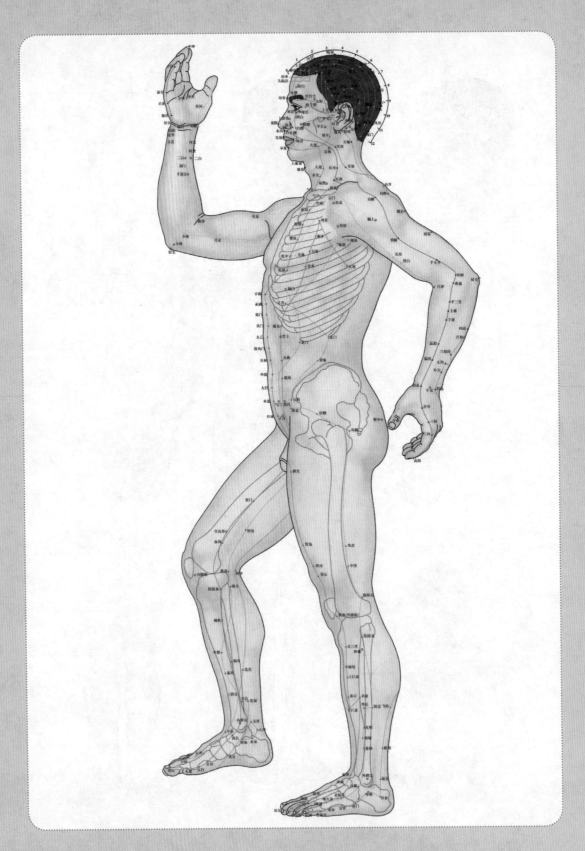

十二正经

十二正经是人体经络系统的主体，它们包括：手太阴肺经、手厥阴心包经、手少阴心经、手阳明大肠经、手少阳三焦经、手太阳小肠经、足阳明胃经、足少阳胆经、足太阳膀胱经、足太阴脾经、足厥阴肝经、足少阴肾经。

● 手太阴肺经

主治病症：咳嗽、气喘、气短、咯血、咽痛、外感伤风、行经部位痛麻或活动受限等。

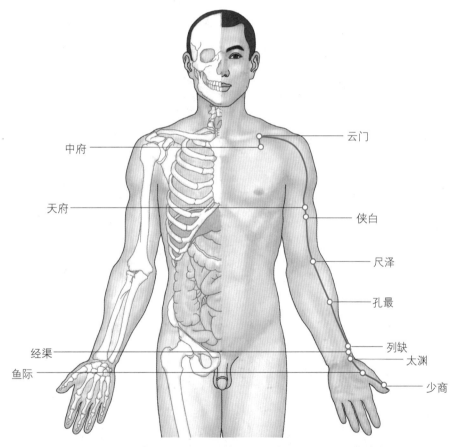

穴位数量	经络穴位走向	穴位分布
11个	起于中府 止于少商	2个穴位是在前胸上部，其他9个分布在上肢内侧前缘

● 手阳明大肠经

主治病症：腹痛、肠鸣、泄泻、便秘、咽喉肿痛、齿痛、本经循行部位疼痛、热肿或寒冷麻木等。

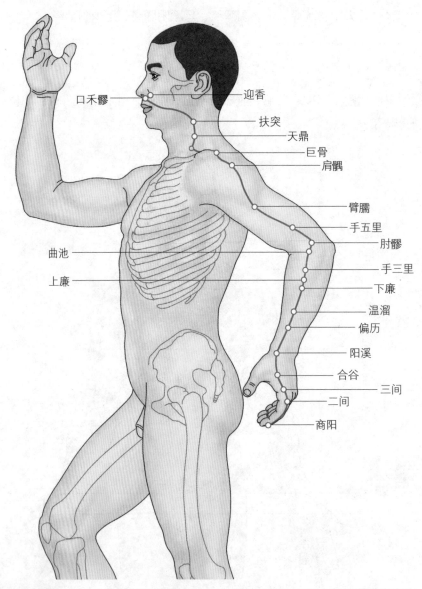

口禾髎　　迎香
　　　　　扶突
　　　　　天鼎
　　　　　巨骨
　　　　　肩髃

臂臑
手五里
肘髎
手三里
下廉
温溜
偏历
阳溪
合谷
三间
二间
商阳

曲池
上廉

穴位数量	经络穴位走向	穴位分布
20个	起于商阳 止于迎香	5个穴位在颈、面部，其他15个则分布在上肢外侧前缘

● 足阳明胃经

　　主治病症：肠鸣腹胀、水肿、胃痛、呕吐或消谷善饥、口渴、咽喉肿痛、鼻衄、胸部及膝髌等本经循行部位疼痛。

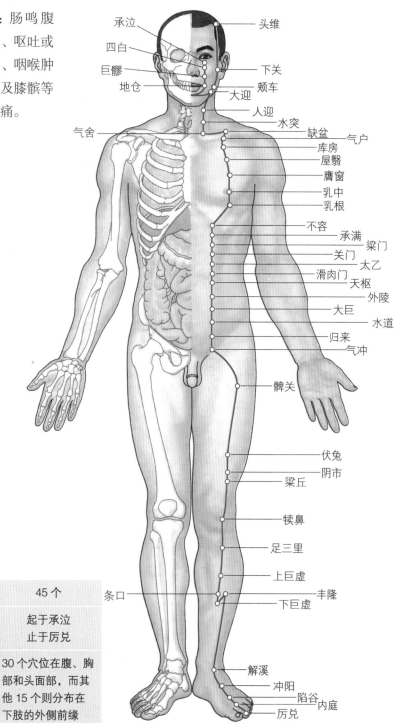

承泣　　　　　　　　　　头维
四白
巨髎　　　　　　　　　　下关
地仓　　　　　　　　　　颊车
　　　　　　　　大迎
　　　　　　　　人迎
　　　　　　　　　　　水突
气舍　　　　　　　　　　缺盆　气户
　　　　　　　　　　　　　库房
　　　　　　　　　　　　　屋翳
　　　　　　　　　　　　　膺窗
　　　　　　　　　　　　　乳中
　　　　　　　　　　　　　乳根
　　　　　　　　　　　不容
　　　　　　　　　　　　承满
　　　　　　　　　　　　　梁门
　　　　　　　　　　　关门
　　　　　　　　　　　　太乙
　　　　　　　　　　滑肉门
　　　　　　　　　　　　天枢
　　　　　　　　　　　　　外陵
　　　　　　　　　　　　大巨
　　　　　　　　　　　　　水道
　　　　　　　　　　　　归来
　　　　　　　　　　　　气冲

　　　　　　　　　　髀关

　　　　　　　　　　伏兔
　　　　　　　　　　　阴市
　　　　　　　　　　梁丘

　　　　　　　　　　犊鼻

　　　　　　　　　　足三里

　　　　　　　　　　上巨虚
条口　　　　　　　　　　丰隆
　　　　　　　　　　　下巨虚

　　　　　　　　　　解溪
　　　　　　　　　　冲阳
　　　　　　　　　　陷谷　内庭
　　　　　　　　　　厉兑

穴位数量	45 个
经络穴位走向	起于承泣 止于厉兑
穴位分布	30 个穴位在腹、胸部和头面部，而其他 15 个则分布在下肢的外侧前缘

7

足太阴脾经

主治病症：胃脘痛、食则呕、嗳气、腹胀便溏、黄疸、身重无力、舌根强痛、下肢内侧肿胀、厥冷。

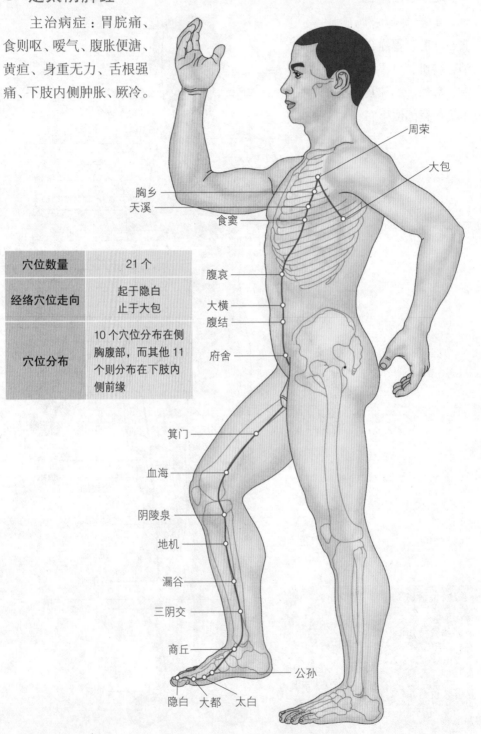

周荣

大包

胸乡

天溪

食窦

腹哀

大横

腹结

府舍

箕门

血海

阴陵泉

地机

漏谷

三阴交

商丘

公孙

隐白　大都　太白

穴位数量	21个
经络穴位走向	起于隐白 止于大包
穴位分布	10个穴位分布在侧胸腹部，而其他11个则分布在下肢内侧前缘

● 手少阴心经

主治病症：心痛、咽干、口渴、目黄、胁痛、上臂内侧痛、手心发热等。

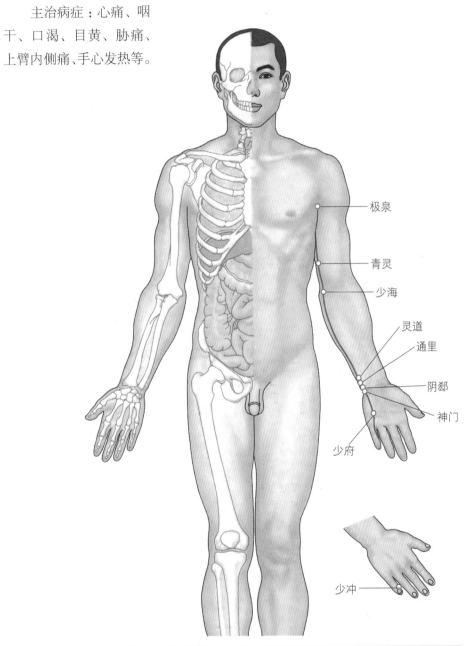

极泉

青灵

少海

灵道

通里

阴郄

神门

少府

少冲

穴位数量	经络穴位走向	穴位分布
9个	起于极泉 止于少冲	1个穴位在腋窝部，而其他8个穴位则位于上肢内侧面后缘

● 手太阳小肠经

主治病症：少腹痛、腰脊痛引睾丸、耳聋、目黄、颊肿、咽喉肿痛、肩臂外侧后缘痛等。

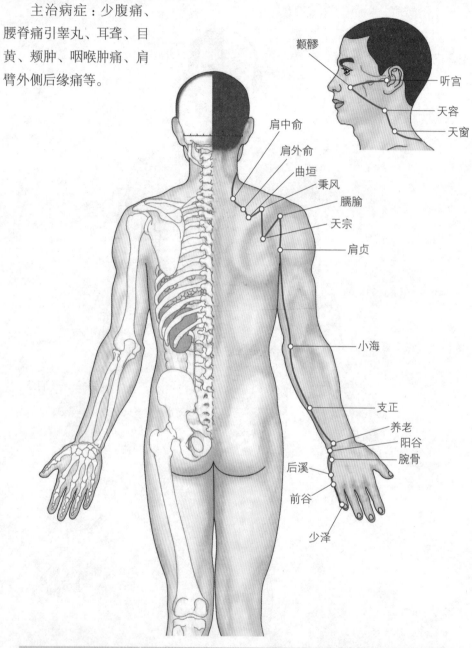

穴位数量	经络穴位走向	穴位分布
19 个	起于少泽 止于听宫	8 个穴位分布在上肢外侧后缘，11 个穴位在肩、颈、面部

10

● 足太阳膀胱经

主治病症:小便不通、遗尿、癫狂、疟疾、目痛、见风流泪、鼻塞多涕、鼻衄、头痛;项、背、臀部及下肢循行部位痛麻等。

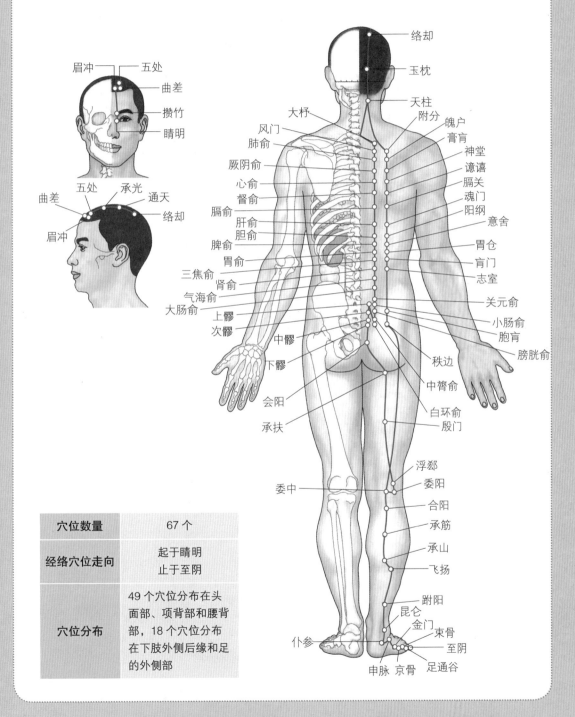

穴位数量	67 个
经络穴位走向	起于睛明 止于至阴
穴位分布	49 个穴位分布在头面部、项背部和腰背部,18 个穴位分布在下肢外侧后缘和足的外侧部

● 足少阴肾经

主治病症：咯血、气喘、舌干、咽喉肿痛、水肿、大便秘结、泄泻、腰痛、脊股内后侧痛、痿弱无力、足心热等。

穴位数量	27 个
经络穴位走向	起于涌泉 止于俞府
穴位分布	10 个穴位分布在下肢内侧后缘，17 个穴位分布在胸腹部前正中线旁开 0.5 寸

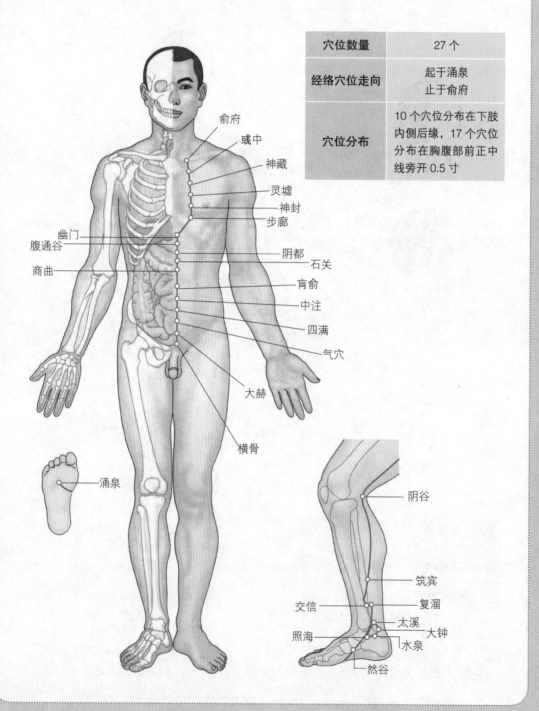

俞府
彧中
神藏
灵墟
神封
步廊
幽门
腹通谷
商曲
阴都
石关
肓俞
中注
四满
气穴
大赫
横骨
涌泉

阴谷
筑宾
交信
复溜
太溪
大钟
照海
水泉
然谷

● 手厥阴心包经

主治病症：心痛、胸闷、心悸、心烦、癫狂、腋肿、肘臂挛痛、掌心发热等。

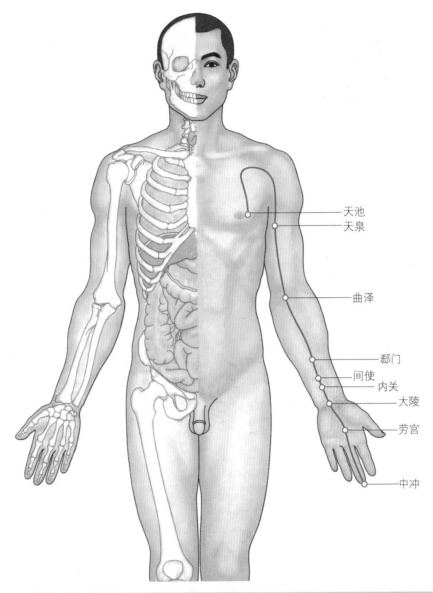

天池
天泉

曲泽

郄门
间使
内关
大陵
劳宫

中冲

穴位数量	经络穴位走向	穴位分布
9个	起于天池 止于中冲	8个穴位分布在上肢内侧中间，1个穴位在前胸上部

手少阳三焦经

主治病症：腹胀、水肿、遗尿、小便不利、耳聋、喉咽肿痛、目赤肿痛、颊肿；耳后、肩臂肘部外侧痛等。

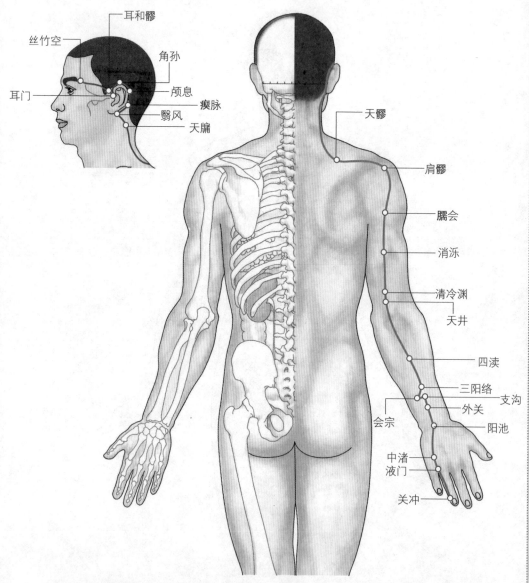

穴位数量	经络穴位走向	穴位分布
23个	起于关冲 止于丝竹空	13个穴分布在上肢背面，10个穴在颈部，耳翼后缘，眉毛外端

足少阳胆经

主治病症：口苦、目眩、疟疾、头痛、颔痛、目外眦痛；缺盆部、腋下、胸胁、股及下肢外侧、足外侧痛等。

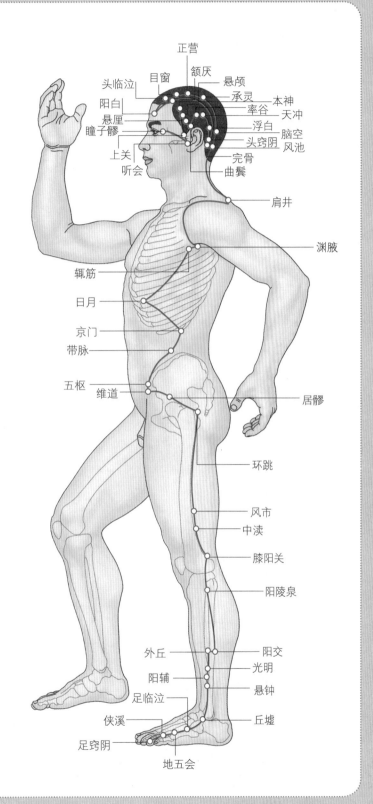

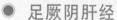

● 足厥阴肝经

主治病症：腰痛、胸满、呃逆、遗尿、小便不利、疝气、少腹肿等症。

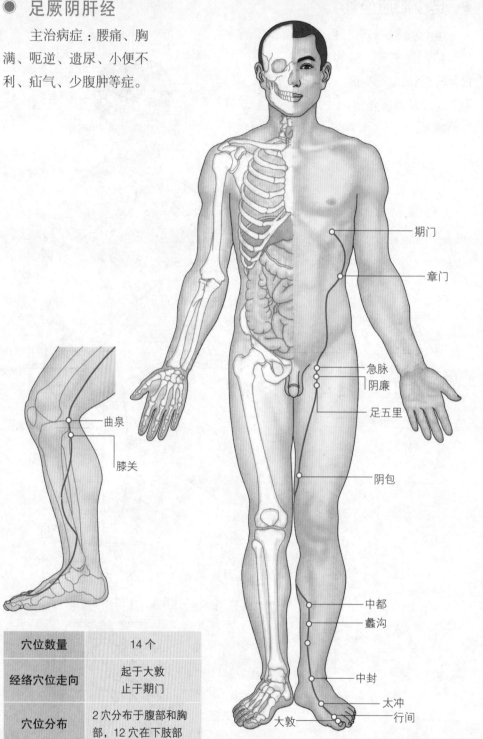

期门

章门

急脉
阴廉

足五里

阴包

曲泉

膝关

中都

蠡沟

中封

太冲
行间

大敦

穴位数量	14 个
经络穴位走向	起于大敦 止于期门
穴位分布	2 穴分布于腹部和胸部，12 穴在下肢部

强身健体的秘法——艾灸

"灸"字，《说文解字》作"灼"字解释，是灼体疗法的意思。艾灸法是用艾绒或辅以其他药物，放置在体表的穴位上或患处，烧灼温熨，使灸火的温和热力或药物的作用透入肌肤，通过经络的传导作用，深入脏腑，温通经络，调和气血，扶正祛邪，达到防病治病和保健强身目的的一种外治疗法。

《扁鹊心书》中记载："绍兴间，刘武军中步卒王超者，本太原人，后入江湖为盗，曾遇异人，授以黄白住世之法，年至九十，精彩腴润，后被擒，临刑监官为曰：汝有异术信乎？曰：无也，唯火力耳。每夏秋之交，即灼关元千壮，久久不畏寒暑，累日不饥，至今脐下一块如火之暖。岂不闻土成砖，木成炭，千年不朽，皆火力也。死后，刑官令剖其腹之暖处，得一块非肉非骨，凝然如石，即艾火之效耳。"

艾灸在我国古代是一种延寿健身的保健法，被称为长寿健身术。早在春秋战国时期《灵枢经》记载："灸则强食生肉。"指艾灸有增进食欲，促进人体正常发育之功。唐代著名医学家孙思邈，幼时多病，及至中年开始用灸法健身，常令"艾火遍身烧"，93岁时仍"视听不衰，神采甚茂"，甚至年过百岁还有精力著书立说。

5世纪，这种长寿健身术东传日本，在医学家和养生家的大力倡导下逐步推广，现已风行日本，受益者越来越多。灸疗于17世纪中叶经由日本传入欧洲。灸法传至西方以后，开始并未引起人们广泛注意，使用艾灸者多是从亚洲返回欧洲的医师。其中拿破仑的军医拉兰在灸法的推广应用中起到重要作用。灸法传入西方后，曾在18世纪以后风行。灸法是一种行之有效的健身方法，只要持之以恒，就能够增强人体抵抗疾病的能力，推迟衰老的到来。

为什么艾灸能延缓衰老呢？原因是艾灸能加强白细胞的吞噬能力，加速各种特异性和非特异性抗体的产生，提高其免疫效应，大大增强了人体免疫功能。同时灸法还能改善人体各个系统的功能，提高人体的抗病能力，从而有利于多种疾病的康复。此外，灸法跟药物治病的原理虽有相似的地方，但跟药物的单向调节作用不同，灸法更容易使人体恢复到最佳状态。比如艾灸后，在低血压情况下，有升压作用；相反在高血压情况下，又有明显的降压作用。艾灸对心率、血糖、血小板数目等也具有类似的调节功能，而一般药物都不具备这种特殊的功能。因此，灸法安全可靠，宜于长期使用，较少出现药物的毒副作用。

　　现代科学认为，衰老归根结底是由于人体免疫功能低下、人体各系统功能失调等多种原因造成的。据统计，艾灸法适用于300多种疾病，疗效显著者占200余种，所以经常施灸能对人体产生明显的良性影响，使人青春常驻，延年益寿。

　　本书共分为10章，分别是：艾灸基本知识、经络与穴位、艾灸的实际操作、十大艾灸保健穴、灸一灸更健康、灸一灸小病除、灸一灸大病去、灸一灸更"性"福、灸一灸更美丽、灸一灸宝宝笑。前3章是对艾灸基本知识和基础理论的概述，有助于读者从宏观上掌握艾灸疗法；后7章是艾灸疗法的实际应用，主要介绍了艾灸的十大保健穴，十大健康灸法和不同病症的不同灸法。

　　本书采用易学、易懂、便于阅读的图解方法编写，用文字介绍艾灸相关知识的，同时配以图解和表格，通过图文对照，让读者快速掌握艾灸治病保健的方法。同时，本书还在每个病症后配有多个食疗药膳，方便读者对症调理健康。本书的附录为穴位速查图集，读者可以通过一些动作对照，快速、准确地找到相关穴位。相信通读全书后，你将成为自己和家人的灸疗师。

　　本书在内容、文字方面可能存在不足，敬请读者指正。

编者

2014年8月

Contents 目录 ▶

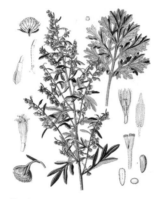

艾叶

　　艾灸是一种使用燃烧后的艾条悬灸人体穴位的中医疗法，其原料是艾叶。每年3~5月间，采集鲜嫩肥厚的艾叶，放在日光下曝晒，干燥后放在石臼中捣碎，筛去泥沙杂梗，即成为艾绒了。根据需要再将艾绒制成艾炷或艾条。

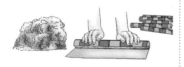

艾条制法

　　取纯艾绒24克，平铺在长26厘米、宽20厘米的桑皮纸上，将其卷成直径约1.5厘米的圆柱。

超简单艾灸消百病全书

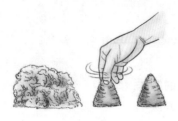

艾炷制法

　　将制好的艾绒放在平板上，用拇指、食指、中指边捏边旋转，把艾绒捏紧成规格大小不同的圆锥形艾炷柱形。

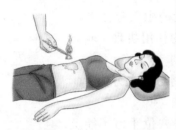

瘢痕灸

　　用小艾炷直接安放在穴位上施灸，灸后局部皮肤被烧伤，产生无菌性化脓现象，故又称化脓灸。

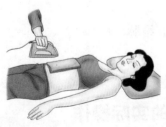

熨灸

　　将艾绒平铺在腹部、穴位上或患处上面，然后覆盖几层棉布，用熨斗或热水袋在棉布上面温熨。

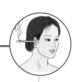

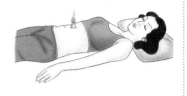

无瘢痕灸

　　将艾炷直接安放在皮肤上灸治，但以不烧伤皮肤为度。适用于治疗哮喘、眩晕、慢性腹泻等一般性虚寒病轻证。

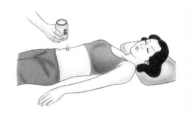

隔姜灸、隔蒜灸

　　用蒜片或姜片作隔垫物的一种施灸方法。

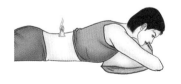

发疱灸

　　用艾炷在人体特定的穴位上施灸,使局部皮肤充血、潮红,甚至起疱如灸疮。适用于一般慢性虚寒疾病。

第六章　灸一灸小病除

第七章　灸一灸大病去

超简单艾灸消百病全书

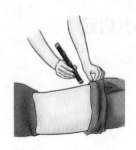

温和灸

　　将艾条一端点燃，对准施灸部位，距皮肤3~5厘米进行施灸。

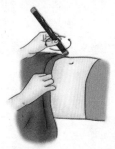

回旋灸

　　将点燃的艾条悬于施灸部位距皮肤3~5厘米处，平行往复回旋。

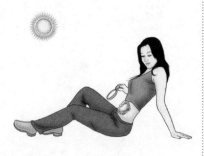

日光灸

　　将艾绒铺在患处或穴位上，在日光下曝晒，每次10～20分钟，为防止中暑可以借助聚光镜聚焦。

第八章 灸一灸更"性"福

第九章 灸一灸更美丽

第十章 灸一灸宝宝笑

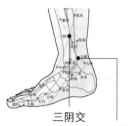

三阴交

太溪

小儿遗尿

指3岁以上儿童夜间不能控制排尿,在睡眠中小便自遗,醒后方知的一种病证,有称"遗溺",俗称"尿床"。常艾灸三阴交,能改善此症状。三阴交,在人体小腿内侧,足内踝上缘3指宽,踝尖正上方胫骨边缘凹陷中。

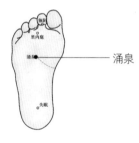

涌泉

小儿哮喘

是常见的一种以发作性的哮鸣气促,呼气延长为特征的肺部疾患。春秋两季的发病率较高,常反复发作。常艾灸涌泉,能改善此症状。

● 阅读导航

我们在此特别设置了阅读导航这一单元，对内文中各个部分的功能、特点等做一一说明，这必然会大大地提高读者在阅读本书时的效率。

标题
从这里开始我们的阅读旅程。

导语
总述这一节讲了什么。

精彩正文
简单易懂的文字，让你轻松读懂艾灸知识。

表格
根据疾病的不同致病原因，给出相应的艾灸方法。

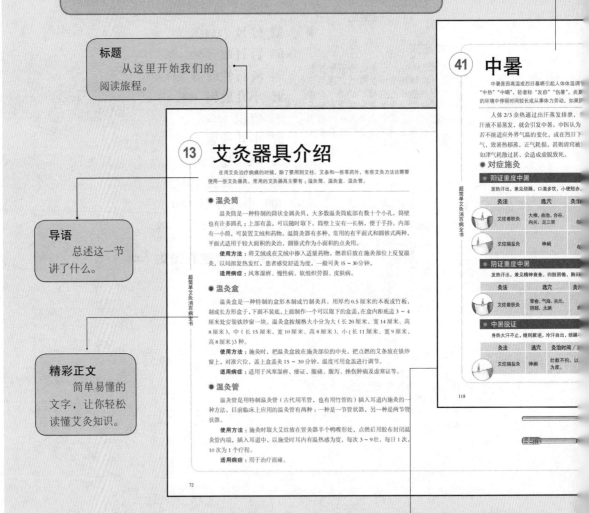

13 艾灸器具介绍

在用艾灸治疗病痛的时候，除了要用到艾柱、艾条和一些草药外，有些艾灸方法还需要使用一些艾灸器具。常用的艾灸器具主要有：温灸筒、温灸盒、温灸管。

● 温灸筒

温灸筒是一种特制的筒状金属灸具，大多数温灸筒底部有数十个小孔，筒壁也有许多圆孔；上部有盖，可以随时取下。筒壁上安有一长柄，便于手持。内部有一小筒，可装置艾绒和药物。温灸器有多种，常用的有平面式和圆锥式两种，平面式适用于较大面积的灸治，圆锥式作为小面积的点灸用。

使用方法：将艾绒或在艾绒中掺入适量药物，燃着后放在施灸部位上反复温灸，以局部发热发红，患者感觉舒适为度，一般可灸 15～30 分钟。

适用病症：风寒湿痹、慢性病、软组织劳损、皮肤病。

● 温灸盒

温灸盒是一种特制的盒形木制或竹制灸具。用厚约 0.5 厘米的木板或竹板，制成长方形盒子，下面不装底，上面制作一个可以取下的盒盖，在盒内距底边 3～4 厘米处安装铁纱窗一块。温灸盒按规格大小分为大（长 20 厘米、宽 14 厘米、高 8 厘米）、中（长 15 厘米、宽 10 厘米、高 8 厘米）、小（长 11 厘米、宽 9 厘米、高 8 厘米）3 种。

使用方法：施灸时，把温灸盒放在施灸部位的中央，把点燃的艾条放在铁纱窗上，对准穴位，盖上盒盖灸 15～30 分钟。温度可用盒盖进行调节。

适用病症：适用于风寒湿痹、痿证、腹痛、腹泻、挫伤肿痛及虚寒证等。

● 温灸管

温灸管是用特制温灸管（古代用苇管，也有用竹管的）插入耳道内施灸的一种方法，目前临床上应用的温灸管有两种：一种是一节管状器，另一种是两节管状器。

使用方法：施灸时取大艾柱放在管灸器半个鸭嘴形处，点燃后用胶布封闭温灸管内端，插入耳道内，以施受时耳内有温热感为度，每次 3～9 壮，每日 1 次，10 次为 1 个疗程。

适用病症：用于治疗面瘫。

72

41 中暑

中暑是因高温或烈日暴晒引起人体温调节……"中热""中暍"，轻者称"发疹""伤暑"。炎夏……的环境中停留时间较长或从事体力劳动，如果阴……

人体 2/3 余热通过出汗蒸发排泄，……汗液不易蒸发，就会引发中暑。中医认为……若不能适应外界气温的变化，或在烈日下……气，致清热郁蒸，正气耗损，甚则清窍被……如津气耗散过甚，会造成虚脱致死。

● 对症施灸

● 阳证重度中暑
发热汗出，兼见烦躁，口渴多饮，小便短赤……

灸法	选穴	灸治…
艾炷着肤灸	大椎、曲池、合谷、内关、足三里	…
艾炷隔盐灸	神阙	…

● 阴证重度中暑
发热汗出，兼见精神萎靡，四肢困倦，胸闷……

灸法	选穴	灸…
艾炷着肤灸	膻中、气海、关元、阴郄、太渊	…

● 中暑脱证
身热大汗不止，继则厥逆，冷汗自出，烦躁……

灸法	选穴	灸治时间／…
艾炷隔盐灸	神阙	壮数不拘，以……为度

118

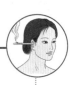

疾病名称
　　标题是疾病名称，从这里找到你想了解的病症。

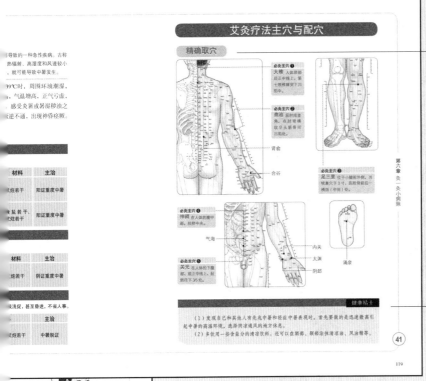

精确取穴
　　最新国际标准穴位图，直观展现每个穴位的精确位置。

艾灸疗法主穴与配穴

精确取穴

必灸主穴 ❶
大椎 在人体颈部后正中线上，第七颈椎棘突下凹陷中。

必灸主穴 ❷
曲池 屈肘成直角，在肘横纹外侧端与肱骨外上髁连线中点。

必灸主穴 ❸
足三里 位于小腿前外侧，当犊鼻穴下3寸，胫骨前缘旁一横指（中指）处。

必灸主穴 ❹
神阙 在人体的腹中部，肚脐中央。

必灸主穴 ❺
关元 在人体的下腹部，前正中线上，肚脐往下3寸处。

脾俞
合谷
气海
内关
太渊
阴郄
涌泉

第六章 灸一灸小病除

健康贴士

　　（1）发现自己和其他人有先兆中暑和轻度中暑表现时，首先要撤离引起中暑的高温环境，选择阴凉通风的地方休息。
　　（2）多饮用一些含盐分的清凉饮料。还可以在额部、颞部涂抹清凉油、风油精等。

41

119

健康贴士
　　告诉你生病期间饮食起居的注意事项。

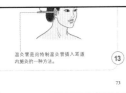

温灸管是用特制温灸管插入耳道内施灸的一种方法。

13

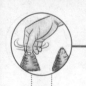

●艾叶的采集与艾灸的制作

　　每年 3～5 月间，采集鲜嫩肥厚的艾叶，放在日光下曝晒，干燥后放在石臼中捣碎，筛去泥沙杂梗，即成为艾绒了。如需要细绒，就要继续精细加工。粗绒经数十次晾晒、研磨、筛拣后，变成土黄色，就成为细绒了。根据需要，再将艾绒制成艾炷或艾条。

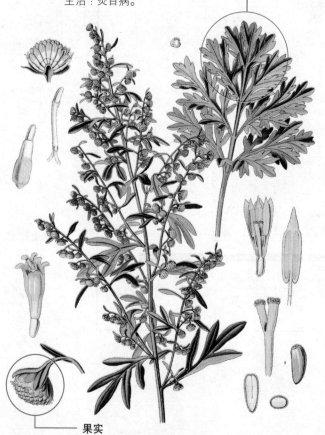

叶
性味：味苦，性微温，无毒。
主治：灸百病。

果实
性味：味苦，性温热，无毒。
主治：明目，疗一切鬼气。

　　《本草纲目》记载："艾以叶入药，性温、味苦、无毒、纯阳之性、通十二经、具回阳、理气血、逐湿寒、止血安胎等功效，亦常用于针灸。"

● 艾条与艾炷的制作方法

艾条制法

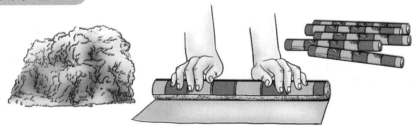

制作方法：取纯艾绒24克，平铺在长26厘米、宽20厘米的桑皮纸上，将其卷成直径约1.5厘米的圆柱。

艾炷制法

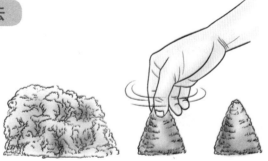

制作方法：将制好的艾绒放在平板上，用拇指、示指、中指边捏边旋转，把艾绒捏紧，成规格大小不同的圆锥形艾炷。

艾炷规格

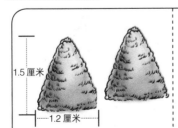 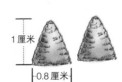 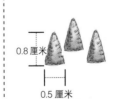

1.5厘米

1.2厘米

1厘米

0.8厘米

0.8厘米

0.5厘米

大艾炷如半截橄榄大	中艾炷如半截枣核大	小艾炷如麦粒大
炷底直径1.2厘米、高1.5厘米	炷底直径0.8厘米，高1厘米，重约0.1克，燃烧3～5分钟	炷底直径0.5厘米，高0.8厘米

● 艾灸疗法的种类

瘢痕灸

在选好的穴位上涂些蒜汁。安放艾炷点燃施灸，需待艾炷燃尽，除去艾灰。可灸3~9壮。

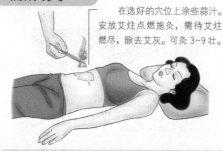

患者感到灼痛时，施灸者可用手轻轻拍打施灸部位四周，灸完需贴敷消炎药。

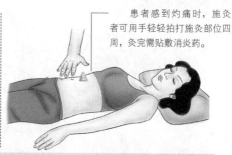

瘢痕灸：用小艾炷直接安放在穴位上施灸，灸后局部皮肤被烧伤，产生无菌性化脓现象，故又称化脓灸。这种灸法常用于治疗哮喘、慢性肠胃病、肺痨、瘰疬、痞块、癫痫以及久治不愈的皮肤溃疡病。

无瘢痕灸

先在选好的穴位上涂些凡士林或甘油，以使艾炷便于黏附。

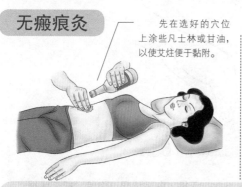

然后选用中、小艾炷固定，从上端点燃。当燃剩2/5，未烧及皮肤但有灼痛感时更换艾炷，再灸3~6壮。

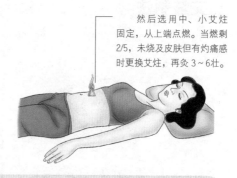

无瘢痕灸：无瘢痕灸是将艾炷直接安放在皮肤上灸治，但以不烧伤皮肤为度。适用于治疗哮喘、眩晕、慢性腹泻等一般性虚寒病轻证。

发疱灸

发疱灸：发疱灸是用艾炷在人体特定的穴位上施灸，使局部皮肤充血、潮红，甚至起疱如灸疮。适用于一般慢性虚寒疾病。

用小艾炷施灸，待患者感到发烫时继续灸3~5秒钟。

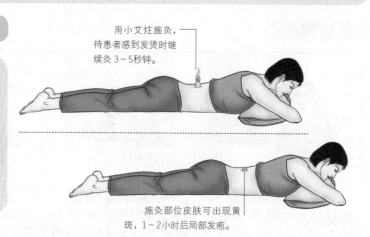

施灸部位皮肤可出现黄斑，1~2小时后局部发疱。

隔姜灸、隔蒜灸

取姜片（蒜片），放在施灸穴位上，然后将艾炷置于姜片（蒜片）上点燃。

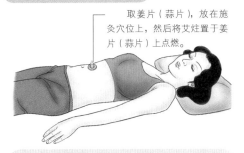

隔姜灸、隔蒜灸：用蒜片或姜片作隔垫物的一种施灸方法。

隔盐灸

取盐研细，填平脐窝。在盐上置大艾炷点燃施灸。

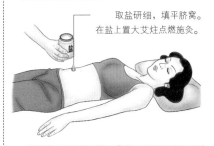

隔盐灸：用盐填平脐窝（神阙）作隔垫物的一种施灸方法。

艾条灸

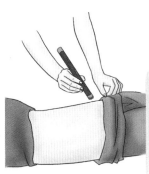

艾条温和灸：将艾条一端点燃，对准施灸部位，距皮肤3~5厘米进行施灸。

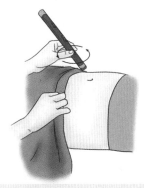

艾条回旋灸：将点燃的艾条悬于施灸部位距皮肤3~5厘米处，平行往复回旋。

艾饼灸

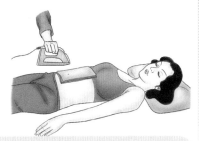

熨灸：将艾绒平铺在腹部、穴位上或患处上面，然后覆盖几层棉布，用熨斗或热水袋在棉布上面温熨。

日光灸：将艾绒铺在患处或穴位上，在日光下曝晒。每次10~20分钟。为防止中暑可以借助聚光镜聚焦。

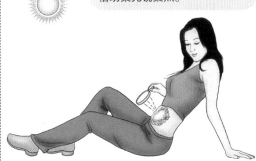

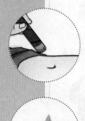

本章看点

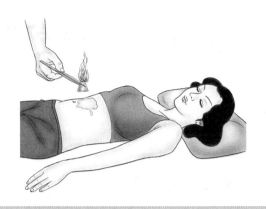

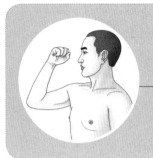

第一章
艾灸基本知识

　　艾灸的特点是通过对人体穴位施灸,产生温热刺激作用,从而达到防病治病、益寿保健的作用。这种疗法最早可以追溯到远古时代。经过数千年的发展,艾灸疗法不断完善,成为中医学众多疗法中的明星。本章对艾灸的基础知识进行介绍,其中包括:艾灸的历史渊源、艾灸养生祛病机理、艾灸的治疗原则、艾灸的取穴原则与配穴方法、艾灸的取穴手法、禁灸穴、艾灸疗法的种类。

① 艾灸——最古老的中医疗法

艾灸的特点是通过对人体穴位施灸，产生温热刺激作用，从而达到防病治病、长寿保健的作用。这种疗法最早可以追溯到远古时代。艾灸疗法不仅在我国医学史上有重要作用，对于世界医学也做出了巨大贡献。

● 艾灸的起源与传播

《灵枢·官能》中说："针所不为，灸之所宜。"艾灸作为我国最古老的一种防治疾病的方法，对于治疗很多疾病都有奇效。艾灸起源于原始社会，是在人类掌握和利用火以后的产物。远古先民风餐露宿，缺乏治疗手段，遇有病痛人们只是用手揩按，或用石头敲击痛处，有时还会用火烤。久而久之，便积累了一系列治病方式，灸疗的雏形也在此时产生了。

2000多年前，人们就已经广泛知晓采用艾绒作为灸疗的燃料。艾草在我国广为生长，古人先将艾作为引火、避蚊虫的理想材料，继而在用艾引火的过程中发明了艾灸。

战国、秦汉时期是中医理论的奠基时期，这一时期产生了《黄帝内经》《难经》等重要理论著作，这些著作中都有对艾灸的介绍。约成书于战国时代的《黄帝内经》，把灸法作为一个重要的内容进行系统介绍，书中记载了很多关于灸疗的起源和各种灸法及其适应证的知识。

东汉时期艾灸有了进一步发展。张仲景所撰写的《伤寒杂病论》中记载了不少用艾灸治疗某些三阴虚寒症的方法。成书于西汉末年至东汉延平年间的《黄帝明堂经》，是我国第一部有成熟体系、针灸并重的腧穴学经典著作，该书为艾灸对穴治疗奠定了基础。

三国之际诞生了最早的灸疗专著，即曹翕所著《曹氏灸方》七卷，书中所载施灸孔穴增多，施灸的禁忌也较以前诸书具体，并申明禁灸原因。

两晋南北朝时期的战乱并未阻止艾灸的发展步伐。西晋皇甫谧编纂的《针灸甲乙经》是我国现存最早的灸疗专著，书中详尽地论述了各类疾病的症候、取穴，把艾灸专门化、系统化，对针灸学的发展起了重要的推动作用。晋代名医葛洪的著作中则强调了艾灸对传染病以及急救的作用。

南北朝时，灸疗不仅在民间盛行，而且传入了日本。552年，陈文帝将《针经》赠送给日本天皇，艾灸术从此开始在日本流传。

艾灸历史源流表

艾灸作为最古老的中医疗法，其历史源远流长。

远古

远古先民生活条件恶劣，缺乏治疗手段，遇到病痛人们只是用手掐按，或用石头敲击痛处；有时还会用火烤。久而久之，便积累了一系列治病方式，灸疗的雏形也在此时产生了。

秦汉

张仲景
（150~219）

①秦汉时期是中医理论的奠基时期，张仲景所著的《伤寒杂病论》着重记述了用艾灸补内治法之不足，以治疗某些三阴虚寒症的方法。

②三国之际诞生了最早的灸疗专著，即曹翕著《曹氏灸方》七卷。

两晋南北朝

①两晋南北朝时期的战乱并未阻止艾灸的发展步伐。西晋皇甫谧编纂的《针灸甲乙经》是我国现存最早的灸疗专著，书中详尽地论述了腧穴部位、灸法及禁忌等内容。

②552年，陈文帝将《针经》赠送给日本天皇，艾灸术从此开始在日本流传。

隋唐

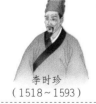

孙思邈
（541~682）

在隋唐时代，灸学已发展成为一门独立学科，尤其是唐朝建立了医科学校，并设有针灸科。唐代名医孙思邈还提出针灸并用，注重灸量的观点。

宋元

宋代更加重视艾灸在医疗中的作用，宋代的针灸书籍中还有"天灸"或"自灸"的记载，这种灸法类似于现在的发疱法。

元代的艾灸大体上延续了宋代的成果，元人西方子著有《明堂灸经》和《备急灸法》两部有关艾灸的作品。

明

明代是我国针灸的全盛时期，其间灸疗学家辈出。明代出现了桑枝灸、神针火灸、灯火灸等新方法。医学家李时珍在《本草纲目》中曾有35处提到艾和艾灸的用途及灸法。

李时珍
（1518~1593）

清

清代是艾灸疗法向深层次发展的时代。吴谦等人撰集的《医宗金鉴·刺灸心法要诀》用歌诀的形式表达刺灸的各种内容，便于初学和记诵。吴亦鼎的专著《神灸经论》是我国历史上又一部灸疗学专著。

第一章 艾灸基本知识

①

● 艾灸疗法的发展壮大

在唐代，灸学发展成为一门独立学科，唐朝建有医科学校，并设有针灸科，由针博士教授。唐太宗又命甄权等人校订《明堂》，做《明堂人形图》，足见唐朝对针灸的重视。孙思邈撰集的《备急千金要方》《千金翼方》，提倡针灸并用，他特别注重灸量，施灸的壮数多至几百壮。此外，他还绘制了历史上最早的彩色经络腧穴图——《明堂三人图》。

宋代更加重视艾灸在医疗中的作用，并将艾灸列为十三科之一，使灸学有了进一步的发展。此外，宋代的医学书籍中还有"天灸"或"自灸"的记载，这是一种不同于温热刺激的另类施灸方法。宋代的《太平圣惠方》《普济本事方》以及《圣济总录》等医方书中更多地收集了大量的灸疗内容。艾灸发展到元代并没有停滞，西方子的《明堂久经》和《备急灸法》为灸学发展作出了巨大的贡献。

明代是我国灸疗的全盛时期，其间灸疗学家辈出。参照古代树枝灸的方法，又有"桑枝灸""桃枝灸""神针火灸"以及艾条灸和药条灸。此外，明代还有灯火灸的记载，是用灯草蘸油点火在患者皮肤上直接烧灼的一种灸法；还有利用铜镜集聚日光，作为施灸热源的所谓"阳燧灸"，与近代的"日光灸"颇为类似。明代医学家李时珍在《木草纲目》中曾有 35 处提到艾和艾灸的用途及灸法，这说明艾灸已经得到广泛的应用。

清代灸疗学发展到了一个新的高度。吴谦等人撰集的《医宗金鉴·刺灸心法要诀》用歌诀的形式表达刺灸的各种内容，便于初学和记诵。清代吴亦鼎的专著《神灸经论》是我国历史上又一部灸疗学专著。雷丰的专著《灸法秘传》，对灸法的认识和应用更上一层楼。

新中国成立后，针灸在医疗、科研、教学等方面都得到了很大发展，各级中医院开设了针灸科，综合医院以及卫生院也开展了针灸医疗，全国以及各省市均先后建立了一批针灸研究机构，一部分中医学院还专设了针灸系。

超简单艾灸消百病全书

古籍中的艾灸记载及其世界传播史

我国不少历史典籍和医疗著作中都有关于艾灸的记载，这些记载不仅是中医学的财富，也对世界医学产生了巨大影响。

古籍中的艾灸记载

著　作	朝　代	有关艾灸的内容摘录
《孟子·离娄》	战国	七年之病，求三年之艾。
《素问·异法方宜论》	不详	北方者，天地所闭藏之域也，其地高陵居，风寒冻冽，其民乐野处而乳食。脏寒生满病，其治宜灸焫，故灸焫者，亦从北方来。
《伤寒杂病论》	东汉	少阴病，下利，脉微涩，呕而汗出，必数更衣，反少者，当温其上，灸之。伤寒脉促，手足厥逆，可灸之。
《千金方》	唐代	至于火艾，特有奇能，虽曰针、汤、散，皆所不及，灸为其最要。
《备急灸法·骑竹马灸法》	南宋	灸罢二穴……其艾火即随流注先至尾闾，其热如蒸，又透两外肾，俱觉蒸热，移时复流足涌泉穴，自下而上，渐渐周遭一身。
《本草纲目》	明代	艾灸用之则透诸经，而治百种病邪，其沉疴之人为康泰，其功大矣。

艾灸的世界传播史

中国

5世纪，我国的医学传入朝鲜。692年，朝鲜医学教育以《针灸甲乙经》《针经》《明堂经》等教授学生。朝鲜把艾灸作为它们传统医学的重要部分保流至今。

562年（陈文帝天嘉三年）秋8月，吴人知聪携《明堂图》等医书160卷越海东渡，将我国的艾灸疗法传入日本。之后，又经过多次交流，艾灸疗法在日本日渐盛行。

大约在明治四十五年，日本医家开始运用近代科学的方法对灸法进行研究，将实验动物学引入针灸学领域。

灸疗于17世纪中叶经由日本传入欧洲。灸法传至西方以后，开始并未引起人们广泛注意，使用艾灸者多是从亚洲返回欧洲的医师。拿破仑的军医拉兰在灸法的传播应用中起到重要作用，使得灸法在欧洲得到了较大程度的推广。灸法传入西方后，曾在18世纪以后风行，但从19世纪中叶起逐步衰退。

艾灸养生祛病的作用机理

经过多年的临床研究，艾灸疗法可以治寒证、热证、虚证，并取得良好的效果。既然同样的灸法可治疗不同病症，那么，灸法必然具有适用于治疗这些不同病症的一般的作用机理。

艾灸的一般性治疗效应由两方面构成。

一是艾灸产生的特殊的"药气"所引起的效应。《名医别录》曰："艾味苦，微温，无毒，主灸百病。"《本草从新》又指出："艾叶苦辛……纯阳之性，能回垂绝之阳……"灸法所采用的艾叶药性偏温，为纯阳之品，加之艾火产生的热力，所以使得灸法具有独特的温煦阳气，温通气血，温经散寒之功效。艾灸时产生的"药气"由皮表和呼吸被身体吸收后，能起到抗菌、抗病毒及杀灭微生物的作用，也就是古人常说的，艾灸有直接"驱邪的效应"。此外，这种药气还具安神、醒神、通窍的效用。

二是艾灸生火热，其热刺激所引起的效应。艾灸是通过经络体表直接给予人体优良的温阳功效，这又是其他中药所不及的。艾灸生热，适量的热刺激施于适当的灸位便产生治病效应。在绝大多数情况下，实证、热证、虚证、寒证，在病体体表可以出现一些"嗜热性"。因此，在施灸过程中，患者会无一例外地感觉舒适。

为什么会产生这种舒适感呢？因为，艾灸的温热刺激，使局部皮肤充血，毛细血管扩张，增强局部血液循环与淋巴循环，缓解消除平滑肌痉挛，使局部皮肤代谢组织的代谢能力加强，促使炎症、粘连、渗出物、血肿等病理产物消散吸收；还可降低神经系统的兴奋性，发挥镇静、镇痛作用；同时温热作用还能促进药物吸收。

艾灸的治疗方式是综合的，其中包括了局部刺激、经络穴位、药物诸因素。因此，灸疗作用于人体主要表现的是一种综合作用，是各种因素相互影响、相互补充、共同发挥的整体治疗作用。

艾灸的治疗手段属于外因，外因要通过人体的反应（内因）起作用。研究人员发现，相同的灸疗对患同样疾病的不同患者，其传感不一样，疗效也不尽相同，究其原因是人体的反应性各有差异。因此在用艾灸治疗疾病时，应根据患者的具体情况进行合理选择，灵活应用。

艾灸的治疗原则

　　灸疗治疗原则是艾灸治疗疾病必须遵循的准绳，是整个治疗过程中的指导原则。灸疗治疗原则可归纳为辨证与辨经、标本缓急、补虚泻实等。

● 辨证与辨经

　　疾病总是表现出相关的症状和体征。症候表现于一定的部位，有寒热、虚实的不同性质，并发生在疾病的不同阶段，这些病位、病性、病程，都成为辨证的主要内容。辨经，即是辨识疾病的具体部位。

● 标本缓急

　　标与本、缓与急是一个相对的概念，在疾病的发生、发展过程中，标本缓急、复杂多变。标本缓急的运用原则如下：

　　治病求本：即针对疾病的本质进行治疗。临床症状只是疾病反映于外的现象，通过辨证，由表及里、由现象到本质进行分析，找出疾病发生的原因、病变的部位、病变的机制，概括出疾病的本质。

　　急则治标：在特殊情况下，标与本在病机上往往相互夹杂，其症候表现为标病急于本病，如未及时处理，标病可能转为危重病证，论治时则应随机应变，先治标病，后治本病。

　　缓则治本：在一般情况下，本病病情稳定，或虽可引起其他病变，但无危急症候出现，或标本同病，标病经治疗缓解后，均可按"缓则治本"的原则予以处理。

　　标本兼治：当标病与本病处于俱缓或俱急的状态时，均可采用标本兼治法。

● 补虚泻实

　　补虚就是扶助人体的正气，增强脏腑器官的功能，补益人体的阴阳气血以抗御疾病。泻实就是驱除邪气，以利于正气的恢复。灸疗的"补虚"与"泻实"，是通过艾灸的方法激发机体本身的调节功能，从而产生补泻的作用，达到扶正祛邪的目的。

④ 艾灸的取穴原则与配穴方法

　　艾灸疗法主要是通过作用于穴位来治疗各种疾病，因此，在治疗时取穴配穴得当与否直接关系到治疗效果的好坏。人体有 361 个经穴和众多的经外奇穴，每个穴位的功能各不相同。只有根据临床经验和经穴理论，掌握一定的取穴原则，才能合理地为患者取穴灸治。取穴原则主要包括局部取穴、远部取穴和随证取穴。

● 艾灸的取穴原则

　　局部取穴：局部取穴是指用艾灸直接作用在病痛的所在位置，或病痛临近之处取穴。局部取穴是以调整局部功能为主，提高全身机能为辅的一种取穴法。这一取穴原则提出的根据是病灶器官临近的各穴均具有区域性的就近治疗的作用。如头部各穴能治头痛；眼眶各穴均能治目疾；耳郭周围各穴均能治耳病；腹部各穴均能调理肠胃；胸背诸穴均能作用于心肺；四肢诸穴均能作用于关节。

　　局部取穴具有改善病灶处血管和淋巴管的功能效果。用艾灸给局部升温，能疏导患病处的血液循环和淋巴流，增强局部的抗病能力，加速新陈代谢，促进渗出物之吸收，有助于减轻水肿和消退炎症。

　　局部取穴的应用非常广泛，凡是体表症状明显的病症和较为局限的病症，均可使用此方法选取穴位，进行治疗。

　　远端取穴：用艾灸作用在远离病痛的经穴，称之为远端取穴。这一取穴原则是依据穴位具有远治作用提出的。人体许多穴位，尤其是四肢、关节上的穴位，不仅可以治疗局部病症，还能治疗远端病症。这种方法以提高全身机能为主，改善局部状况为辅。

　　远端取穴具有调整全身的功能，激发经气流行的效果：对远端的穴位施灸能打通相经络通道，清除积滞在患病处及关联区域的病理产物。

　　远端取穴运用非常广泛，取穴时既可取脏腑经脉的本经穴位，也可取与病变脏腑经脉相表里的经脉上的穴位，或名称相同的经脉上的穴位。

　　随证取穴：随证取穴是指针对某些全身症状或疾病的病因病机而选取穴位。这一取穴原则根据中医理论和穴位主治功能而提出的。因为有许多全身性疾病难以判辨方位，如失眠、昏迷等，不适合用上述取穴方法，此时就必须根据病症的性质进行分析判断，弄清病症所属脏腑和经脉，再按照随证取穴的原则，选取适当的穴位进行治疗。

● 艾灸的配穴方法

配穴是根据病症的需要，选取两个或两个以上主治相同或相近、具有协同作用的穴位加以配伍应用的方法。配穴时应处理好主穴与配穴的关系，配穴要做到少而精，主次分明。配穴是否得当，直接影响治疗效果。常用的配穴方法主要包括本经配穴法、表里经配穴法、同名经配穴法、上下配穴法、前后配穴法和左右配穴法等。

本经配穴法：某一脏腑、经脉发生病变而未涉及其他脏腑时，即选取该病变经脉上的穴位，配成处方进行治疗。如肺病咳嗽，可取肺募中府，同时远取本经之尺泽、太渊。

表里经配穴法：表里经配穴法是以脏腑、经脉的阴阳表里配合关系为依据。即当某一脏腑经脉有病时，取其表里经穴位组成处方施治。如肝病可选足厥阴经的太冲配与其相表里的足少阳胆经的阳陵泉。

同名经配穴法：同名经配穴法是以同名经"同气相通"的理论为依据，以手足同名经穴位相配的方法。如牙痛可取手阳明经的合谷配足阳明经的内庭；头痛取手太阳经的后溪配足太阳经的昆仑等。

上下配穴法：上下配穴法是指将腰部以上或上肢穴位与腰以下或下肢穴位配合应用的方法。上下配穴法的应用很广泛，如胃病取内关配足三里，牙痛取合谷配内庭，脱肛或子宫脱垂取百会配长强。此外，八脉交会穴配合，如内关配公孙，外关配临泣，后溪配申脉，列缺配照海等，也属于本法的具体应用。

前后配穴法：前后配穴法选取胸腹和后背的穴位配合应用的方法称为前后配穴法，亦名"腹背阴阳配穴法"。凡治脏腑疾患，均可采用此法。例如，胃痛前取中脘、梁门，后取胃俞、胃仓；哮喘前取天突、膻中，后取肺俞、定喘等。

左右配穴法：左右配穴法是指选取肢体左右两侧穴位配合应用的方法。临床应用时，一般左右穴同时取用，如心病取双侧心俞、内关，胃痛取双侧胃俞、足三里等。另外，左右不同名穴位也可同时并用，如左侧面瘫，取左侧颊车、地仓，配合右侧合谷等；左侧偏头痛，取左侧头维、曲鬓，配合右侧阳陵泉、侠溪等。

5 艾灸的取穴手法

　　穴位是人体脏腑、经络、气血输注于体表的部位。穴位也是灸点，是灸治疾病的刺激点。灸点的正确与否，直接影响灸治的疗效。掌握正确的方法是准确取穴的基础。常用的艾灸取穴方法有骨度分寸法、手指比量法、体表标志法和简易取穴法。

● 体表标志法

　　根据人体体表各种标志（如凹陷、突起、缝隙、皱纹等）而取定穴位的方法又称"自然标志定位法"。因其自然体表标志有固定与活动之别，故又分为固定标志与活动标志取穴法。

　　固定标志：指参照人体上不受活动影响、固定不移的标志取穴的方法，如五官、毛发、指甲、乳头、脐窝，以及骨节突起和凹陷、肌肉隆起等部位。利用这些标志取穴，准确、迅速、简便，易于初学者学习。

　　活动标志：指根据作相应的动作姿势才会出现的标志取穴的方法，如皮肤的褶皱、肌肉部凹陷、关节间隙等。利用活动标志取穴时需摆出正确的体位、姿势才能准确取穴，因此，不如固定标志取穴简单易学。

● 手指比量法

　　以患者的手指作为标准尺度来量取穴位的方法，又称"手指同身寸取穴法"。因各人手指的长度、宽度与自身各部位存在一定的比例关系，因此，可以用手指比量来测量取穴。在自我施灸时，用自己的手指比量更符合折算的要求，取穴更加精确，避免了施灸人的手指尺度与被灸人的手指尺度不一样的不足。手指比量法有三种，其适用范围各不相同。

　　中指同身寸：这是手指比量法中较常用的方法之一。中指弯曲时中节内侧两端横纹之间距离为1寸。适用于四肢部取穴的直寸和背部取穴的横寸。

　　拇指同身寸：拇指第一关节的横度为1寸。适用于四肢部取穴曲的直寸。

　　横指同身寸：又称"一夫法"。食指、中指、无名指和小指并拢，以中指第二节纹线处四横并紧后的共同横行长度为"一夫"，四指宽度为3寸。适用于下肢、腹部和背部取穴的直寸。

体表标志法与手指比量法

　　体表标志法是根据人体体表各种标志（如凹陷、突起、缝隙、皱纹等）而取定穴位的方法。手指比量法是以患者的手指作为标准尺度来量取穴位的方法。这两种方法是诸多取穴法中较简便易学的。

体表标志法

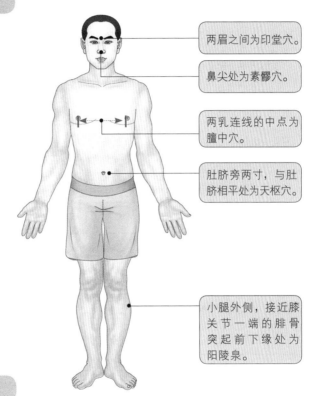

两眉之间为印堂穴。

鼻尖处为素髎穴。

两乳连线的中点为膻中穴。

肚脐旁两寸，与肚脐相平处为天枢穴。

小腿外侧，接近膝关节一端的腓骨突起前下缘处为阳陵泉。

手指比量法

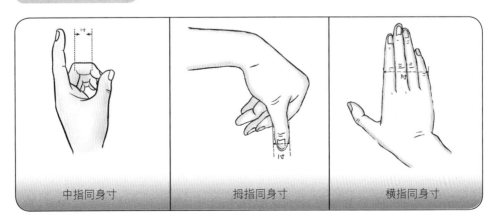

| 中指同身寸 | 拇指同身寸 | 横指同身寸 |

⑤

常用骨度分寸表

骨度分寸法：将人体各部位分成若干等分，每一等分为 1 寸作为量取穴位的标准。

部位	起止点	分寸	说明	
头面部	前发际正中至后发际正中	12 直寸	用在头部，前额部及后颈部的直寸。当头发稀少，前后发际的边缘不清楚时，可从眉心至后发际正中的第 7 颈椎骨棘突作 18 寸，其中眉心至前发际正中为 3 寸	
	前发际正中至眉心	3 直寸		
	后发际正中至第 7 颈椎棘突	3 直寸		
	前额两发角之间	9 横寸		
胸腹胁肋部	两乳头之间	8 横寸	女子可取两锁骨中点之间的距离作 8 寸，用在胸腹部	胸部及胁肋部取穴直寸，一般根据肋骨计算，每肋骨折作 1 寸 6 分
	胸剑联合中点至脐中	8 直寸	用在上腹部	
	脐中至耻骨联合上缘	5 直寸	用在下腹部	
背腰部	肩胛骨内上缘至后正中线	3 横寸	用于背腰部	背部直寸以脊柱间隙为取穴根据
	肩峰缘至后正中线	8 横寸	用于肩背部	
上肢部	腋前、后纹头至肘横纹	9 直寸	用在上臂部	
	肘横纹至腕侧横纹	12 直寸	用在前臂部	
下肢部	股骨大转子至腘横纹	19 直寸	用于下肢外后侧	
	腘横纹外踝尖	16 直寸	用于下肢外后侧	
	耻骨联合上缘至股骨内上髁上缘	18 直寸	用于下肢内侧	
	胫骨内侧髁上缘至内踝尖	13 直寸	用于下肢内侧	

超简单艾灸消百病全书

常用骨度分寸图

骨度分寸法又叫"分寸折量法"，这种方法是按照人体比例计算的，因此不论患者为成人、小孩或高矮胖瘦，均可适用。

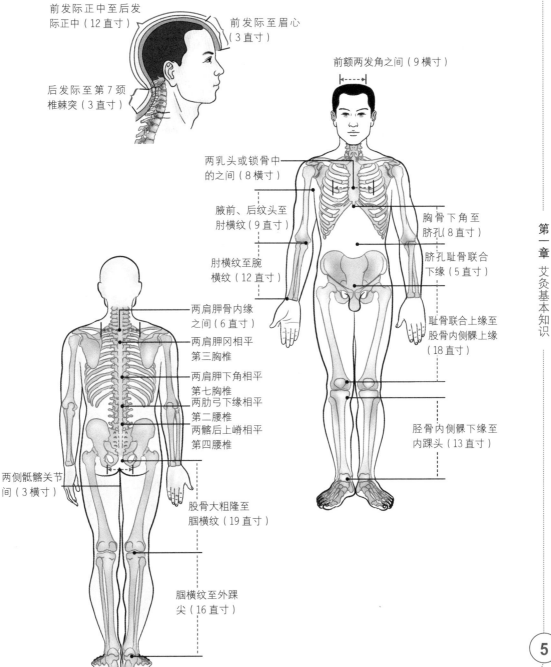

前发际正中至后发际正中（12直寸）

前发际至眉心（3直寸）

前额两发角之间（9横寸）

后发际至第7颈椎棘突（3直寸）

两乳头或锁骨中的之间（8横寸）

腋前、后纹头至肘横纹（9直寸）

肘横纹至腕横纹（12直寸）

胸骨下角至脐孔（8直寸）

脐孔耻骨联合下缘（5直寸）

两肩胛骨内缘之间（6直寸）

两肩胛冈相平第三胸椎

两肩胛下角相平第七胸椎

两肋弓下缘相平第二腰椎

两髂后上嵴相平第四腰椎

耻骨联合上缘至股骨内侧髁上缘（18直寸）

两侧骶髂关节间（3横寸）

股骨大粗隆至腘横纹（19直寸）

胫骨内侧髁下缘至内踝头（13直寸）

腘横纹至外踝尖（16直寸）

禁灸穴——
这些穴位千万不能灸

凡是不可施灸的穴位称之为禁灸穴。关于禁灸穴我国诸多医学古籍中均有记载。

我国医学古籍首次明确提出禁针禁灸穴的为《针灸甲乙经》。《针灸甲乙经》记载禁灸穴位有 23 穴：头维、承光、风府、脑户、喑门、下关、耳门、人迎、丝竹空、承泣、百环腧、乳中、石门、气冲、渊腋、经渠、鸠尾、阴市、阳关、天府、伏兔、地五会等。

清代人作禁灸穴歌，介绍禁灸穴达 45 个之多，分别为：哑门、风府、天柱、承光、头临泣、头维、丝竹空、攒竹、睛明、素髎、口禾髎、迎香、颧髎、下关、人迎、天牖、天府、周荣、渊液、乳中、鸠尾、腹哀、肩贞、阳池、中冲、少商、鱼际、经渠、地五会、阳关、脊中、隐白、漏谷、阴陵泉、条口、犊鼻、阴市、伏兔、髀关、申脉、委中、殷门、承扶、白环俞、心俞。

清代医学著作《针灸逢源》又加入脑户、耳门二穴为禁灸穴。至此，禁灸穴总计为 47 穴。

观察上述禁灸穴位的部位归属，均分布于头面部、重要脏器和表浅大血管的附近，以及皮薄肌少筋肉结聚的部位。因此，使用艾柱直接对这些穴位施灸，会产生相应的不良效果。如在头面部穴位施灸会留下疤太难看，大血管浅表处瘢痕灸容易损伤到血管，还有一些穴位于手或足的掌侧，如中冲、少商、隐白，可能在施灸时较疼痛，易造成损伤，而且容易引起脏器的异常活动。

禁灸穴是艾灸应用过程中避免事故发生的根据，是我国古人多年临床实践的经验之谈。但是，随着现代医学的进步，通过人体解剖学人们更加深入地了解人体各部位的结构。古人所说的禁灸穴大都可以用艾条或者灸盒温和施灸，这样既不会对机体有创伤，而且能够使艾灸疗法可以很好地为我们服务。

现代中医认为，所谓禁灸穴只有四个，即睛明穴、素髎穴、人迎穴、委中穴。不过妇女妊娠期小腹部、腰骶部、乳头、阴部等均不宜施灸。

古今禁灸穴对比

古籍中记载的禁灸穴共有 47 个，随着医学进步，艾灸方法的改进，这些禁灸穴都成为可灸穴。现代中医认为，只有睛明、素髎、人迎、委中四穴为禁灸穴。

名称	头面颈部	胸腹胁部	肩背腰骶部	四肢部
古代禁灸穴	哑门、风府、天柱、承光、头临泣、头维、丝竹空、攒竹、睛明、素髎、口禾髎、迎香、颧髎、下关、人迎、天牖	周荣、渊液、乳中、鸠尾、腹哀	肩贞、脊中、白环俞、心俞	天府、阳池、中冲、少商、鱼际、经渠、地五会、隐白、漏谷、阴陵泉、条口、犊鼻、阴市、伏兔、髀关、申脉、委中、殷门、承扶
现代禁灸穴	睛明、素髎、人迎	无	无	委中

现代禁灸穴

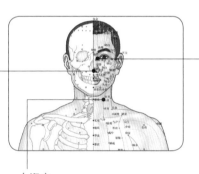

素髎穴
部位：素髎穴位于人体的面部，鼻尖的正中央。

睛明穴
部位：属于足膀胱经经脉的穴道，在目内眼角外1分处，鼻梁旁的凹陷处。

人迎穴
部位：位于颈部，在前喉结外侧大约 3 厘米处。

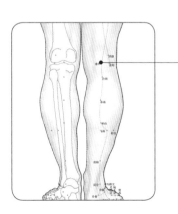

委中穴
部位：属足膀胱经经脉的穴道，在膝盖里侧中央。

艾灸疗法的种类

艾灸法是将艾绒置于体表穴位或患处烧灼施灸的方法，是中医最常用的一种治病方法。包括艾炷灸、艾条灸、艾饼灸、艾熏灸4类。

● 艾炷灸

艾炷灸是用艾绒制成圆锥形艾炷，直接或间接置于穴位上施灸的方法。施灸时，用火柴或燃着的线香点燃艾炷顶部即可。根据操作方法的不同分为直接灸与间接灸两类。

直接灸：直接灸是把艾炷直接安放在皮肤上施灸的一种方法，又称着肤灸、明灸。直接灸又分为瘢痕灸、无斑痕灸和发疱灸3种。

瘢痕灸：用小艾炷直接安放在穴位上施灸，灸后局部皮肤被烧伤，产生无菌性化脓现象，故又称化脓灸。施灸时穴位上涂抹蒜汁粘牢艾炷，点燃艾炷施灸，待艾炷燃尽，除去艾灰，更换新炷再灸。当燃艾炷烧到皮肤，患者感到灼痛时，施灸者可用手轻轻拍打施灸部位四局，以减轻疼痛。这种灸法常用于治疗哮喘、慢性肠胃病、肺痨、瘰疬、痞块、癫痫以及久治不愈的皮肤溃疡病，同时可以防治高血压和中风。

无瘢痕灸：将艾炷直接安放在皮肤上灸治，但以不烧伤皮肤为度。施灸时，在选好的穴位上涂些凡士林黏附艾炷，从上端点燃。当艾炷燃烧至患者感到皮肤发烫时，即将艾炷压灭或用镊子取下，更换新炷再灸。适用于治疗哮喘、眩晕、慢性腹泻等一般性虚寒病轻证和疥癣、龋疹、痣、疣及皮肤溃疡。

发疱灸：用小艾炷施灸，待患者感到发烫时继续灸3～5秒钟。此时施灸部位皮肤可出现黄斑，1～2小时后局部发疱，一般不需挑破，3～4日后可自然吸收。适用于一般慢性虚寒疾病，如哮喘、瘰疬及疖疮、皮炎、疥癣、白癜风等。

间接灸：间接灸是在艾炷与皮肤之间隔垫某种物品而施灸的方法，又称隔物灸。常用的有隔姜灸、隔蒜灸、隔葱灸、隔盐灸等方法。隔姜灸：是用姜片作隔垫物的一种施灸方法。施灸时，取鲜生姜切成0.2～0.3厘米的薄片，中间用针扎数孔，放在施灸穴位上，然后将艾炷置于姜片上点燃。施灸过程中患者感到灼烫不能忍受时，可将姜片略提起或缓慢移动，待灼烫感消失后放下再灸。这种灸法对寒性呕吐、腹痛、遗精、早泄，阳痿、不孕、痛经、面瘫及风寒湿痹疗效较好。

隔蒜灸：是用蒜片或蒜泥作隔垫物的一种施灸方法。取独头大蒜切成厚

0.2～0.3厘米薄片或捣成蒜泥，制成蒜饼，中间用针扎数孔，放在施灸穴位上，上置艾炷点燃。为防止起疱，施灸过程中可将蒜片向一侧提起或缓慢移动。用来治疗肺结核、腹中积块、胃溃疡、皮肤红肿、瘙痒、蛇蝎毒虫所伤等。

隔葱灸：是用葱作隔垫物的一种施灸方法。将葱白切成0.2～0.3厘米厚数片或捣成葱泥，平敷在脐中及周围，或者敷于患处，上面放置大艾炷点燃施灸，灸到局部温热舒适，不感灼痛为止。适用于治疗虚脱、癃闭、尿闭、疝气、乳痈等疾病，疗效很好，还可用于减肥、保健美容和抗衰老。

隔盐灸：是用盐填平脐窝作隔垫物的一种施灸方法。又称神阙灸。取纯净干燥的盐填平脐窝，在盐上置大艾炷点燃施灸，或在盐上放置姜片、药饼等隔垫物再施灸。施灸过程中患者稍感灼痛时需更换新艾炷。常用于治疗中寒、腹痛、吐泻、痢疾、淋病、阳痿、滑泄、中风脱证、不孕等，还有强壮保健、美容，抗衰老作用。

● 艾条灸

艾条灸是用棉纸把艾绒包裹卷成圆筒形的艾卷，点燃一端，在穴位或患处进行熏灸的一种施灸方法。艾条灸包括悬起灸、触按灸、间接灸3种，其中最常用的是悬起灸。

悬起灸是将点燃的艾条悬于施灸部位穴上的一种施灸方法。悬起灸又有温和灸、回旋灸、雀啄灸3种方法。

温和灸是将艾条一端点燃，对准施灸部位，距皮肤3～5厘米进行熏灸，每次10～15分钟，施灸过程中患者局部有温热感但无灼痛，灸皮肤稍起红晕为止；多用于风塞湿痹及慢性病。回旋灸又称熨热灸。其方法将点燃的艾条悬于施灸部位距皮肤3～5厘米处，平行往复回旋施灸20～30分钟，使皮肤有温热感。适用于面积较大的风湿痹痛、软组织劳损、神经性麻痹及皮肤病等。雀啄灸是将点燃的艾条对准施灸部位，一上一下摆动，像麻雀啄食一样，忽近忽远地施灸5～20分钟。施灸时应避免烫伤皮肤。多适用于治疗急性病、昏厥急救等需较强火力施灸的疾病。

● 艾饼灸

包括熨灸和日光灸两种。熨灸是将艾绒平铺在腹部、穴位上或患处上面，然后覆盖几层棉布，用熨斗或热水袋在布上面温熨。多用于风寒湿痹、痿证、寒性腹痛、腹泻等。日光灸是将艾绒铺在患处或穴位上，在日光下曝晒，每次10～20分钟。适用于风寒湿痹、小儿五迟、皮肤色素变性及虚弱性疾病。

● 艾熏灸

艾熏灸包括烟熏灸、蒸气灸和温灸器灸3种。烟熏灸是把艾绒放在容器内燃烧，用艾烟熏灸患处或穴位的一种治病方法。用于治疗风寒湿痹及痿证。蒸气灸是把艾叶或艾绒放在容器内用水煮沸，用蒸气熏患处的一种治疗方法，可边煮边熏，也可煮开后倒入盆中再熏。适用于风寒湿痹。温灸器灸是利用专门器具施灸的一种方法。这种方法的优点是可以长时间连续连续给患者以舒适的温热刺激，使局部发热，有利于气血运行，使用方便，适用于风寒湿痹、胃痛腹胀、腹痛泄泻、痿证等。

● 非艾灸法

除了以上艾灸方法还有一些非艾灸法，这些方法也是灸疗过程中能够用到的。以下对这些方法进行简单介绍。

非艾灸法主要有两类，一类是热源灸法，一类是无热源灸法。热源灸是指不用艾灸而用其他材料作为热源的方法。热源灸中有的是直接用植物茎干作为材料施灸的。如灯草灸，是用灯心草蘸香油点燃后，快速接触穴位淬灸；桑枝灸，是将桑枝点燃后，用炭火在疮口上施灸以治疗疮疡。还有的是将草药捣碎制成类似艾炷或艾条的药锭，放在穴位上点燃进行施灸地方法，如麻叶灸是用天麻叶和花捣碎作炷，类似艾炷灸的灸法；药捻灸是用多种药物粉末制成药捻进行施灸。

无热源灸法是指用一些对皮肤有刺激性，能引起发疱的药物敷贴于穴位或患处的一种方法。古称"天灸""自灸"，现在被称药物发疱灸。使用无热源灸时先敷上灸药，药效发作后能使局部皮肤潮红、充血，甚至起疱，感觉如同火燎。这种灸法所用药物大多是单味中药，但也有用复方的。常用的有大蒜、斑蝥，白芥子、鲜毛茛、巴豆、细辛、甘遂、天南星、蓖麻子等。

艾灸分类图解

艾灸的种类很多，大致可分如下几种：

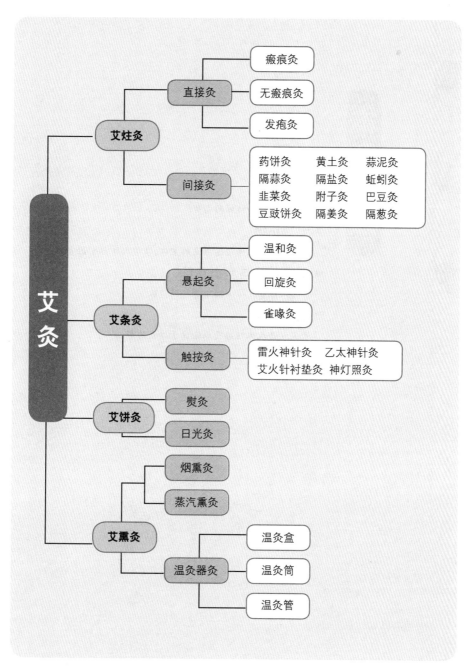

- 艾灸
  - 艾炷灸
    - 直接灸
      - 瘢痕灸
      - 无瘢痕灸
      - 发疱灸
    - 间接灸
      - 药饼灸　黄土灸　蒜泥灸
      - 隔蒜灸　隔盐灸　蚯蚓灸
      - 韭菜灸　附子灸　巴豆灸
      - 豆豉饼灸　隔姜灸　隔葱灸
  - 艾条灸
    - 悬起灸
      - 温和灸
      - 回旋灸
      - 雀啄灸
    - 触按灸
      - 雷火神针灸　乙太神针灸
      - 艾火针衬垫灸　神灯照灸
  - 艾饼灸
    - 熨灸
    - 日光灸
  - 艾熏灸
    - 烟熏灸
    - 蒸汽熏灸
    - 温灸器灸
      - 温灸盒
      - 温灸筒
      - 温灸管

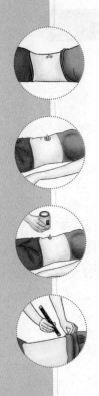

本章看点

- **经络概说**

  经络是经脉和络脉的总称。

- **十二正经**

  十二正经是人体经络系统的主体，掌管人体各个器官。

- **奇经八脉与十五络脉**

  奇经八脉是人体中别道奇行的经脉。

- **腧穴概说**

  腧穴就是人体经络气血输注于体表的部位。

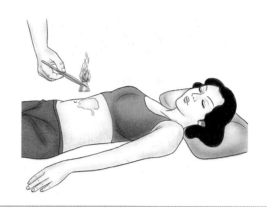

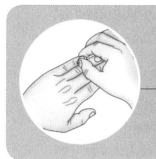

第二章
经络与穴位

经络穴位是艾灸的作用点,也是艾灸养生祛病的关键点。经络是经脉和络脉的总称,是人体联络、运输和传导的体系,也是人体气血运行的通道;穴位是人体经络气血输注于体表的部位。经络系统是由十二经脉、奇经八脉、十二经筋、十二经别、十二皮部,十五络脉以及浮络、孙络等组成。艾灸的药物作用和温热作用停留在腧穴或通过经脉释放到全身,产生整体调节作用,使疾病得以治愈。

经络概说

经络是经脉和络脉的总称，是人体联络、运输和传导的体系；也是人体气血运行的通道。

● 经络的含义及分布规律

经络中的经，有路径的含义，经脉贯通上下，沟通内外，是经络系统中的主干；络，有网络的含义，络脉是经脉别出的分支，较经脉细小，纵横交错，遍布全身。经络内属于脏腑，外络于肢节，沟通于脏腑与体表之间，将人体脏腑组织器官联系成为一个有机的整体；并借以行气血，营阴阳，使人体各部的功能活动得以保持协调和相对的平衡。

● 经络的作用

联络脏腑：人体中的经络系统是一个纵横交错、沟通内外、联系上下的整体，它联系了人体中脏与脏，脏与腑，脏腑与五体之间的联系，从而使人体成为一个有机的整体。除此之外，人体中五脏六腑、四肢百骸以及皮肉筋骨等组织，之所以能保持一种相对的平衡，完成正常的生理活动，也是依靠经络系统的联络沟通而完成的。

运行气血：经络还是人体气血运行的通道，气血只有通过经络系统才能被输送到周身。气血是人体生命活动的物质基础，其作用是濡养全身脏腑组织器官，使人体完成正常的生理功能。

抵御外邪：经络系统的作用是运行气血，可以使营卫之气密布周身，尤其是随着散布于全身的络脉，而密布于皮部。卫气是一种具有保卫机体功能的物质，它能够抵御外邪的入侵。外邪侵犯人体往往由表及里，先从皮毛开始，所以当外邪侵犯机体时，卫气就会发挥其抵御外邪、保卫机体的作用。

● 经络的应用

经络系统是联络人体内外的通道，当人体患病时，经络又是一个病邪传入的途径。当人体在患有某些疾病的时候，常常会在其经络循行线上出现明显的压痛、结节或条索状的反应物。此时，这些部位的皮肤色泽、形态、温度等也都会起一定的变化。通过对这些变化的观察，就可以推断疾病的病理变化。

经络系统组成

人体的经络系统是由十二经脉、奇经八脉、十二经筋、十二经别、十二皮部，十五络脉以及浮络、孙络等组成。

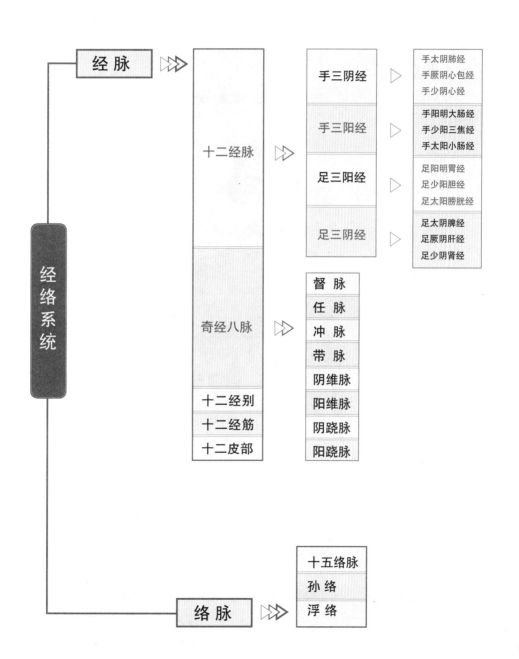

十二正经

十二正经是人体经络系统的主体，它们包括：手太阴肺经、手厥阴心包经、手少阴心经、手阳明大肠经、手少阳三焦经、手太阳小肠经、足阳明胃经、足少阳胆经、足太阳膀胱经、足太阴脾经、足厥阴肝经、足少阴肾经。

手太阴肺经

主治病症：咳嗽、气喘、气短、咯血、咽痛、外感伤风、行经部位痛麻或活动受限等。

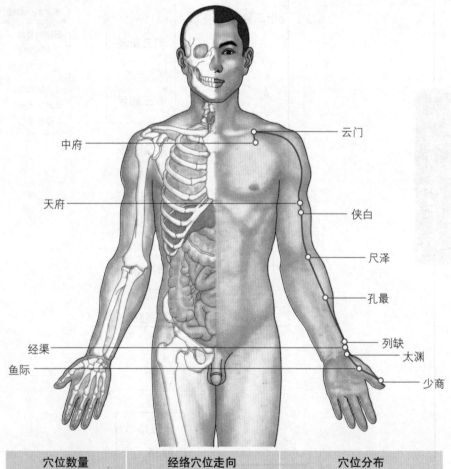

中府
云门
天府
侠白
尺泽
孔最
经渠
列缺
太渊
鱼际
少商

穴位数量	经络穴位走向	穴位分布
11 个	起于中府 止于少商	2 个穴位是在前胸上部，其他 9 个分布在上肢内侧前缘

手阳明大肠经

主治病症：腹痛、肠鸣、泄泻、便秘、咽喉肿痛、齿痛、本经循行部位疼痛、热肿或寒冷麻木等。

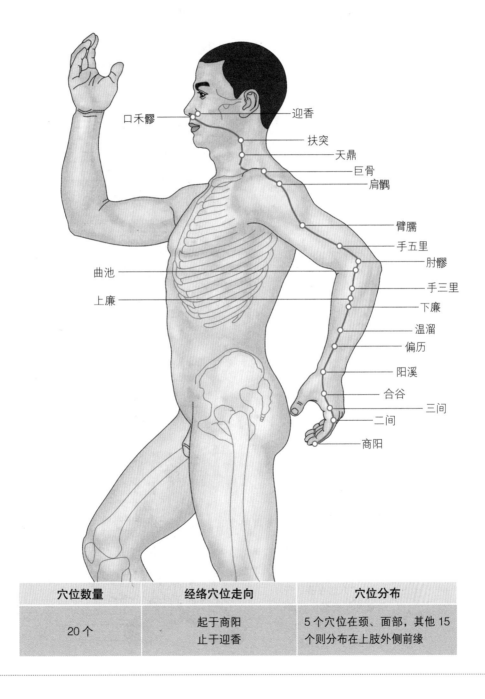

口禾髎
迎香
扶突
天鼎
巨骨
肩髃
臂臑
手五里
肘髎
曲池
手三里
上廉
下廉
温溜
偏历
阳溪
合谷
三间
二间
商阳

穴位数量	经络穴位走向	穴位分布
20 个	起于商阳 止于迎香	5 个穴位在颈、面部，其他 15 个则分布在上肢外侧前缘

9

足阳明胃经

主治病症：肠鸣腹胀、水肿、胃痛、呕吐或消谷善饥、口渴、咽喉肿痛、鼻衄、胸部及膝膑等本经循行部位疼痛。

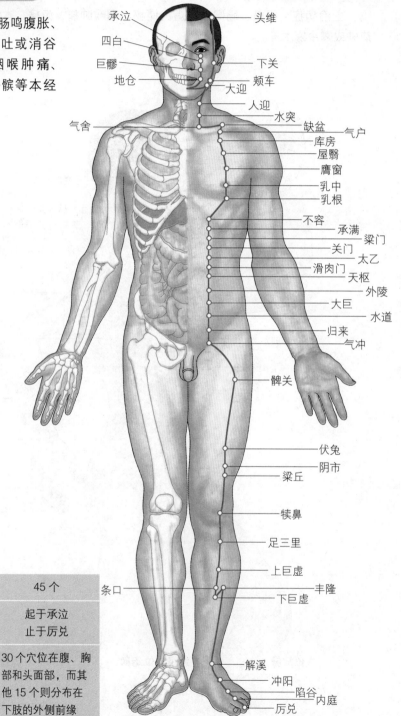

承泣　头维
四白　下关
巨髎　颊车
地仓　大迎
人迎　水突
气舍　缺盆　气户
　　　库房
　　　屋翳
　　　膺窗
　　　乳中
　　　乳根
不容　承满
梁门　关门
太乙　滑肉门
天枢　外陵
大巨　水道
归来　气冲
髀关
伏兔　阴市
梁丘
犊鼻
足三里
上巨虚
条口　丰隆
下巨虚
解溪
冲阳
陷谷　内庭
厉兑

穴位数量	45 个
经络穴位走向	起于承泣 止于厉兑
穴位分布	30 个穴位在腹、胸部和头面部，而其他 15 个则分布在下肢的外侧前缘

56

足太阴脾经

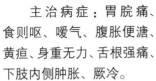

主治病症：胃脘痛、食则呕、嗳气、腹胀便溏、黄疸、身重无力、舌根强痛、下肢内侧肿胀、厥冷。

穴位数量	21 个
经络穴位走向	起于隐白 止于大包
穴位分布	10 个穴位分布在侧胸腹部，而其他 11 个则分布在下肢内侧前缘

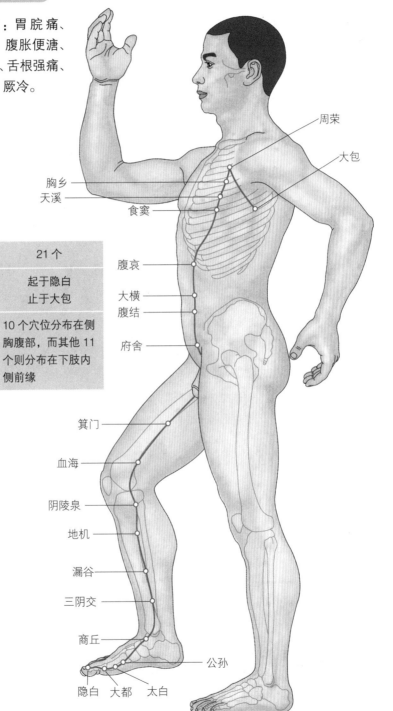

周荣

大包

胸乡
天溪
食窦

腹哀

大横
腹结

府舍

箕门

血海

阴陵泉

地机

漏谷

三阴交

商丘

公孙

隐白　大都　太白

手少阴心经

主治病症:心痛、咽干、口渴、目黄、胁痛、上臂内侧痛、手心发热等。

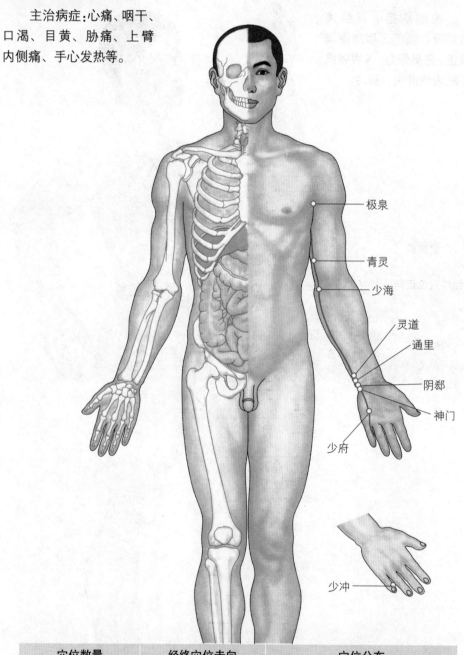

极泉
青灵
少海
灵道
通里
阴郄
神门
少府
少冲

穴位数量	经络穴位走向	穴位分布
9个	起于极泉 止于少冲	1个穴位在腋窝部,而其他8个穴位则位于上肢内侧面后缘

手太阳小肠经

主治病症：少腹痛、腰脊痛引睾丸、耳聋、目黄、颊肿、咽喉肿痛、肩臂外侧后缘痛等。

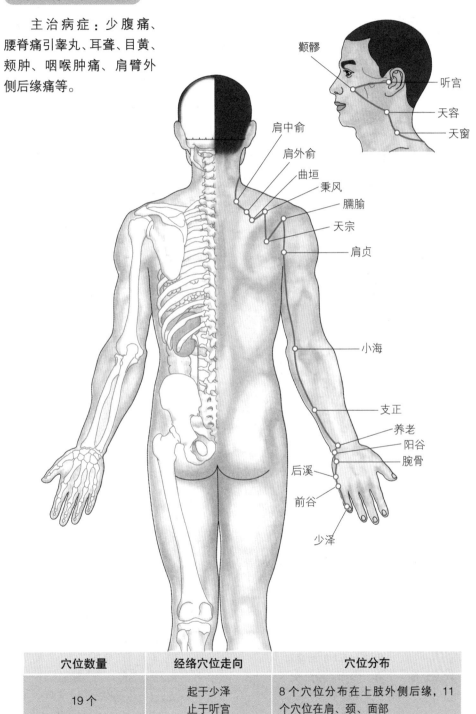

颧髎
听宫
天容
天窗
肩中俞
肩外俞
曲垣
秉风
臑俞
天宗
肩贞
小海
支正
养老
阳谷
腕骨
后溪
前谷
少泽

穴位数量	经络穴位走向	穴位分布
19 个	起于少泽 止于听宫	8 个穴位分布在上肢外侧后缘，11 个穴位在肩、颈、面部

9

足太阳膀胱经

主治病症：小便不通、遗尿、癫狂、疟疾、目痛、见风流泪、鼻塞多涕、鼻衄、头痛；项、背、臀部及下肢循行部位痛麻等。

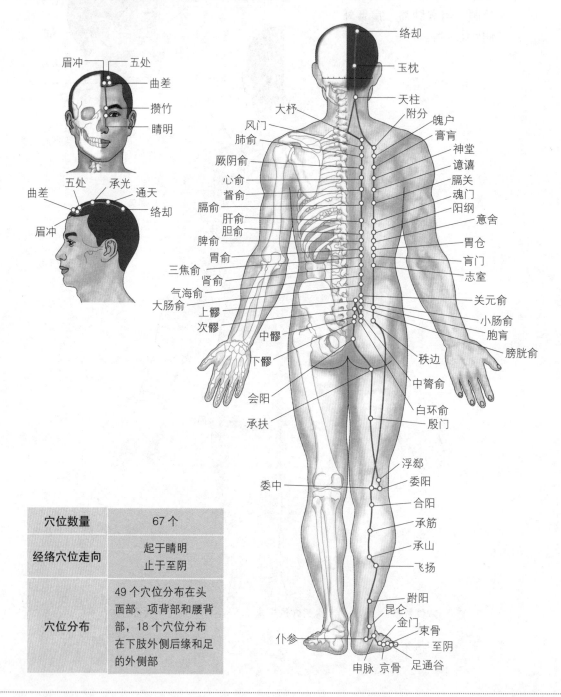

穴位数量	67 个
经络穴位走向	起于睛明 止于至阴
穴位分布	49 个穴位分布在头面部、项背部和腰背部，18 个穴位分布在下肢外侧后缘和足的外侧部

足少阴肾经

主治病症：咯血、气喘、舌干、咽喉肿痛、水肿、大便秘结、泄泻、腰痛、脊股内后侧痛、痿弱无力、足心热等。

穴位数量	27 个
经络穴位走向	起于涌泉 止于俞府
穴位分布	10 个穴位分布在下肢内侧后缘，17 个穴位分布在胸腹部前正中线旁开 0.5 寸

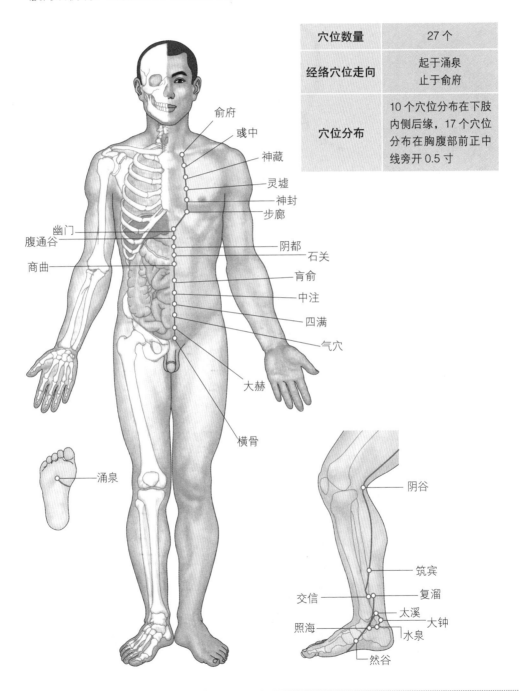

俞府
彧中
神藏
灵墟
神封
步廊
幽门
腹通谷
商曲
阴都
石关
肓俞
中注
四满
气穴
大赫
横骨
涌泉

阴谷
筑宾
复溜
交信
太溪
大钟
照海
水泉
然谷

手厥阴心包经

主治病症：心痛、胸闷、心悸、心烦、癫狂、腋肿、肘臂挛痛、掌心发热等。

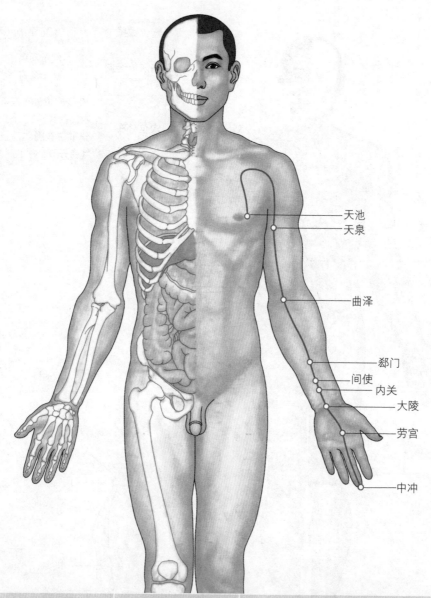

天池
天泉

曲泽

郄门
间使
内关
大陵
劳宫

中冲

穴位数量	经络穴位走向	穴位分布
9个	起于天池 止于中冲	8个穴位分布在上肢内侧中间，1个穴位在前胸上部

手少阳三焦经

主治病症:腹胀、水肿、遗尿、小便不利、耳聋、喉咽肿痛、目赤肿痛、颊肿;耳后、肩臂肘部外侧痛等。

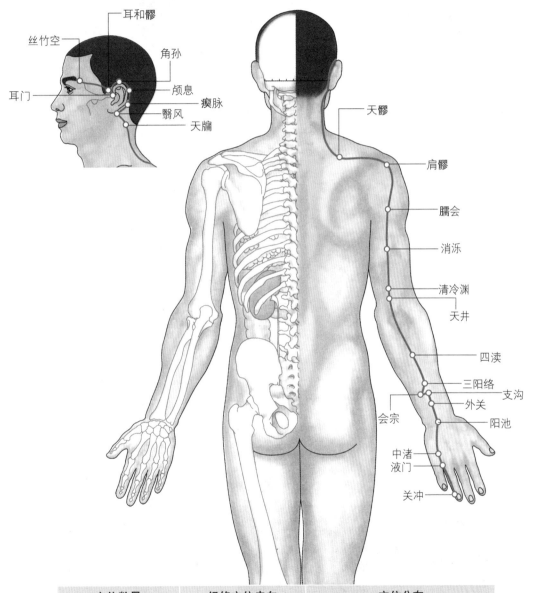

穴位数量	经络穴位走向	穴位分布
23 个	起于关冲 止于丝竹空	13 个穴分布在上肢背面,10 个穴在颈部,耳翼后缘,眉毛外端

足少阳胆经

主治病症：口苦、目眩、疟疾、头痛、颔痛、目外眦痛；缺盆部、腋下、胸胁、股及下肢外侧、足外侧痛等。

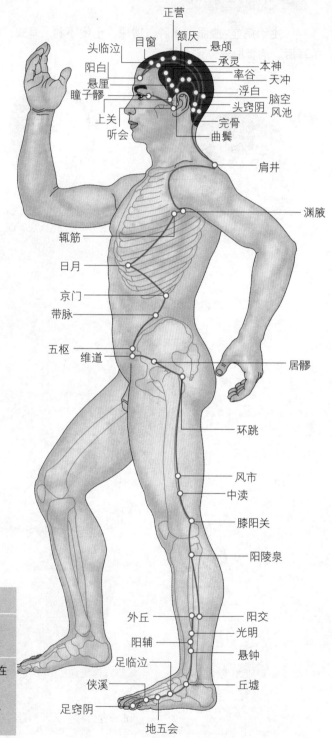

正营
目窗
头临泣
颔厌
悬颅
阳白
承灵
本神
率谷
天冲
悬厘
浮白
瞳子髎
脑空
风池
上关
头窍阴
听会
完骨
曲鬓
肩井
渊腋
辄筋
日月
京门
带脉
五枢
维道
居髎
环跳
风市
中渎
膝阳关
阳陵泉
外丘
阳交
阳辅
光明
悬钟
足临泣
丘墟
侠溪
足窍阴
地五会

穴位数量	44 个
经络穴位走向	起于瞳子髎 止于足窍阴
穴位分布	15 个穴位分布在下肢的外侧面，29 个穴位在臀、侧胸、侧头部

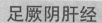
足厥阴肝经

主治病症：腰痛、胸满、呃逆、遗尿、小便不利、疝气、少腹肿等。

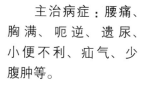

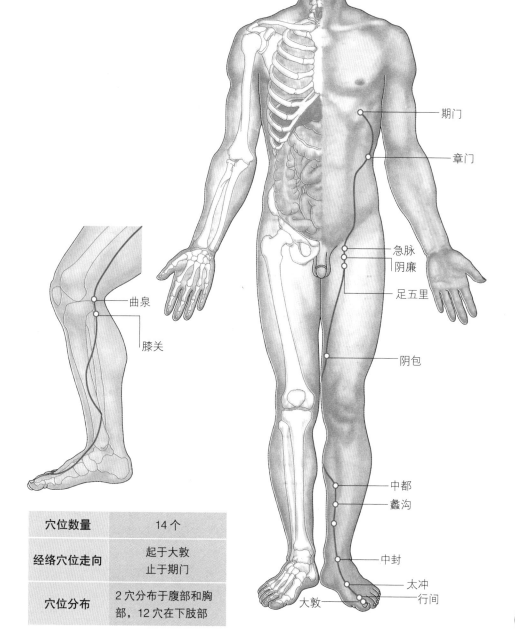

期门

章门

急脉
阴廉

足五里

阴包

中都
蠡沟

中封

太冲
行间

曲泉

膝关

大敦

穴位数量	14个
经络穴位走向	起于大敦 止于期门
穴位分布	2穴分布于腹部和胸部，12穴在下肢部

9

(10) 奇经八脉与十五络脉

奇经八脉包括督脉、任脉、冲脉、带脉、阴维脉、阳维脉、阴跷脉、阳跷脉，是人体中别道奇行的经脉。其中的任脉和督脉，因为有自己所属的腧穴，所以和十二经脉合称为"十四经"。十五络脉则是由经脉分出、行于人体浅层的支脉。十二经脉和任、督二脉各自别出一络，加上脾之大络，总称十五络脉。

● 奇经八脉

奇经八脉的作用：一是沟通了十二经脉的联系，将功能相似、部位相近的经脉联系起来，起到统摄有关经脉气血，协调阴阳的作用；二是对十二经脉气血有着蓄积和渗灌的调节作用，如果说十二经脉好像江河之水，那么奇经八脉就是水库湖泊。

奇经八脉的分布部位，总体来说是与十二经脉纵横交互的。八脉中的督脉、任脉、冲脉皆起于胞中，同出于会阴，其中督脉行于背正中线；任脉行于前正中线；冲脉行于腹部会于足少阴经。奇经中的带脉横行于腰部，阳跷脉行于下肢外侧及肩、头部；阴跷脉行于下肢内侧及眼；阳维脉行于下肢外侧、肩和头项；阴维脉行于下肢内侧、腹和颈部。

● 十五络脉

十五络脉的作用要分别阐述。例如，四肢部的十二经别络可以起到加强十二经中表里两经的联系，沟通了表里两经的经气，补充十二经脉循行的不足。而躯干部的任脉络、督脉络和脾之大络，则分别沟通了腹、背和全身的经气，因而可以输布气血、濡养全身。

十五络脉的分布规律是：十二经脉的别络均从本经四肢肘膝以下的络穴分出，走向其相表里的经脉，即阴经别络于阳经，阳经别络于阴经。任脉的别络从鸠尾分出，以后散布于腹部；督脉的别络从长强分出，经背部向上散布于头，左右别走足太阳经；脾之大络从在大包分出以后散布于胸胁。除此之外，还有从络脉分出的浮行于人体浅表部位的浮络和细小的孙络。这些浮络和孙络遍布全身，数不胜数。

腧穴概说

腧穴即是穴位，"腧"有转输的含义，"穴"即孔隙的意思。所以说，腧穴就是人体经络气血输注于体表的部位。腧穴是艾灸的部位，要正确运用艾灸治疗疾病，就必须掌握好腧穴的定位和归经等基本知识。

● 腧穴的分类

从总体上来说，腧穴可以分为十四经穴、奇穴和阿是穴三大类。

十四经穴是位于十二经脉和任、督二脉上的腧穴，简称"经穴"。十四经穴与经脉的关系密切，它不仅可以反映本经经脉及其所属脏腑的病症，也可以反映本经脉所联系的其他经脉和脏腑的病症。

奇穴又称"经外奇穴"，它有固定的穴名，也有明确的位置，但它们却不能归属于十四经脉。这些腧穴对某些病证具有特殊的治疗作用。

阿是穴又称压痛点、不定穴等，其多位于病变部位的周边。这一类腧穴的特点是既无具体名称，又无固定位置。

● 腧穴作用

近治作用：是一切腧穴主治作用所具有的共同特点。所有腧穴均能治疗该穴所在部位及邻近组织、器官的局部病症。

远治作用：是十四经腧穴主治作用的基本规律。在十四经穴中，尤其是十二经脉在四肢肘膝关节以下的腧穴，不仅能治疗局部病症，还可治疗本经循行所及的远隔部位的组织器官脏腑的病症，有的甚至可影响全身的功能。如"合谷穴"不仅可治上肢病，还可治颈部及头面部疾患，同时还可治疗外感发热病；"足三里"不但治疗下肢病，而且对调整消化系统功能，甚至人体防卫、免疫反应等方面都具有一定的作用。

特殊作用：某些腧穴具有的双重性良性调整作用和相对特异性。如"天枢"可治泻泄，又可治便秘；"内关"在心动过速时可减慢心率；心动过缓时，又可提高心率。特异性如大椎退热，至阴矫正胎位等。

总之，十四经穴的主治作用，归纳起来大体是：本经腧穴可治本经病，表里经腧穴能互相治疗表里两经病，邻近经穴能配合治疗局部病。各经主治既有其特殊性，又有其共同性。

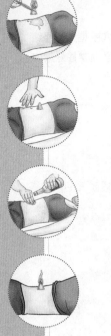

本章看点

● 艾灸的制作方法

艾绒质量的好坏会直接影响治疗的效果。

● 艾灸器具介绍

常用的艾灸器具主要有温灸筒、温灸盒、温灸管。

● 艾灸的用量与施灸顺序

施灸时用量的掌握是决定灸治成功与否的重要因素。

● 施灸体位

仰靠坐位、侧伏坐位、俯伏坐位、仰卧位、侧卧位、俯卧位。

● 灸疮的处理及灸后调理

施灸结束后要配合进行调理，以巩固治疗效果。

● 根据"灸感"判断病症痊愈程度

灸感是施灸时的热、风、凉、寒、麻、胀、酸、沉、痛等感觉。

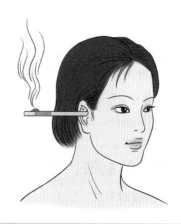

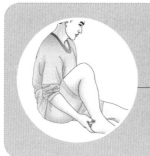

第三章
艾灸的实际操作

　　为了正确迅速地掌握艾灸治疗的方法，在进行灸疗前，我们要掌握艾灸的实际操作。首先，要掌握艾灸的制作方法，学会如何制作艾绒、艾炷、艾条；其次，要了解施灸器械和艾灸的用量；最后，要根据不同灸法选择正确的施灸体位和顺序。施灸结束后要注意灸疮的处理和灸后调养方面的问题。在施灸的过程中还应学会根据"灸感"判断病症的痊愈程度。通读第三章后，以上的问题都会迎刃而解，在给自己或家人施灸时会更加轻松。

12 艾灸的制作方法

　　艾绒作为施灸的主要材料，其质量的好坏会直接影响治疗的效果。艾绒的优劣与艾叶采集的时间、品种、存放时间和制作工艺密切相关。

● 艾绒的制法、选择和贮藏

　　艾绒的制法：每年 3 ~ 5 月间，采集鲜嫩肥厚的艾叶，放在日光下曝晒，干燥后放在石臼中捣碎，筛去泥沙杂梗，即成为艾绒了。如需要细绒，就要继续精细加工。粗绒经数十次晾晒、研磨、筛拣后，变成土黄色，就成为细绒了。

　　艾绒的选择：优质艾绒燃烧时火力温和耐燃，不易散裂，因此，热力能穿透皮肤，直达病患。反之，质劣或新艾绒燃烧时火力强烈，灼痛感强烈；含杂质多的艾绒，燃烧时容易散裂。因此，选择艾绒时应选择质纯，柔软，绒细，干燥无杂质，黄白略带青色，存放时间久的优质艾绒；切勿选择存放时间短且混有杂质，粗糙成块，生硬潮湿，黑褐色的劣质艾绒。

　　艾绒的贮藏：艾绒制成后，要存放一定时间才能使用，但由于艾绒易吸水，容易受潮、虫蛀霉变。因此，应将艾绒晾晒后放在干燥密闭的容器内，不可透气，放在干燥处贮存。梅雨季节注意防潮，晴天需常晾晒。

● 艾炷的制作方法

　　艾炷主要用于艾炷灸疗中，其做法是将制好的艾绒放在平板上，用拇指、食指、中指边捏边旋转，把艾绒捏紧成规格大小不同的圆锥形艾炷，捏得越紧越好。艾炷规格有大、中、小 3 种，大艾炷如半截橄榄大；中艾炷如半截枣核大；小艾炷如麦粒大。小炷或中炷一般用于直接灸，大炷一般用于间接灸。

● 艾条的制作方法

　　普通艾条是取纯艾绒 24 克，平铺在长 26 厘米、宽 20 厘米的桑皮纸上，将其卷成直径约 1.5 厘米的圆柱形，卷得越紧越好，然后用糨糊粘贴牢固，两头余纸拧成结，即成艾条。再在纸上画上刻度，每寸为一度，以此作为施灸时的标准。如在艾绒中掺入药物而制成的艾条，就称药物艾条。药物艾条所用药物处方很多，一般药物处方有：肉桂、干姜、丁香、木香、独活、细辛、白芷、雄黄、苍术、乳香、没药、川椒各等份；或沉香、松香、硫黄、细辛、桂枝、川芎、羌活、杜仲、枳壳、白芷、茵陈、巴豆、川乌、斑蝥、全蝎、皂角刺、穿山甲、桃树皮等。

超简单艾灸消百病全书

艾灸的制作

艾叶的采集

　　《本草纲目》记载："艾以叶入药，性温、味苦、无毒、纯阳之性、通十二经、具回阳、理气血、逐湿寒、止血安胎等功效，亦常用于针灸。"

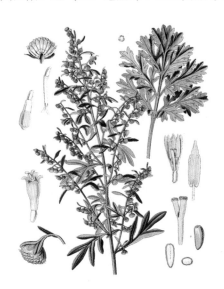

艾蒿

　　艾是一种多年生的草本植物，艾叶又有冰台、遏草、香艾、蕲艾、艾蒿等别称。艾叶的品种主要有两种，一种为蕲艾，另一种为野艾。蕲艾多生长在江北，叶片宽而厚，绒毛多，可以制出优质艾绒。野艾江南较多，绒质较硬，香味也不如蕲艾，制成艾绒品质不高。

艾炷与艾条的制作方法

❶

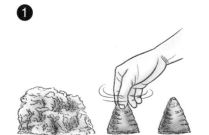

　　艾炷的制作方法：将制好的艾绒放在平板上，用拇指、食指、中指边捏边旋转，把艾绒捏紧成规格大小不同的圆锥形艾炷。

❷

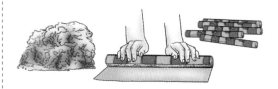

　　艾条的制作方法：取纯艾绒24克，平铺在长26厘米、宽20厘米的桑皮纸上，将其卷成直径约1.5厘米的圆柱形。

12

艾灸器具介绍

在用艾灸治疗病痛的时候，除了要用到艾柱、艾条和一些草药外，有些艾灸方法还需要使用一些艾灸器具。常用的艾灸器具主要有：温灸筒、温灸盒、温灸管。

● 温灸筒

温灸筒是一种特制的筒状金属灸具，大多数温灸筒底部有数十个小孔，筒壁也有许多圆孔；上部有盖，可以随时取下。筒壁上安有一长柄，便于手持。内部有一小筒，可装置艾绒和药物。温筒灸器有多种，常用的有平面式和圆锥式两种，平面式适用于较大面积的灸治，圆锥式作为小面积的点灸用。

使用方法：将艾绒或在艾绒中掺入适量药物，燃着后放在施灸部位上反复温灸，以局部发热发红，患者感觉舒适为度，一般可灸 15 ~ 30 分钟。

适用病症：风寒湿痹、慢性病、软组织劳损、皮肤病。

● 温灸盒

温灸盒是一种特制的盒形木制或竹制灸具。用厚约 0.5 厘米的木板或竹板，制成长方形盒子，下面不装底，上面制作一个可以取下的盒盖，在盒内距底边 3 ~ 4 厘米处安装铁纱窗一块。温灸盒按规格大小分为大（长 20 厘米、宽 14 厘米、高 8 厘米）、中（长 15 厘米、宽 10 厘米、高 8 厘米）、小（长 11 厘米、宽 9 厘米、高 8 厘米）3 种。

使用方法：施灸时，把温灸盒放在施灸部位的中央，把点燃的艾条放在铁纱窗上，对准穴位，盖上盒盖灸 15 ~ 30 分钟。温度可用盒盖进行调节。

适用病症：适用于风寒湿痹、痿证、腹痛、腹泻、挫伤肿痛及虚寒证等。

● 温灸管

温灸管是用特制温灸管（古代用苇管，也有用竹管的）插入耳道内施灸的一种方法，目前临床上应用的温灸管有两种：一种是一节管状器，另一种是两节管状器。

使用方法：施灸时取大艾炷放在管灸器半个鸭嘴形处，点燃后用胶布封闭温灸管内端，插入耳道中，以施受时耳内有温热感为度，每次 3 ~ 9 壮，每日 1 次，10 次为 1 个疗程。

适用病症：用于治疗面瘫。

艾灸器具

用艾灸疗法中的温灸法需要借助器具，温灸器主要有温灸筒、温灸盒、温灸管。

温灸筒

平面式温灸筒

平面式温灸筒是一个筒状金属盒，筒底部有数十个小孔。

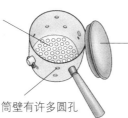

筒壁有许多圆孔

上部有盖，可以随时取下。筒壁上安有一个长柄，便于手持。

圆锥式温灸筒

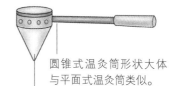

圆锥式温灸筒形状大体与平面式温灸筒类似。

底部为锥形，可用于小面积的点灸。

温灸盒

温灸盒

温灸盒是用厚约 0.5 厘米的木板或竹板制成的长方形盒子。

下面不装底，上面制作一个可以取下的盒盖，在盒内距底边 3 ~ 4 厘米处安装铁纱窗一块。

多孔温灸盒

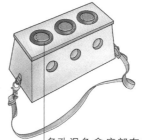

多孔温灸盒底部有多个圆孔，可用于大面积施灸。

温灸管

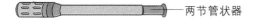

一节管状器

两节管状器

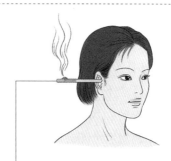

温灸管是用特制温灸管插入耳道内施灸的一种方法。

13

(14) 艾灸的用量与施灸顺序

施灸时用量的掌握是决定灸治成功与否的重要因素。灸量的掌握看似很容易，实际上很有讲究，施灸人必须经过长时间的观察和经验积累，才能更好地掌握艾灸的用量。

● 艾灸的用量

所谓灸量就是施灸时向体内导入的热量，这主要取决于施灸时间长短、施灸的面积大小及施灸时所达到的热度。施灸的时间长短主要由疾病种类、病情轻重、患者体质等多方面因素决定；施灸的面积大小和施灸时所达到的热度主要由施灸时所用艾炷的大小，壮数的多少决定。

艾炷的大小，壮数的多少，可根据疾病的性质，病情的轻重，体质的强弱，年龄的大小及施灸部位的不同，全面考虑，全方位衡量，不能太过也不能不足。

一般按照每次施灸累积总和数来算，施灸壮数少则 1 ~ 3 壮，多则数十壮乃至数百壮。前 3 日每日灸 1 次，以后每隔 2 ~ 3 日灸 1 次，急性病每日可灸 2 ~ 3 次；慢性病隔 3 日、5 日或 7 日灸 1 次，保健灸每月可灸 3 ~ 4 次，终身坚持施灸，可延年益寿。身体健壮、生病频率低的青壮年患者，所用艾炷宜大，壮数宜多。小儿、妇女、老人及久病体弱之人，所用艾炷宜小，壮数宜少。在肌肉丰厚的腰背、臀腹、臂等处宜用大炷多灸；在肌肉浅薄的头面、颈项、四肢末端宜用小炷少灸。直接着肤灸，一般以麦粒大小艾炷为宜，每穴灸 5 ~ 7 壮，小儿 3 ~ 5 壮，每次灸 3 ~ 5 穴。使用艾灸急救时，不用具体计算壮数，直到患者心跳正常恢复神智为止。

此外，在施灸时，还须结合病情，对沉寒痼冷、元气将脱等证宜大炷多灸，以温散寒凝，振奋阳气；对外感风寒则宜小炷，不宜重灸，即可达到温经通络，驱散外邪之功效，否则火邪内郁产生不良效果。

● 施灸的顺序

施灸时除了有一定的体位要求还要遵循特定的顺序。施灸的一般顺序是：先灸上部，后灸下部；先灸背部，后灸腹部；先灸头身，后灸四肢；先灸阳经，后灸阴经；施灸壮数先少后多，施受艾炷先小后大。如不按顺序施灸，先灸下部，后灸头面，患者可能会出现头面烘热、口干咽燥等不适感觉。在施灸时还需结合病情，因病制宜，不可拘泥于施灸顺序不变。

艾灸的用量

艾灸的用量与所用艾灸方法相关，使用不同的方法艾灸用量也不同。

不同灸法的用量

艾柱灸 ▶

直接灸 ▶
瘢痕灸 每日7～9壮
无瘢痕灸 每日灸3～7壮

间接灸 ▶
隔姜灸 每日5～10壮 　隔盐灸 每日3～7壮
隔蒜灸 每日5～7壮 　隔胡椒饼灸 每日5～7壮
隔葱灸 每日5～10壮 　隔豆豉饼灸 每日3～5壮

艾条灸 ▶

悬起灸 ▶
温和灸 每日10～15分钟
回旋灸 每日20～30分钟
雀啄灸 每日5～20分钟

艾饼灸 ▶
日光灸

艾熏灸 ▶

温灸器灸 ▶
温灸筒 每日15～30分钟
温灸盒
温灸管
▶
头面部穴灸20分钟
背部及四肢穴灸25分钟
胸腹部穴灸30分钟

不同人群的用量

人群	艾炷量	艾条量	壮数
儿童	小艾炷	细艾条	壮数少
成人	大艾炷	粗艾条	壮数多
妇女	小艾炷	细艾条	壮数少
肥胖者	大艾炷	粗艾条	壮数多
瘦人	小艾炷	细艾条	壮数少
体弱者	小艾炷	细艾条	壮数少
体壮者	大艾炷	艾条粗	壮数多
初次灸者	小艾炷	细艾条	壮数少
体弱年老者	小艾炷	细艾条	壮数少
敏感者	小艾炷	细艾条	壮数少
感觉迟钝者	大艾炷	粗艾条	壮数多
功能亢进之疾患	大艾炷	粗艾条	壮数多
功能减退之疾患	小艾	细艾条	壮数少

14

施灸体位

在施灸的时候选择适当体位，既可以方便施灸者的施灸操作，又有利于准确选穴和安放艾炷施灸，更能使患者感觉自然舒适。

灸法常用体位表

体位		具体要求	适用部位	说明
坐位	仰靠坐位	患者坐在软椅上，在后颈部放一软垫，头后仰，以便暴露施灸部位	用于前头和面部以及项前部位的穴位	①将上肢放于适宜高度的桌上仰掌，适用于手臂内侧的穴位施灸 ②将上肢放在桌上，可以曲肘或立掌，适用于手臂上缘及外侧穴位施灸
	侧伏坐位	患者侧身坐在桌前，桌上放一软枕，患者侧俯在软枕上，以便手臂和头侧舒适，同时暴露施灸部位	用于头部两侧的穴位	
	俯伏坐位	患者坐在桌前，桌上放一软枕，患者俯在软垫上或用双手拖住前额，同时暴露施灸部位	用于头项部、后颈部的穴位，有时也用于前臂穴位	
卧位	仰卧位	平躺，上肢平放，下肢放直，或微屈，全身放松，同时暴露要施灸的部位	用于面部、颈部、胸部、腹部、上肢掌侧、下肢前侧和手足背等穴位	①当仰卧时，腹部穴位需要施灸，应当屈膝或在腋窝下放一个厚垫，以便腹部肌肉放松 ②当要对手臂内侧穴位施灸时，可以仰起手掌 ③当对手臂外侧施灸时，可以立掌或将两上肢屈曲放于胸前，以便暴露曲肘后的上肢掌侧和背侧穴位
	侧卧位	非施灸部位在下，侧卧，上肢放在胸前，下肢伸直，同时充分暴露施灸部位	用于头面两侧或胸腹两侧的部位的穴位	
	俯卧位	俯卧，在胸前放一软枕，曲收两上肢，以便背部肌肉舒展、平坦，同时充分暴露施灸部位	用于后头、后颈、肩部、背部、腰部、骶部、臀部、下肢后侧和足底部等经穴	

施灸的体位姿势

灸时的体位正确，是准确取穴、便于操作，提高疗效的保证。常用的施灸的体位有：仰靠坐位、侧伏坐位、俯伏坐位、仰卧位、侧卧位、俯卧位。

❶ 仰靠坐位

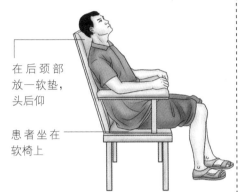

在后颈部放一软垫，头后仰

患者坐在软椅上

❷ 侧伏坐位

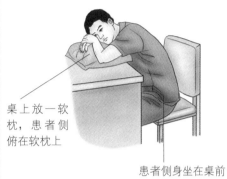

桌上放一软枕，患者侧俯在软枕上

患者侧身坐在桌前

❸ 俯伏坐位

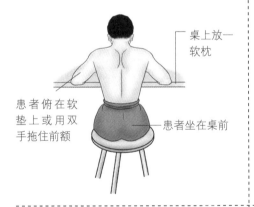

桌上放一软枕

患者俯在软垫上或用双手拖住前额

患者坐在桌前

❹ 仰卧位

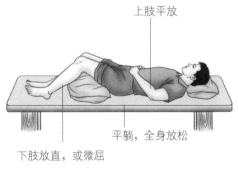

上肢平放

平躺，全身放松

下肢放直，或微屈

❺ 侧卧位

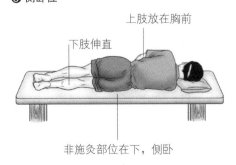

上肢放在胸前

下肢伸直

非施灸部位在下，侧卧

❻ 俯卧位

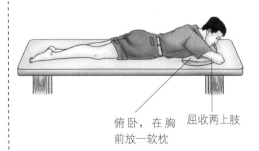

俯卧，在胸前放一软枕

屈收两上肢

15

16 灸疮的处理及灸后调理

　　施灸结束后根据身体的变化应进行一些处理，在生活上也要配合进行调理，以巩固治疗效果。现在普遍流行使用艾条进行温和灸，施灸后皮肤有红晕灼热感，但无灸疮，因此不需处理即可恢复。如使用艾柱直接灸后可能会损伤皮肤组织，产生化脓、水疱现象。此时，应当注意疮面护理，同时灸后也应从饮食起居方面加以调护。

● 灸后处理

　　使用直接灸施灸后局部出现水疱。水疱小时，切记可不必挑破，5～8天即可自然吸收。如水疱较大可用注射器或消毒针将疱内液体抽出，涂上龙胆紫药水或消炎膏、烫火膏，然后用消毒纱布覆盖固定加以保护，直至水疱吸收愈合。

　　若灸火较重，发生灸疮，首先要放液外，还要保护灸疮，为避免感染要作适当处理。可以用消毒液、酒精、生理盐水清洗；也可以在灸疮化脓后，每天用葱头、薄荷煎水清洗，每天可清洗2～3次，每次清洗后均需贴上玉红膏。从化脓到收口每日不可间断，以促进创口愈合。持续20～30天疮口便可愈合。如果灸疮疼痛难忍，疮口难以愈合，可用桃枝、柳枝、芫荽、黄连各适量煎汤温洗；灸疮久不收口，多为气虚，可以内服内托黄芪丸（黄芪48克，当归12克，肉桂、木香、乳香、沉香各6克）。灸疮脱痂后，应继续用柳枝汤温洗，同时注意保护局部皮肤，免受风寒侵袭。

● 灸后调理

　　施灸后，应当从有利于灸疮愈合或保护机体正气出发，注意调理。施灸产生灸疮后为了促进灸疮的正常透发，可适量食用有助于透发的食物，如鸡肉、鲤鱼、笋、豆类、香蕈、蘑菇等。当灸疮开始愈合后，便应当减少有助透发食物的摄入，以免延长灸疮愈合的时间。

　　使用化脓灸后，灸疮处在化脓期间，应当避免重体力劳动。灸疮受到污染而发炎症时，可用消炎药膏涂敷疮口并口服抗生素消炎。疮口未愈合时饭菜宜清淡，忌食鱼、虾、蟹、鹅、鸡、羊肉、辛辣食物，忌烟酒。否则易生痰涎，致病气滞留，灸疮不能外透。同时，性生活过度也会有碍灸疮收口。由此可见，灸后要从饮食，起居多方面加以调护，才能取得较好疗效。

超简单艾灸消百病全书

灸伤的等级与处理

施灸后根据伤势程度的不同，将灸伤分为三级：I 度灸伤、II 度灸伤、III 度灸伤。不同的灸伤有不同的处理方法。

灸伤的等级与处理表

灸伤等级	症状	痊愈过程	处理方法
I 度灸伤	对表皮基底层以上的皮肤组织造成伤害发生水肿或水疱	灸伤的皮肤可以在 5~8 天内结痂并自动脱落，愈后不留瘢痕	I 度灸伤后，发直径为 1 厘米左右的水疱，不需任何处理，待其吸收即可。直径 2~3 厘米的水疱多数会破裂，待水流尽，可涂龙胆紫药水以防感染（切忌剪去疱皮），待结痂自愈
II 度灸伤	灸治温度对皮肤基底层造成破坏，但未损伤真皮组织而发生水肿、溃烂、体液渗出	受损伤的皮肤在 7~20 天内结痂并自动脱落，留有永久性浅在瘢痕	如有水疱，在第 5 天可剪开疱皮放水，并剪去疱皮，暴露被破坏的基底层。为了延长创面愈合时间，不使用外伤收敛药物及干燥疗法。为了防止感染，可用含有薄荷的杀菌软膏敷贴，每 4 日换药 1 次，待其自愈
III 度灸伤	所灸部位的大部分或全部真皮组织被破坏，皮肤发生干枯变白，而后水肿、溃烂，形成无菌性化脓	创面在 20~50 天结厚痂自动脱落，愈后留有较厚的永久性瘢痕	创面不加任何处理，只直接敷贴含薄荷的杀菌软膏即可，每 4 日换药 1 次。创面的无菌脓液不必清理，直至结痂自愈

皮肤组织结构

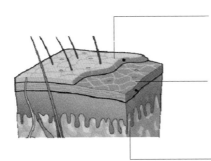

表皮：表皮为皮肤的最外层。表皮有许多微小的神经末梢，没有血管。表皮按细胞形态可分为 5 层，由外至内依次为角质层、透明层、颗粒层、棘细胞层、基底层。

真皮：真皮为排列致密而不规则的结缔组织，由浅部的乳头层和深部的网状层构成，由中胚层分化而来。

皮下组织：皮下组织在真皮下，由疏松结缔组织和脂肪组织构成，内含丰富的血管、淋巴管、神经、汗腺和深部毛囊。

16

根据"灸感"判断病症痊愈程度

灸感,是施灸时自我所感知的热、风、凉、寒、麻、胀、酸、沉、痛等感觉。灸感的发生是艾火的热力与药力双重作用的结果,是艾火循环和经气与病气在体内斗争的表现。

● 灸感产生原理

施灸时体内的经气被艾火激发和推动,经气在运行的过程中与患病处的邪气抗衡,经气战胜邪气后,邪气会外泻,因而引发的一系列灸感现象。灸感的发生与否,直接会关系到灸疗效果的好坏。

● 灸感种类

具体来讲,灸感共有七种:第一是透热,灸热从施灸点皮肤表面直接向深部组织穿透,甚至直达胸腹腔脏器;第二是扩热,灸热以施灸点为中心向周围扩散;第三是传热,灸热以施灸点开始循经络向远部传导,甚至直达病灶;第四是局部不热(或微热)而远部热,也就是施灸部位不热(或微热),而远离施灸部位感觉很热;第五是表面不热(或微热),而皮肤下深部组织,甚至胸腹腔脏器感觉很热;第六是施灸部位或远离施灸部位产生酸、胀、麻、热、重、痛、冷等非热感觉;第七是上述灸感传导之处,病症随之缓解,施灸部位产生的热、胀、痛等感觉发生深透远传,所到之处病症随之缓解。

第六、七种感觉说明艾灸的纯阳之气沿着经络传导,艾灸达到预期疗效。灸感并非局限在施灸的部位,而是会沿着经络传导的。灸感的强弱一般代表了经络阻塞的程度。有灸感、灸感强,说明自身的经络通畅,作用立竿见影;没有灸感表示经络中邪气淤积严重,需要时间开淤散阻,因此,见效较慢。

在正常人之中,灸感因时、因地、因人而异。一般地刺激越强,时间愈长,刺激次数愈多,则感传愈易出现;"经络敏感人"灸感相对强烈;环境温暖安静,同时皮肤湿润,思想集中,则灸感较易发生,传递速度也较快。反之,施灸时间短,次数少,室内寒冷,环境喧闹,皮肤干燥,经络不敏感,则灸感多迟钝或不能被感知。

灸感的种类与阶段

灸感一共有七种：即透热、扩热、传热、局部不热远部热、表面不热深部热、施灸部位或远离施灸部位产生非热感觉、施灸部位发生深透远传。这七种灸感在灸疗过程中依次深入。第六、七种感觉的出现，表明艾灸的作用发挥到了极致。

灸感的种类

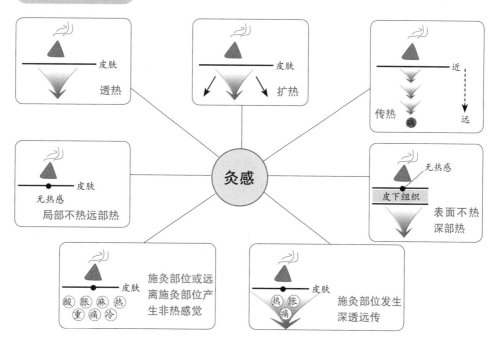

灸感的不同阶段

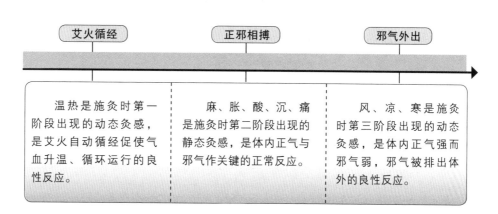

17

81

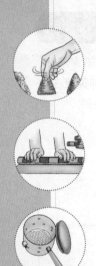

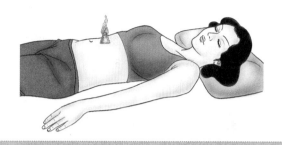

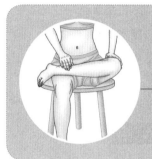

第四章
十大艾灸保健穴

养生保健一直是个长盛不衰的话题。怎么才能延年益寿？怎么才能永葆青春？怎么才能健康快乐呢？这就要求助于艾灸。艾灸保健常用十大关键穴位，即足三里、神阙、关元、中脘、命门、涌泉、大椎、曲池、气海、三阴交。只要找准这些穴位，每天用艾条灸一下，就能强身健体。第四章介绍了十大保健穴位的作用、主治、腧穴定位、简易的取穴方法。此外，还根据不同穴位的不同特点，量身订制了施灸方法。只要按照此法坚持施灸，就会有意想不到的效果。

无敌长寿穴 足三里

作用 此穴有养生保健的功能，能够增强体力、消除疲劳、强壮神经、预防衰老；能够理脾胃、调气血、补虚弱；还能增强下肢体力，防治四肢肿胀。

主治 结核病、感冒、高血压、低血压、动脉硬化、冠心病、心绞痛、风心病、肺心病、中风后遗症；腹泻、便秘、消化吸收不良、肝脏疾患、胃痉挛、急慢性胃炎、口腔及消化道溃疡、急慢性肠炎、胰腺炎、腹水膨胀、肠梗阻、痢疾、胃下垂等。对胫腓骨神痛经、坐骨神痛经、小儿麻痹、风湿痹痛、末梢神经炎等都有疗效。

精确 取穴

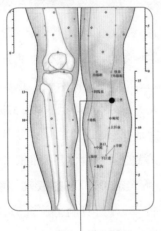

足三里 位于小腿前外侧，当犊鼻穴下3寸，距胫骨前一横指处。

取穴 妙招

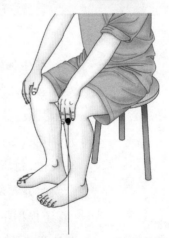

正坐，屈膝90°，手心对髌骨，手指朝下，无名指端处即是。

足三里穴艾灸法

灸 法	灸 量	时间/次数
艾炷直接灸	每次5~7壮	每日1~2次
艾条温和灸	每次半条	每日1次，每日5~20分钟

益气补肾穴 神阙

作用 有温阳固脱、健运脾胃的作用，对小儿泻痢有特效。

主治 能够治疗急慢性肠炎、痢疾、脱肛、子宫脱垂、水肿、中风、中暑、不省人事、肠鸣、腹痛、泻痢不止等疾患。

精 确 取穴

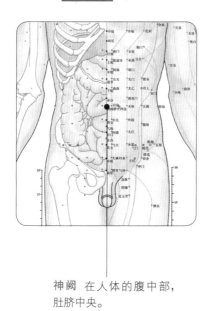

神阙 在人体的腹中部，肚脐中央。

取穴 妙 招

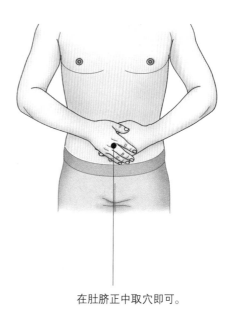

在肚脐正中取穴即可。

神阙穴艾灸法

灸 法	灸 量	时间/次数
艾炷隔盐灸	每次 5～7 壮	每日 1～2 次

第四章 十大艾灸保健穴

培肾固本穴 关元

作用 有培肾固本、调气回阳的作用。

主治 能够治疗阳痿、早泄、月经不调、崩漏、带下、不孕、子宫脱垂、闭经、遗精、遗尿、小便频繁、小便不通、痛经、产后出血、小腹痛、腹泻、腹痛、痢疾、消化不良等症状;对全身衰弱、尿路感染、肾炎、疝气、脱肛、中风、尿道炎、盆腔炎、肠炎、肠粘连、神经衰弱等疾患都有很好的疗效,而且有调理、改善的功用。

精确 取穴

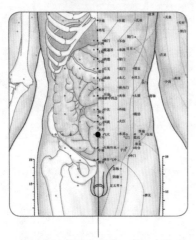

关元 在人体的下腹部,前正中线上,3/5 处。

取穴 妙招

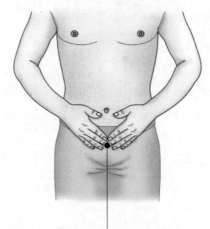

正坐,双手放在小腹上,手掌心朝下,左手中指的指腹所在位置即是。

关元穴艾灸法

灸 法	灸 量	时间/次数
艾炷直接灸	每次 7 ~ 15 壮	每日 1 ~ 2 次
艾条温和灸	每次半条	隔日 1 次,每次 10 ~ 20 分钟

健胃奇穴 中脘

作用 健脾益胃，培补后天。

主治 胃痛、腹痛、腹胀、呕逆、反胃、消化不良、肠鸣、泄泻、便秘、便血、
胁下坚痛、喘息不止、失眠、脏躁、癫痫、胃炎、胃溃疡、胃扩张、
子宫脱垂、荨麻疹、食物中毒。

精确 取穴

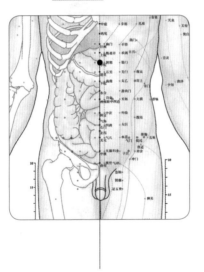

中脘 在上腹部，前正中线
上，当脐中上4寸。

取穴 妙招

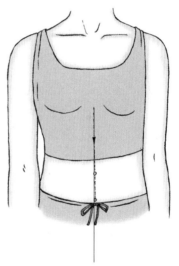

取剑骨突与肚脐的中点即是。

中脘穴艾灸法

灸 法	灸 量	时间/次数
艾条温和灸	每次半条	每日1次或隔日1次，每次10～15分钟

第四章 十大艾灸保健穴

补肾壮阳穴 命门

作用 对肾气不足、精力衰退者有固本培元的作用。

主治 对腰痛、腰扭伤、坐骨神痛经有明显疗效；还能治疗阳痿、遗精、月经不调、头痛、耳鸣，四肢冷等疾患；对小儿遗尿也有疗效。

精确 取穴

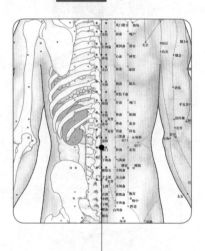

命门 在人体腰部，当后正中线上，第二腰椎棘突下凹陷处。

取穴 妙招

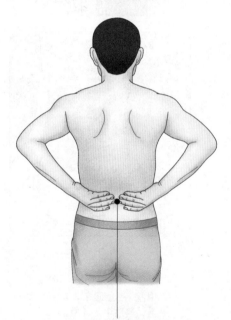

直立，两手伸到腰背后，大拇指在前，四指在后。中指指腹所在位置即是。

命门穴艾灸法

灸 法	灸 量	时间/次数
艾炷隔姜灸	每次3～5壮	每日1次或隔日1次

强身健心穴 涌泉

作用 具有散热生气的作用，能够益肾、清热、开郁。

主治 治疗咽喉肿痛、头痛、目眩、失音、失眠、小便不利、休克、中暑、中风、高血压、癫痫、女子不孕、月经下调、阴痒、阴挺等疾病，还能缓解并治疗神经衰弱、糖尿病、更年期综合征、肾脏疾病。

精确 取穴

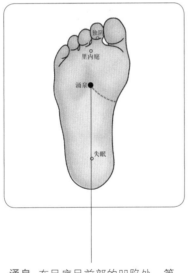

涌泉 在足底足前部的凹陷处，第二、三趾的趾缝纹头端和足跟连线的前1/3处。

取穴 妙招

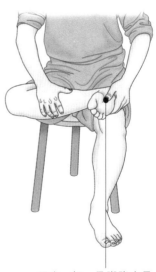

正坐，把一只脚跷在另一只脚的膝盖上，脚掌尽量朝上脚心最凹处即是。

涌泉穴艾灸法

灸　法	灸　量	时间/次数
艾炷直接灸	每次3~7壮	每日1次或隔日1次

第四章 十大艾灸保健穴

89

清脑宁神穴 大椎

作用 有解表通阳、清脑宁神的作用。

主治 能够快速退热，还能够治疗感冒、肩背痛、头痛，咳嗽、气喘、中暑、支气管炎、湿疹、血液病寄生虫、扁桃体炎、尿毒症等。

精确 取穴　　　　　取穴 妙招

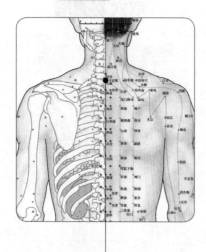

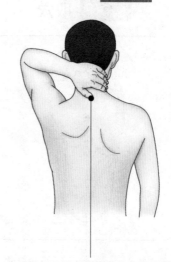

大椎　人体颈部后正中线上，第七颈椎棘突下凹陷中。

头尽量向下低，颈部最凸出处即是。

大椎穴艾灸法

灸　法	灸　量	时间/次数
艾条灸温和灸	每次半条	每日 1 次或隔日 1 次，每次 20 分钟

超简单艾灸消百病全书

清热解毒穴 曲池

作用 有清热解毒、凉血润燥的作用。

主治 此穴对大肠功能障碍、肠炎、肚腹绞痛等，有很好的保健调理效果；缓解皮肤过敏、奇痒难忍、蚊虫叮咬之后的红肿状况；对结膜炎、眼睑炎、荨麻疹、湿疹，牙龈出血、甲状腺肿等疾病有很好的调理保健效果。现代中医临床常用来治疗肩肘关节疼痛、上肢瘫痪、流行性感冒、扁桃体炎、急性胃肠炎等。

精确 取穴

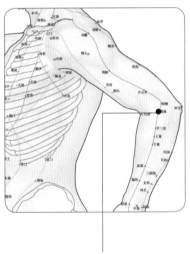

曲池 屈肘成直角，在肘弯横纹外侧尽头筋骨间凹陷处。

取穴 妙招

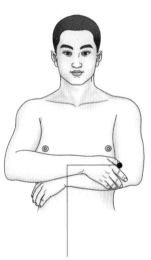

正坐，轻抬左臂与肩高，手肘内屈，大约成直角，将手肘内弯，用另一只手按压此处凹陷即是。

曲池穴艾灸法

灸法	灸量	时间/次数
艾条灸温和灸	每次半条	每日 1 次或隔日 1 次，每次 10 ～ 20 分钟

第四章 十大艾灸保健穴

91

生发阳气穴 气海

作用 具有生发阳气的作用。

主治 腹痛、水肿膨胀、脘腹胀满、水谷不化、大便不通、泻痢不禁、癃淋、遗尿、遗精、阳痿、疝气、月经不调、痛经、闭经、崩漏、带下、阴挺、产后恶露不止、胞衣不下、脏气虚惫、形体羸瘦、四肢乏力、腰痛、食欲不振、夜尿症、儿童发育不良等。

精确 取穴

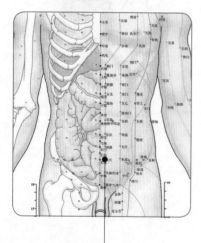

气海 下腹部，前正中线上，脐中下 1.5 寸。

取穴 妙招

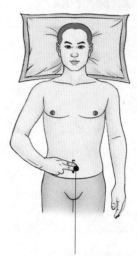

仰卧，食指与中指并拢，将食指横放正中线处，位于肚脐下缘，与之相对中指下缘即是。

气海穴艾灸法

灸 法	灸 量	时间/次数
艾条灸温和灸	每次半条	每日 1 次或隔日 1 次，每次 10 ~ 20 分钟

妇科病杀手 三阴交

作用 此穴是妇科主穴，对妇科疾病很有疗效。

主治 可治疗子宫功能性出血、月经不调，痛经、带下、不孕、崩漏、闭经、子宫脱垂、难产、产后血晕、恶露不行等；还能治疗遗精、遗尿、阳痿等。能够使腹胀、消化不良、食欲不振、肠绞痛、腹泻、失眠、神经衰弱、全身无力、下肢麻痹、神痛经、脚气病、更年期综合征等得到缓解。

精确 取穴

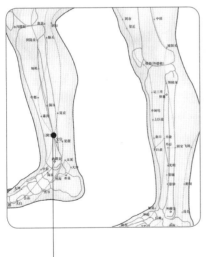

三阴交 在人体小腿内侧，足内踝上缘3指宽，踝尖正上方胫骨边缘凹陷中。

取穴 妙招

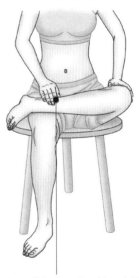

正坐，抬起一只脚，放置在另一条腿上，另一侧手的大拇指除外，其余四指并拢伸直，并将小指置于足内踝上缘处，则食指下，踝尖正上方胫骨边缘凹陷处即是。

三阴交穴艾灸法

灸 法	灸 量	时间/次数
艾条灸温和灸	每次半条	每日1次或隔日1次，每次10～20分钟

第四章 十大艾灸保健穴

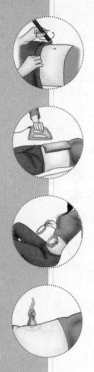

本章看点

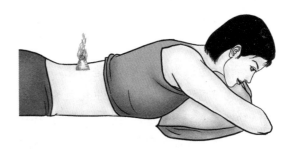

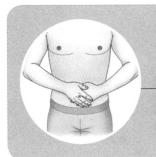

第五章
灸一灸更健康

快节奏的都市生活、巨大的工作压力，让大多数人处在亚健康状态。如何摆脱这种状态呢？简单又快速的方法是——艾灸。本章针对各种人群的不同需要，为读者介绍了调和脾胃、养心安神、预防感冒、调畅情志、健脑益智、补肾强身、眼睛保健、小儿保健、青壮年保健、中老年保健灸等十种灸法。不管你是上班族、退休族还是上学族，总有一种或几种灸法适合你。

28 调和脾胃灸法

脾胃功能正常是气血充足、身体健康的反应；反之则是气血不足，体质虚弱。

中医认为脾胃的功能是消化、吸收、转化人体所需的气血精微，故称之为"后天之本""气血生化之源"。常使用艾灸疗法能增强脾胃的运化功能，调节胃肠道，促进营养物质的消化吸收和新陈代谢，起到养生保健的作用。调和脾胃灸法适用于任何年龄的人，是防病保健的常用方法。

● 艾灸治疗方法

灸法	选穴	灸治时间 / 次数	材料	疗程	主治
艾条悬起灸	脾俞、胃俞、中脘、天枢	10～20分钟，每日或隔日1次	艾条若干	不限	消化不良，食欲不佳，胃胀腹泻
艾炷隔姜灸	脾俞、胃俞、中脘、天枢	1～7壮，每日或隔日1次	大艾炷若干、姜片若干	20～30天	胃寒怕冷，胃肠功能较差

精确取穴

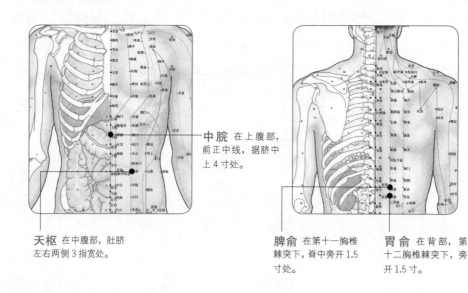

中脘 在上腹部，前正中线，据脐中上4寸处。

天枢 在中腹部，肚脐左右两侧3指宽处。

脾俞 在第十一胸椎棘突下，脊中旁开1.5寸处。

胃俞 在背部，第十二胸椎棘突下，旁开1.5寸。

预防感冒灸法

中医认为：易患感冒、流感、咳嗽气喘等呼吸系统疾病者，是由于肺气不足、抗御外邪侵袭的功能失调而致。

艾灸通过温热刺激和艾叶的药理成分，作用于相关人体穴位，能够增强肺功能，提高机体免疫力，达到防病保健的作用。

● 艾灸治疗方法

	灸法	选穴	灸治时间/次数	材料	疗程	主治
	艾条温和灸	足三里、风门	30～20分钟，每日或隔日1次	艾条若干	消除或减轻感冒症状	消化不良，食欲不佳，胃胀腹泻
	温灸盒灸	大椎、风门、肺俞	每次20～30分钟，隔日或3日1次	艾绒若干	预防感冒	胃寒怕冷，胃肠功能较差

精确取穴

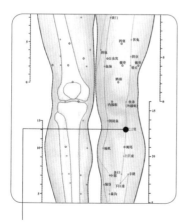

足三里 位于小腿前外侧，当犊鼻穴下3寸，距胫骨前后一横指（中指）处。

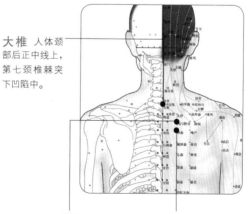

大椎 人体颈部后正中线上，第七颈椎棘突下凹陷中。

风门 在第二胸椎棘突下，旁开1.5寸处。

肺俞 第三胸椎棘突下旁开1.5寸。

养心安神灸法

养心安神灸法是一种治疗阴虚而心神不安的方法。

使用养心安神灸法能活血通脉，补养心肌，改善心脏功能，镇静安神，促进睡眠，使人的血脉充盈，心神气血调和，精力充沛，思维敏捷。这是预防心系疾病，养生保健、延年益寿的常用方法之一。对各种心血管疾病所致的心慌、失眠、健忘也有疗效。

● 艾灸治疗方法

灸法	选穴	灸治时间/次数	材料	疗程	主治
艾条温和灸	内关、心俞、神门、膻中	5～10分钟，每日1次	艾条若干	20～30天，间歇7～10日再灸	心慌、失眠、健忘
艾炷直接灸	心俞、膻中	3～5壮，每周或10日1次	艾炷若干	不限	心慌、失眠、健忘

精确取穴

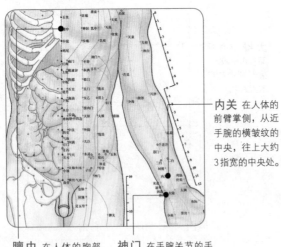

内关 在人体的前臂掌侧，从近手腕的横皱纹的中央，往上大约3指宽的中央处。

膻中 在人体的胸部，人体正中线上，两乳头之间连线的中点。

神门 在手腕关节的手掌一侧，尺侧腕屈肌腱的桡侧凹陷处。

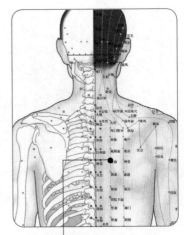

心俞 第五胸椎棘突下，旁开1.5寸处。

调畅情志灸法

所谓"情志"，实际上是指人的精神心理状态。人的情感活动主要与肝的疏泄、藏血等功能有关。

> 心情压抑到一定程度，使心理调节机制不能发挥作用时，就会出现疾病。这时使用艾灸可以调节肝的疏泄功能，提高藏血调气的能力，疏肝解郁，调畅气机，从而保持人体气血流通、心情平和、精神舒畅，起到养肝护肝、调节情志的作用。

● 艾灸治疗方法

灸法	选穴	灸治时间/次数	材料	疗程	主治
艾条悬起灸	阳陵泉、章门、期门、三阴交、支沟、膻中	10 ~ 15分钟，隔日或3日1次	艾条若干	不限	精神紧张、心情抑郁
艾炷直接灸	阳陵泉、章门、期门、三阴交、支沟、膻中	3~5壮，每周2次	艾炷若干	15 ~ 20天	精神紧张、心情抑郁

精确取穴

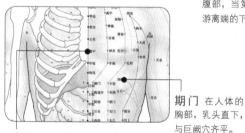

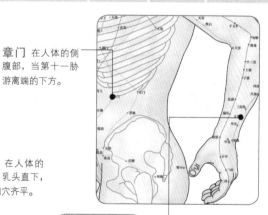

章门 在人体的侧腹部，当第十一肋游离端的下方。

期门 在人体的胸部，乳头直下，与巨阙穴齐平。

膻中 在人体的胸部，人体正中线上，两乳头之间连线的中点。

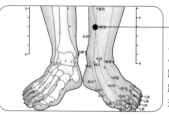

三阴交 在人体小腿内侧，足内踝上缘3指宽，踝尖正上方胫骨边缘凹陷中。

支沟 在前臂背侧，当阳池穴与肘尖的连线上，腕背横纹上3寸。

阳陵泉 在人体膝盖斜下方，小腿外侧的腓骨小头稍前的凹陷中。

③② 健脑益智灸法

健脑益智灸法是通过疏通经络气血，增加大脑血流量，进而有效地提升大脑的功能的治疗方法。

健脑益智灸能振奋精神，消除疲劳，提高大脑的思维和记忆能力。尤其是在紧张的学习工作中采用本法进行自我保健，可保持清醒的头脑、充沛的精力。

● 艾灸治疗方法

	灸法	选穴	灸治时间/次数	材料	疗程	主治
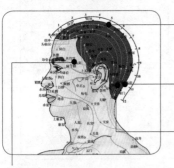	艾条悬起灸	百会、太阳、风池、风府、大椎、合谷、足三里	10～15钟，隔1～2天1次	艾条若干	1～3个月	神经衰弱
	艾炷直接灸	百会、太阳、风池、风府、大椎、合谷、足三里	2～3壮，3日或每周1次	艾炷若干	1～3个月	神经衰弱

精确取穴

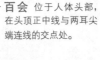

百会 位于人体头部，在头顶正中线与两耳尖端连线的交点处。

风府 位于人体的后颈部，两风池穴连线的中点，颈项窝处。

风池 位于人体的后颈部，后头窝下，两条大筋外缘陷窝中。

大椎 人体颈部后正中线上，第七颈椎棘突下凹陷中。

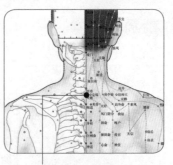

太阳 在耳廓前面，前额两侧，外眼角延长线的上方。

合谷 当拇指和食指伸张时，在第一、二掌骨的中点，稍微偏向食指处。

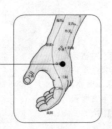

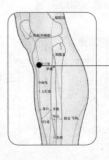

足三里 位于小腿前外侧，当犊鼻穴下3寸，距胫骨前后一横指（中指）处。

超简单艾灸消百病全书

补肾强身灸法

肾是人的先天之本，不仅有主水液代谢的作用，还能主骨、生髓。补肾强身的作用在于滋补肾精肾气，培补元气，补养气血，平衡阴阳，调节内分泌。

补肾强身灸法小儿、中年人、老年人皆可使用。用于小儿能促进身体发育；用于中年人则肾之精气亢盛则精力旺盛，身强体壮；用于老年人能强壮筋骨，防老抗衰，为养生保健的重要方法。对人体的呼吸、消化、心血管、生殖泌尿、神经、内分泌等系统均有调整作用。

● 艾灸治疗方法

	灸法	选穴	灸治时间/次数	材料	疗程	主治
	艾条悬起灸	肾俞、太溪、命门、关元、涌泉、膏肓俞、关元俞	10~20分钟，隔日或3日1次	艾条若干	1~3个月	呼吸、消化、心血管、生殖泌尿、神经、内分泌等系统病症
	艾炷直接灸	肾俞、太溪、命门、关元、涌泉、膏肓俞、关元俞	2~3壮，每周或10日1次	小艾炷若干	1~3个月	精神紧张、心情抑郁

精确取穴

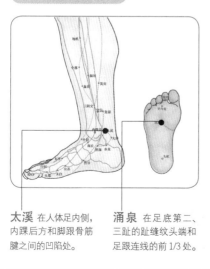

太溪 在人体足内侧，内踝后方和脚跟骨筋腱之间的凹陷处。

涌泉 在足底第二、三趾的趾缝纹头端和足跟连线的前1/3处。

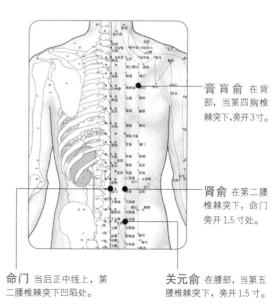

膏肓俞 在背部，当第四胸椎棘突下，旁开3寸。

肾俞 在第二腰椎棘突下，命门旁开1.5寸处。

命门 当后正中线上，第二腰椎棘突下凹陷处。

关元俞 在腰部，当第五腰椎棘突下，旁开1.5寸。

34 眼睛保健灸法

眼睛，被人喻为"心灵的窗户"。它是五官之首，是人的重要器官，对于人们的工作、学习和生活均至关重要。明目保健措施多以养肝肾之阴、补心肝血分、平肝潜阳、泻降肝火为主。

> 眼睛保健灸重在疏通眼部的经脉气血，保护眼睛，恢复视力，养血明目，亦能防治多种眼疾，任何年龄均可使用。

● 艾灸治疗方法

灸法	选穴	灸治时间/次数	材料	疗程	主治
艾条悬起灸	曲池、肝俞、合谷	10分钟，每周1~2次	艾条若干	不限	眼疾
艾炷直接灸	曲池、肝俞、合谷	2~3壮，隔2~3日1次	艾炷若干	不限	眼疾

精确取穴

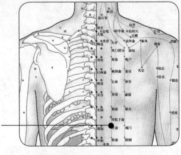

肝俞 在背部，当第九胸椎棘突下，旁开1.5寸。

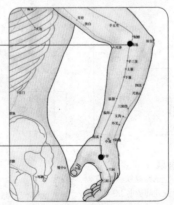

曲池 屈肘成直角，在肘弯横纹尽头筋骨间凹陷处。

合谷 当拇指和食指伸张时，在第一、二掌骨的中点，稍微偏向食指处。

小儿保健灸法

小儿处在生长发育过程中，许多脏腑的功能还不够健全，中医称之为脏腑娇嫩，形气未充。因此，可通过外部方式增强体质。

使用小儿保健灸可以强身保健、健脾和胃、补肺益气、健脑益智。同时促进儿童机体发育。

● 艾灸治疗方法

	灸法	选穴	灸治时间/次数	材料	疗程	主治
	艾条悬起灸	身柱、天枢、中脘、脾俞、风门、肺俞、大椎	5～10分钟，每周1次或每月1～2次	艾炷若干	3～12个月	营养不良、体弱多病
	艾炷直接灸	身柱、天枢、中脘、脾俞、风门、肺俞、大椎	1～2壮，每月1～2次	小艾炷若干	3～12个月	营养不良、体弱多病
	艾炷隔盐灸	神阙	3～10壮，隔日或每周1次	艾炷若干，盐若干	3～12个月	营养不良、体弱多病

精确取穴

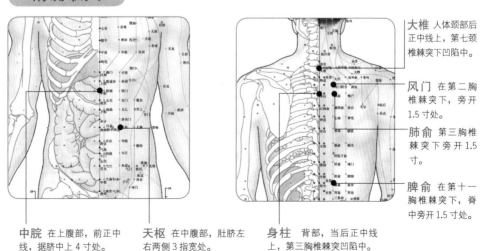

中脘 在上腹部，前正中线上，据脐中上4寸处。

天枢 在中腹部，肚脐左右两侧3指宽处。

身柱 背部，当后正中线上，第三胸椎棘突凹陷中。

大椎 人体颈部后正中线上，第七颈椎棘突下凹陷中。

风门 在第二胸椎棘突下，旁开1.5寸处。

肺俞 第三胸椎棘突下旁开1.5寸。

脾俞 在第十一胸椎棘突下，脊中旁开1.5寸处。

㊱ 青壮年保健灸法

青壮年一般指 18 ~ 39 岁的人群。这类人群机体发育成熟，是最富有活力的一类人群，也是最需要保健的人群。

> 在青壮年时期坚持保健灸，可通调气血，滋补阴精，增强体质，延缓衰老，使人气血旺盛、精力充沛、筋骨坚实、肌肉丰满、延年益寿。同时，还能缓解工作压力。

● 艾灸治疗方法

	灸法	选穴	灸治时间/次数	材料	疗程	主治
	艾条温和灸	关元、肾俞、三阴交、风门、肺俞	5 ~ 7 壮，隔日或 3 日 1 灸	艾条若干	1 个月	增强体质，缓解压力
	温灸器灸	关元、肾俞	20 ~ 30 分钟，2 ~ 3 日 1 次	艾绒若干	1 ~ 3 个月	增强体质，缓解压力
	艾炷隔姜灸	关元、肾俞、三阴交、风门、肺俞	5 ~ 7 壮，隔日 1 次	艾炷若干	1 ~ 3 个月	脾肾不足，形体虚寒

精确取穴

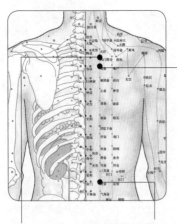

肺俞 第三胸椎棘突下旁开 1.5 寸。

风门 在第二胸椎棘突下，旁开 1.5 寸处。

肾俞 在第二腰椎棘突下，命门旁开 1.5 寸处。

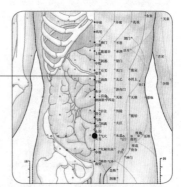

关元 在人体的下腹部，前正中线上，从肚脐往下 3/5 处。

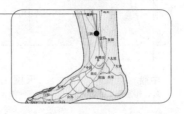

三阴交 在人体小腿内侧，足内踝上缘 3 指宽，踝尖正上方胫骨边缘凹陷中。

中老年保健灸法

中老年人包括中年人和老年人。一般指男子 35 岁之后、女子 30 岁之后，到生命结束的这一阶段。这一阶段人体功能逐步走向衰退，加强保健十分重要。

艾灸有滋补肝肾、益气壮阳、行气活血、舒通经络的作用，能调节血压，降低血脂，增强脏腑功能，防病保健，延续衰老，是中老年人防病治病、延年益寿的常用之法。还能预防和治疗中风。

● 艾灸治疗方法

灸法	选穴	灸治时间/次数	材料	疗程	主治
艾条悬起灸	气海、肺俞、风门、大椎、肾俞、关元	10～20分钟，每日或隔日1次	艾条若干	常年	能调节血压、预防和治疗中风
艾炷隔姜灸	气海、肺俞、风门、大椎、肾俞、关元	5～7壮，隔日或每周1次	大艾炷若干	不限	脾肾虚寒

精确取穴

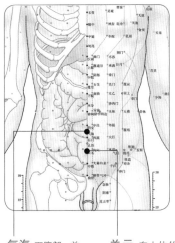

气海 下腹部，前正中线上，脐中下1.5寸。

关元 在人体的下腹部，前正中线上，从肚脐往下3/5处。

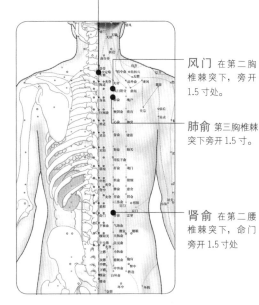

大椎 人体颈部后正中线上，第七颈椎棘突下凹陷中。

风门 在第二胸椎棘突下，旁开1.5寸处。

肺俞 第三胸椎棘突下旁开1.5寸。

肾俞 在第二腰椎棘突下，命门旁开1.5寸处

本章看点

- **失眠** 必灸主穴：心俞、脾俞、足三里
- **感冒** 必灸主穴：风池、大椎、曲池、肺俞
- **晕厥** 必灸主穴：人中、神阙、气海
- **中暑** 必灸主穴：大椎、曲池、足三里、神阙、关元
- **咳嗽** 必灸主穴：肺俞、大椎、肾俞、丰隆
- **呕吐** 必灸主穴：足三里、中脘、脾俞
- **腹泻** 必灸主穴：大肠俞、神阙、足三里、天枢
- **便秘** 必灸主穴：大肠俞、支沟、关元、上巨虚
- **腹痛** 必灸主穴：神阙、关元、天枢
- **头痛** 必灸主穴：太阳、头维、风池、风门
- **腰腿痛** 必灸主穴：肾俞、腰阳关、委中、阳陵泉、太溪
- **痔疮** 必灸主穴：次髎、长强、承山
- **心悸** 必灸主穴：心俞、内关、神门、三阴交
- **眩晕** 必灸主穴：风池、百会、肝俞、足三里、涌泉
- **呃逆** 必灸主穴：内关、中脘、膻中、天枢、气海、足三里

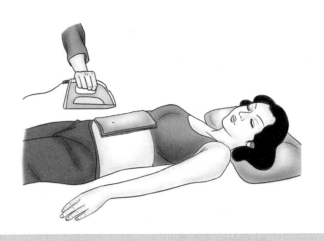

第六章
灸一灸小病除

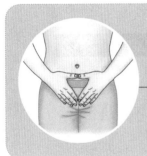

感冒、发热,头痛、腹痛这些小毛病虽不算大病,但是发作起来真要命。去医院要排长队,不去医院就会影响工作、生活,该怎么办?学会艾灸疗法,生了小病不用愁。本章介绍了失眠、感冒、晕厥、中暑、咳嗽、呕吐、腹泻、便秘、头痛、腰腿痛、痔疮、心悸、眩晕、呃逆等14种常见病症。根据不同病症的不同症状,提供了多种施灸方法,读者可以针对自己的症状进行治疗。

失眠

失眠是指经常性睡眠减少，或不能入睡，或睡后易醒，醒后再不能入睡，甚至彻夜不眠的一种病症，古称"不寐""目不瞑""不得卧""不得眠"等。

造成失眠的原因很多，如环境的改变，焦虑、烦躁不安、情绪低落、心情不愉快、生活的打击、工作与学习的压力，还有服用药物和其他物质引起的失眠。有的人对睡眠的期望过高，这种对睡眠的过分迷信，增加了睡眠的压力，也容易引起失眠。

● 对症施灸

● 心脾不足引起的失眠

夜寐虚烦难眠，或睡中多梦易醒，醒后更难入睡，伴心悸气短，头晕耳鸣，神疲健忘，饮食不香，面色无华。

	灸法	选穴	灸治时间／次数	疗程	材料	主治
	艾炷隔姜灸	心俞、脾俞、膈俞、神门、足三里	3～5壮，每晚1次	7次	艾炷若干，姜片若干	心脾不足引起的失眠
	艾条温和灸	心俞、脾俞、膈俞、神门、足三里	10～15分钟，每晚1次	7次	艾条若干	心脾不足引起的失眠

● 心肾不交引起的失眠

心烦不寐、入睡困难，多梦易醒，心悸善惊，头晕耳鸣，烦热盗汗，手足心热，口干津少，口舌生疮，神疲健忘，腰酸腿软。

	灸法	选穴	灸治时间／次数	疗程	材料	主治
	艾炷隔芹菜根灸	心俞、肾俞、志室、大陵、神门、太溪、然谷、涌泉	3～5壮，每晚1次	7次	艾炷若干，鲜芹菜根薄片若干	心肾不交引起的失眠

● 心胆气虚引起的失眠

心神不安，胆怯惊恐，遇事易惊，夜烦不眠，睡中多梦易惊醒，伴心悸气短。

	灸法	选穴	灸治时间／次数	疗程	材料	主治
	珍珠层粉敷灸	神阙	每晚1次	7次	取珍珠层粉、丹参粉、硫黄、冰片各等量	心胆气虚引起的失眠

艾灸疗法主穴与配穴

精确取穴

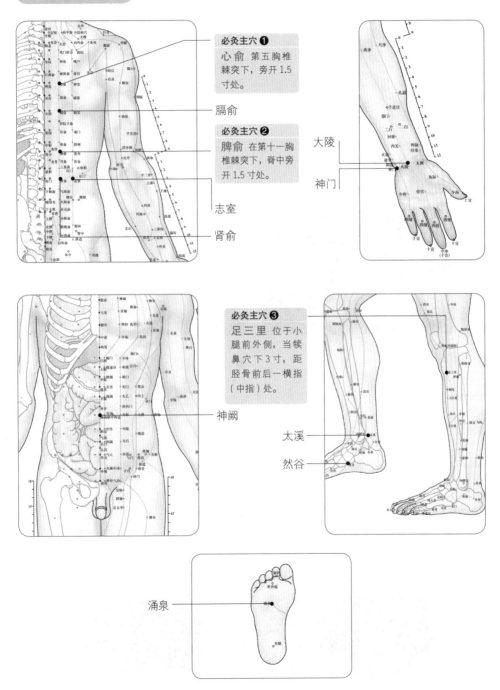

必灸主穴❶

心俞 第五胸椎棘突下，旁开1.5寸处。

膈俞

必灸主穴❷

脾俞 在第十一胸椎棘突下，脊中旁开1.5寸处。

志室

肾俞

大陵

神门

必灸主穴❸

足三里 位于小腿前外侧，当犊鼻穴下3寸，距胫骨前后一横指（中指）处。

神阙

太溪

然谷

涌泉

38

失眠的对症药膳

◉ 天麻鸡肉饭

材料：

天麻 5 克，蓬莱米 100 克，鸡肉 25 克，竹笋、胡萝卜各 50 克

做法：

①将鸡肉、竹笋、胡萝卜切成粒。

②将蓬莱米、天麻、鸡肉、竹笋、胡萝卜洗净放入有水的砂锅内。

③以小火煨煮，煮成稠饭即可。

功效：

本药膳有健脑强身、镇静安眠的功效，可治疗顽固性失眠、头晕、眼花、多梦等病症。天麻可治晕眩眼黑、头风头痛、肢体麻木等病症。

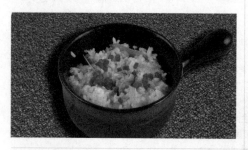

◉ 当归炖猪心

材料：

党参 20 克，当归 15 克，新鲜猪心 1 个，葱、姜、蒜、盐、料酒各适量

做法：

①将猪心剖开，洗净，将猪心里的血水、血块去除干净。

②将党参、当归洗净，再一起放入猪心内，可用竹签固定。

③在猪心上再铺上葱、姜、蒜、料酒，再将猪心放入锅中，隔水炖熟，去除药渣，再加盐调味即可。

功效：

本药膳具有安神定惊、养心补血的功效，可用于治疗心虚失眠、惊悸、自汗、精神恍惚等症。

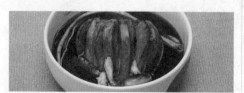

◉ 莲子安神汤

材料：

猪心 1 只，莲子 200 克，茯神 25 克，葱、盐各适量

做法：

①猪心余烫去血水，捞起，再放入清水中处理干净；葱切段。

②莲子、茯神洗净入锅，加 4 碗水熬汤，以大火煮开后转小火约煮 20 分钟。

③猪心切片，放入做好的材料煮滚后加葱、盐，即可起锅。

功效：

莲子养心安神、补脾止泻，茯神健脾宁心，对心脾两虚、失眠多梦、便稀腹泻者有很好的疗效。

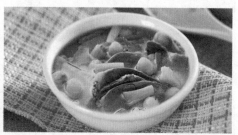

◉ 荞麦桂圆红枣粥

材料：

桂圆 50 克，红枣 30 克，荞麦 100 克，白糖 30 克

做法：

①荞麦洗净，泡发；桂圆去壳备用；红枣洗净、盛碗泡发。

②将砂锅洗净，锅中放水烧开，放入荞麦、桂圆、红枣，先用大火煮开，转小火煲 40 分钟。

③起锅前调入白糖，搅拌均匀即可食用。

功效：

本药膳具有良好的滋养补益作用。可用于心脾虚损、气血不足所致的失眠、健忘、惊悸、眩晕等症。特别对于耗伤心脾气血的人，更为有效。荞麦还有健脾益气、开胃宽肠、消食化滞的功效。

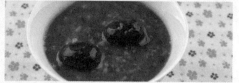

● 党参桂圆膏

材料：

党参 250 克，沙参 125 克，桂圆肉 120 克，蜂蜜适量

做法：

①以适量水浸泡党参、沙参、桂圆肉，然后加热、熬熟。

②每 20 分钟取煎液一次，加水再煮，共取煎液 3 次，最后需合并煎液，再以小火煎熬浓缩。

③至黏稠如膏时，加蜂蜜，煮沸停火，待冷却装瓶，平时服用。

功效：

本药膳可以滋补强体，补心安神，养血壮阳，益脾开胃。其中桂圆可以治疗神经衰弱、更年期女性失眠健忘、心烦出汗等症状；党参可以治虚劳内伤、肠胃中冷、滑泻久痢、气喘烦渴、发热自汗等症状。

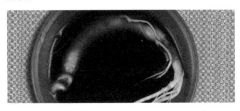

● 黄花菜炒牛肉

材料：

瘦牛肉 250 克，干黄花菜 30 克，红、黄甜椒各 50 克，蚝油、淀粉、白糖、油、白胡椒粉各适量

做法：

①牛肉切条，以调味料腌渍 30 分钟入味，黄花菜泡洗干净；红、黄甜椒去子后切成长条备用。

②起油锅，放入牛肉炒 2 分钟，取出备用。

③将黄花菜、甜椒及调料放入原油锅拌炒熟，再放入牛肉炒至熟即可。

功效：

黄花菜富含多种生物活性物质，能够有效镇静情绪、安神定制，缓解忧郁、失眠症状。

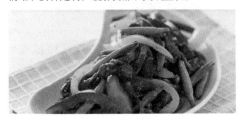

● 灵芝炖猪尾

材料：

灵芝 5 克，陈皮 3 克，猪尾 1 条，鸡 200 克，猪瘦肉 50 克，鸡汤 1000 毫升，生姜、葱、料酒、白糖、盐各适量

做法：

①将猪尾洗净剁成段；猪瘦肉切成块；鸡切块；灵芝洗净切成细丝。

②锅中加水，放入猪尾段、猪瘦肉、鸡块余烫去除血水。

③将鸡汤倒入锅内，煮沸后加入猪尾、猪瘦肉、鸡块、灵芝，炖熟后加调味料即可。

功效：

本道药膳具有补气养心、安神、安眠和美颜等功效，适宜中年妇女长期食用。猪尾能补肝肾，强腰膝，其胶质丰富，含钙较多，常服可治产后妇女的腰酸背痛及风湿腰痛。

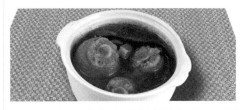

● 柏子仁大米羹

材料：

柏子仁适量，大米 80 克，盐适量

做法：

①大米泡发洗净；柏子仁洗净。

②锅置火上，倒入清水，放入大米，以大火煮至米粒开花。

③加入柏子仁，以小火煮至呈浓稠状，调入盐拌匀即可。

功效：

本品具有养心安神、解郁助眠的作用，可缓解抑郁症患者失眠多梦、心慌心悸、忧郁、焦虑、食欲不振等症状。

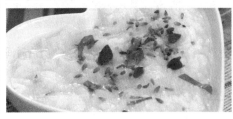

38

感冒

感冒是一种自愈性疾病，总体上分为普通感冒和流行感冒。普通感冒，中医称"伤风"。流行性感冒，简称流感，中医称"时行感冒"。

普通感冒的发生主要由于体虚，抗病能力减弱，当气候剧变时，人体内外功能不能适应，邪气乘虚由皮毛、口鼻而入所引起的。一般病程3～7日。流行性感冒，是由流感病毒引起的急性呼吸道传染病。病毒存在于患者的呼吸道中，在患者咳嗽、打喷嚏时经飞沫传染给别人。

● 对症施灸

● 风寒感冒

鼻塞声重或鼻痒喷嚏，鼻涕清稀，咽痒咳嗽，痰液稀薄，严重时会伴有发热恶寒，头痛无汗，肢体酸痛。

灸法	选穴	灸治时间／次数	材料	主治
艾炷隔姜灸	风池、风门、肺俞、列缺、合谷	5～7壮，每日1～2次	艾炷若干、姜片若干	风寒感冒
艾条温和灸	风池、风门、肺俞、列缺、合谷	20～30分钟，每日1～2次	艾条若干	风寒感冒

● 风热感冒

发热微恶寒，头痛汗出，涕浊，咳痰黄稠，口干欲饮，咽喉红肿疼痛。

灸法	选穴	灸治时间／次数	材料	主治
艾条温和灸	风池、大椎、曲池、外关	3～5分钟，每日1～2次	艾条若干	风热感冒

● 气虚感冒

发热恶寒，汗出、肢体酸楚，倦怠乏力。

灸法	选穴	灸治时间／次数	材料	主治
艾条温和灸	大椎、曲池、气海、足三里	15～30分钟，每日1次	艾条若干	气虚感冒 流行性感冒 与风热感冒重证类同

艾灸疗法主穴与配穴

精确取穴

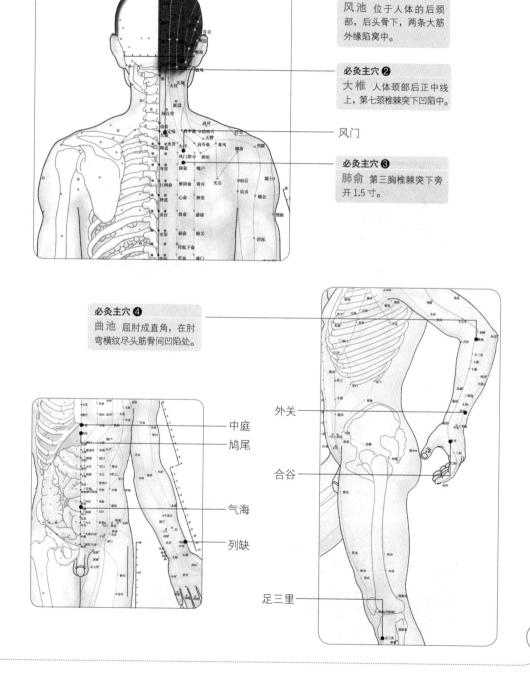

必灸主穴❶
风池 位于人体的后颈部，后头骨下，两条大筋外缘陷窝中。

必灸主穴❷
大椎 人体颈部后正中线上，第七颈椎棘突下凹陷中。

风门

必灸主穴❸
肺俞 第三胸椎棘突下旁开1.5寸。

必灸主穴❹
曲池 屈肘成直角，在肘弯横纹尽头筋骨间凹陷处。

中庭
鸠尾
气海
列缺

外关
合谷
足三里

39

113

感冒的对症药膳

● 白芷芫荽鱼头汤

材料：

鲩鱼头1个，川芎5克，芫荽4克，白芷1克，生姜5片，盐适量

做法：

①将鱼头洗净，去鳃和内脏，起油锅，下鱼头煎至微黄，取出备用；川芎、白芷、芫荽洗净。

②把川芎、白芷、生姜、芫荽、鱼头一起放入炖锅内，加适量开水，炖锅加盖，小火隔水炖2个小时。

③最后加入盐调味即可。

功效：

本品具有发散风寒、祛风止痛的功效，适合风寒感冒的患者食用。

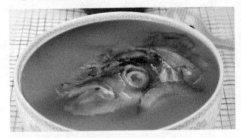

● 苦瓜排骨汤

材料：

排骨100克，苦瓜200克，麻黄10克，盐适量

做法：

① 将苦瓜洗净、去瓤，切成块；麻黄洗净；猪排骨洗净。

②把排骨、苦瓜、麻黄一同放入锅内，加适量清水，大火煮沸后改为小火煮1个小时。

③最后加入盐调味即可。

功效：

本品具有发汗祛邪、宣肺止咳的功效。适合感冒汗出不畅、咳嗽痰多、鼻塞流涕的患者食用。

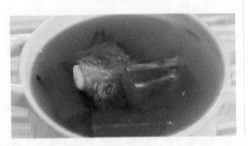

● 菊豆枸杞汤

材料：

菊花10克，绿豆30克，枸杞子20克，红糖适量

做法：

①将绿豆洗净，用清水浸约半小时；枸杞子、菊花洗净。

②把绿豆放入锅内，加适量清水，大火煮沸后，小火煮至绿豆开花。

③然后加入菊花、枸杞子，再煮20分钟，加入红糖调味即可。

功效：

本品具有疏风散热、泻火利尿的功效，适合风热感冒、目赤肿痛、口渴喜饮、小便发黄的患者食用。

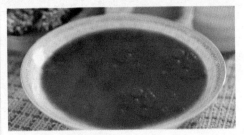

● 石膏退热粥

材料：

生石膏50克，葛根25克，淡豆豉2克，麻黄2克，桑叶5克，粳米100克，生姜3片

做法：

①将生石膏、葛根、淡豆豉、麻黄、生姜片、桑叶等洗净。

②将生石膏、葛根、淡豆豉、麻黄、生姜片、桑叶放进锅中，加入清水煎煮取汁去渣。

③将洗净的粳米加清水煮沸后，加入药汁煮成粥。

功效：

本品具有解表、发汗、清热的作用，适合感冒、发热、头痛、口渴咽干的患者食用。

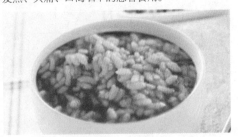

超简单艾灸消百病全书

● 白扁豆山药粥

材料：

白扁豆 30 克，山药 50 克，粳米 100 克，冰糖适量

做法：

①锅中放入洗净的粳米、白扁豆，加水 1000 毫升，用大火烧开。

②再将山药洗净放入，转小火慢煮成粥。

③最后下入冰糖调匀即可。

功效：

解表祛湿、和中健脾。适合夏季暑湿感冒的患者食用，症见头痛、食欲不振、呕吐或伴腹泻等。

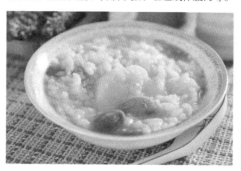

● 川芎白芷鱼头汤

材料：

川芎、白芷各 10 克，生姜 5 片，鱼头 1 个，盐、油各适量

做法：

①将鱼头洗净，去鳃，起油锅，下鱼头煎至微黄，取出备用；川芎、白芷、生姜洗净。

②把川芎、白芷、生姜、鱼头一起放入炖锅内，加适量开水，炖锅加盖，小火隔水炖 2 个小时。

③以盐调味即可。

功效：

本品具有散寒解表、舒筋止痛的功效，用于流感属风寒型者，症状有恶寒发热、无汗、头痛身重、咳嗽吐白痰、小便清等。

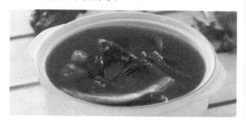

● 板蓝根丝瓜汤

材料：

板蓝根 20 克，丝瓜 250 克，盐适量

做法：

①将板蓝根洗净；丝瓜洗净，连皮切片，备用。

②砂锅内加水适量，放入板蓝根、丝瓜片。

③大火烧沸，再改用小火煮 15 分钟至熟，去渣，加入盐调味即可。

功效：

本品具有清热解毒、泻火明目的功效，可用于流感、流行性结膜炎、粉刺、痱子等病症。

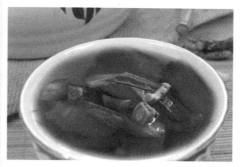

● 蒜蓉马齿苋

材料：

马齿苋 400 克，大蒜 10 克，盐、味精、油各适量

做法：

①马齿苋洗净；大蒜洗净去皮，剁成蓉。

②将洗干净的马齿苋下入沸水中稍余，捞出沥干水分，备用。

③锅中加油烧至九成热时，下入蒜蓉爆香，再下入马齿苋快速翻炒，出锅时，加盐、味精炒匀即可出锅。

功效：

马齿苋和大蒜均有杀菌抗病毒的作用，常食可预防流行性感冒。

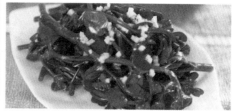

晕厥

晕厥是大脑一时性缺血、缺氧引起的短暂的意识丧失的现象。中医称"薄厥""郁冒""昏晕""昏厥""昏仆"等。

急性脑缺血是引起晕厥的主要原因，可能与血压急剧下降、心排出量骤减或脑动脉本身疾患有关。中医认为，晕厥多由外邪侵袭、七情内伤、饮食劳倦、剧烈疼痛、痰饮内状、淤血阻滞等引起气机一时逆乱，升降失司，阴阳不相顺接，致十二经脉的气血不能正常循环而发生。

● 对症施灸

● 实证晕厥

向来身体强壮者，突然发生晕厥，出现气壅息粗、喉间痰鸣、牙关紧闭的症状，为实证晕厥。

灸法		选穴	灸治时间／次数	材料	主治
	艾炷直接灸	百会、人中、膻中、大陵、十二井	5～10壮	艾炷若干	实证晕厥
	艾炷隔盐灸	神阙	5～10壮	盐若干、艾炷若干	实证晕厥

● 虚证晕厥

久病体虚之人忽然晕倒，并表现出气息微弱、口开目合、自汗肤冷的症状，为虚证晕厥。

灸法		选穴	灸治时间／次数	材料	主治
	艾炷直接灸	百会、气海、关元、足三里、太溪	不计壮数，灸至患者苏醒	艾炷若干	虚证晕厥
	艾炷隔蒜灸	神阙	5～10壮	盐和蒜片若干，艾炷若干	虚证晕厥
	艾条温和灸	百会、气海、关元、足三里、太溪	10～20分钟	艾条若干	虚证晕厥

艾灸疗法主穴与配穴

精确取穴

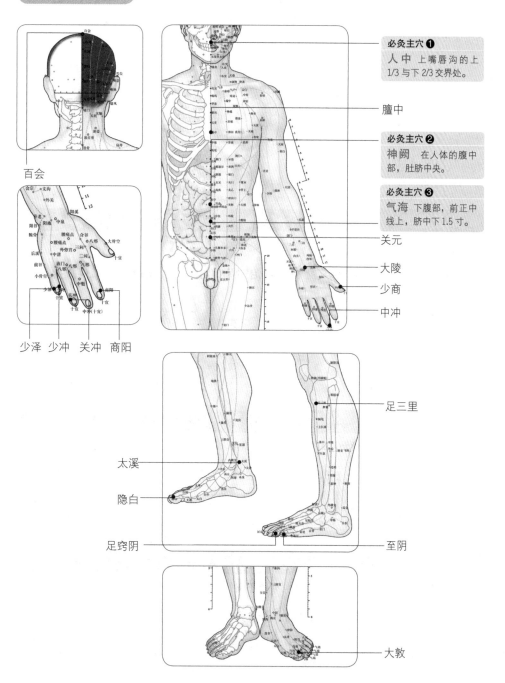

百会

少泽　少冲　关冲　商阳

必灸主穴 ❶
人中　上嘴唇沟的上
1/3 与下 2/3 交界处。

膻中

必灸主穴 ❷
神阙　在人体的腹中
部，肚脐中央。

必灸主穴 ❸
气海　下腹部，前正中
线上，脐中下 1.5 寸。

关元

大陵

少商

中冲

足三里

太溪

隐白

足窍阴

至阴

大敦

40

中暑

中暑是因高温或烈日暴晒引起人体体温调节功能紊乱，从而导致的一种急性疾病。古称"中热""中暍"，轻者称"发痧""伤暑"。炎夏季节在烈日、高热辐射、高湿度和风速较小的环境中停留时间较长或从事体力劳动，如果防暑措施做得不好，就可能导致中暑发生。

人体 2/3 余热通过出汗蒸发排泄，当气温在 35～39℃时，周围环境潮湿，汗液不易蒸发，就会引发中暑。中医认为：夏日天气炎热，气温增高，正气亏虚，若不能适应外界气温的变化，或在烈日下劳动时间过长，感受炎暑或暑湿秽浊之气，致暑热郁蒸，正气耗损，甚则清窍被蒙，经络之气厥逆不通，出现神昏痉厥。如津气耗散过甚，会造成虚脱致死。

● 对症施灸

● 阳证重度中暑

发热汗出，兼见烦躁，口渴多饮，小便短赤。

灸法	选穴	灸治时间／次数	材料	主治
艾炷着肤灸	大椎、曲池、合谷、内关、足三里	3～5壮，每日1～2次	艾炷若干	阳证重度中暑
艾炷隔盐灸	神阙	5～7壮，每日1～2次	盐若干、艾炷若干	阳证重度中暑

● 阴证重度中暑

发热汗出，兼见精神衰惫，四肢困倦，胸闷气短，不思饮食。

灸法	选穴	灸治时间／次数	材料	主治
艾炷着肤灸	肾俞、气海、关元、阴郄、太渊	3～5壮，每日1～2次	艾炷若干	阴证重度中暑

● 中暑脱证

身热大汗不止，继则厥逆，冷汗自出，烦躁不安，面色苍白，呼吸浅促，甚至昏迷，不省人事。

灸法	选穴	灸治时间／次数	材料	主治
艾炷隔盐灸	神阙	壮数不拘，以苏醒为度	盐若干、艾炷若干	中暑脱证

艾灸疗法主穴与配穴

精确取穴

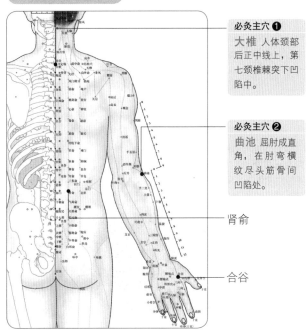

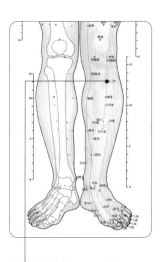

必灸主穴❶
大椎 人体颈部后正中线上，第七颈椎棘突下凹陷中。

必灸主穴❷
曲池 屈肘成直角，在肘弯横纹尽头筋骨间凹陷处。

肾俞

合谷

必灸主穴❸
足三里 位于小腿前外侧，当犊鼻穴下3寸，距胫骨前后一横指（中指）处。

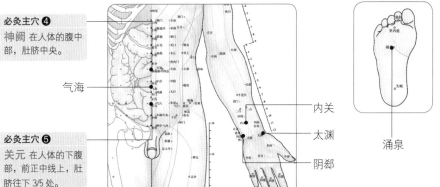

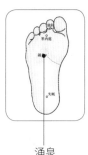

必灸主穴❹
神阙 在人体的腹中部，肚脐中央。

气海

必灸主穴❺
关元 在人体的下腹部，前正中线上，肚脐往下3/5处。

内关
太渊
阴郄

涌泉

健康贴士

（1）发现自己和其他人有先兆中暑和轻症中暑表现时，首先要做的是迅速撤离引起中暑的高温环境，选择阴凉通风的地方休息。

（2）多饮用一些含盐分的清凉饮料，还可以在额部、颞部涂抹清凉油、风油精等。

第六章 灸一灸小病除

41

119

中暑的对症药膳

● 陈皮绿豆汤

材料：

陈皮 5 克、绿豆 30 克、绿茶包 1 袋、白糖 10 克

做法：

①将陈皮洗净，切成小块；绿豆洗净，浸泡 2 个小时。

②砂锅洗净，将绿茶与陈皮放入，先加水 800 毫升，滚后小火再煮 5 分钟，滤渣取汤。

③在汤内加入泡软的绿豆与少许白糖，续煮 10 分钟，滤出汤即可饮用。剩余的绿豆可留待以后进食。

功效：

本药膳具有利尿下气、清热解暑的功效，还能起到排清体内毒素的作用，能润皮肤、降血压和降血脂、防止动脉粥样硬化等，对热肿、消渴、痛疽、痘毒、斑疹等也有一定的疗效。

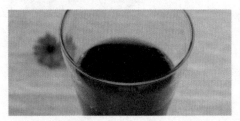

● 荷叶鲜藕茶

材料：

荷叶 1/2 片，鲜藕 150 克，冰糖、清水适量

做法：

①将买来的鲜藕、荷叶洗净，荷叶余烫去涩，鲜藕削皮、切片。

②将鲜藕、荷叶放入锅中，加水至盖过材料，用大火烧开，搅拌均匀，以大火煮开转小火，煮约 20 分钟。加冰糖调味即可。

功效：

本药膳能凉血清热、消暑解热。具有降脂、排毒养颜、滋肝润肺等多种功效。适用于热病烦渴、小便热痛、暑热头晕、中暑恶心、呕吐反胃等。经常饮用还能清理肠胃、消脂瘦身，是女性减肥的好选择。

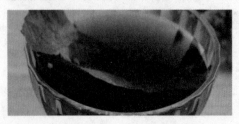

● 冬瓜薏苡仁鸭

材料：

薏苡仁 20 克，枸杞子 10 克，鸭肉 500 克，冬瓜、油、蒜、米酒、高汤各适量

做法：

①将鸭肉、冬瓜切块。

②在砂锅中放油、蒜等调味料，和鸭肉一起翻炒，再放入米酒和高汤。

③煮开后放入薏苡仁，用大火煮 1 个小时，再放入冬瓜，小火煮熟后食用。

功效：

此汤中三味材料都有清热解暑的功效，其中冬瓜清热解暑，薏苡仁美白养颜，鸭肉清润滋补，而且汤水清甜可口，因此是夏季消除暑热的首选。

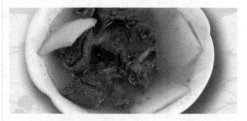

● 绿豆薏苡仁粥

材料：

薏苡仁 10 克，绿豆 10 克，低脂奶粉 25 克

做法：

①先将绿豆与薏苡仁洗净、泡水，大约 2 个小时即可泡发。

②砂锅洗净，将绿豆与薏苡仁加入水中滚煮，水煮开后转小火，将绿豆煮至熟透，汤汁呈黏稠状。

③滤出绿豆、薏苡仁中的水，加入低脂奶粉搅拌均匀后，再倒入绿豆牛奶中。

功效：

绿豆及薏苡仁都有消暑利尿、改善水肿的效果。绿豆还有解毒的效果，使体内毒素尽快排出。夏天常饮此汤可以很好起到清热消暑的作用。

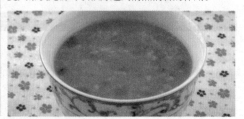

● 车前草红枣汤

材料：

车前草（干）50克，红枣15颗，冰糖2小匙

做法：

①将红枣洗净、泡发，备用；车前草洗净，备用。

②砂锅洗净，倒入1000毫升的清水，以大火煮开后，放入车前草，大火改为小火，慢熬40分钟。

③待熬出药味后，加入红枣，待其裂开后，加冰糖，搅拌均匀后，即可。

功效：

本汤能补气血、安神、健脾胃、清肝明目、清热解毒。车前草可清热利尿，祛痰止咳，清肝明目。与红枣配伍，相得益彰，可以起到清热利尿、滋阴益肾的作用。

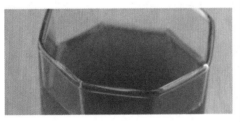

● 百合绿豆凉薯汤

材料：

百合(干)150克，绿豆300克，凉薯1个，瘦肉1块，盐、味精、鸡精各适量

做法：

①百合泡发；瘦肉洗净，切成块。

②凉薯洗净，去皮，切成大块。

③将所有原材料放入煲中，以大火煲开，转用小火煲15分钟，加入调味料调味即可。

功效：

此品具有清火、润肺、安神的功效。

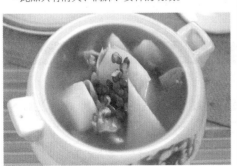

● 板蓝根西瓜汁

材料：

板蓝根8克，山豆根8克，甘草5克，西瓜300克、白糖2小匙

做法：

①将药材洗净，沥水，备用。

②全部药材与清水150毫升置入锅中，以小火加热至沸腾，约1分钟后关火，滤取药汁降温备用。

③西瓜去皮，切小块，放入果汁机内，加入晾凉的药汁和果糖，搅拌均匀倒入杯中，即可饮用。

功效：

本饮品能清热解暑、除烦止渴、通利小便，可治暑热烦渴、热盛伤津、小便不利以及咽喉肿痛、口疮等症状。

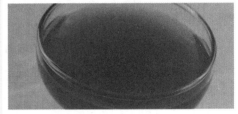

● 金银花饮

材料：

金银花20克，山楂10克，蜂蜜250克

做法：

①将金银花、山楂放入锅内，加适量水。

②置急火上烧沸，5分钟后取药液一次，再加水煎熬一次，取汁。

③将两次药液合并，稍冷却，然后放入蜂蜜，搅拌均匀即可。

功效：

此品具有清热祛湿、驱散风热的功效。

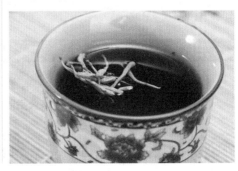

咳嗽

咳嗽是人体清除呼吸道内的分泌物或异物的保护性呼吸反射动作，也是呼吸系统疾患的一个主要症状，常见于上呼吸道感染、支气管炎、支气管扩张、肺结核等病。

咳嗽的形成和发作与呼吸道反复感染有关。患者体内存在细菌、病毒、支原体感染，可激发咳嗽。当气温、温度、气压改变时可诱发咳嗽，故在寒冷季节或秋冬气候转变时较多发病。中医认为咳嗽是因外感六淫，脏腑内伤，影响于肺，导致有声有痰之证。

◎ 对症施灸

● 痰湿咳嗽

久咳不已，咳声重浊或咳逆喘满，喉间痰声辘辘，痰多色白黏稠或吐白沫痰，痰出咳减，伴胸闷脘痞，食少便溏，体倦乏力。

	灸法	选穴	灸治时间／次数	疗程	材料	主治
	艾炷隔姜灸	肺俞、脾俞、太渊、合谷、丰隆	3～5壮，每日或隔日1次	7～10次休息7日	艾炷若干、姜片若干	痰湿咳嗽
	艾条温和灸	肺俞、脾俞、太渊、合谷、丰隆	10～15分钟，每日或隔日1次	5～10次休息7日	艾条若干	痰湿咳嗽

● 气虚咳嗽

咳嗽日久，咳声低沉无力，气短息微，痰多清稀，自汗畏风，神疲乏力，易患感冒。

	灸法	选穴	灸治时间／次数	疗程	材料	主治
	艾条温和灸	大椎、身柱、肺俞、脾俞、肾俞、气海、丰隆	10～15分钟，每日或隔日1次	5～10次休息7日	艾条若干	气虚咳嗽

● 阳虚咳嗽

咳嗽气短喘促，痰涎清稀，头胘心悸，怯寒肢冷，足跗水肿，小便不利。

	灸法	选穴	灸治时间／次数	疗程	材料	主治
	艾炷隔姜灸	肺俞、膏肓俞、肾俞、命门、神阙、关元	3～5壮，每日或隔日1次	7～10次休息7日	艾炷若干、姜片若干	阳虚咳嗽

超简单艾灸消百病全书

艾灸疗法主穴与配穴

精确取穴

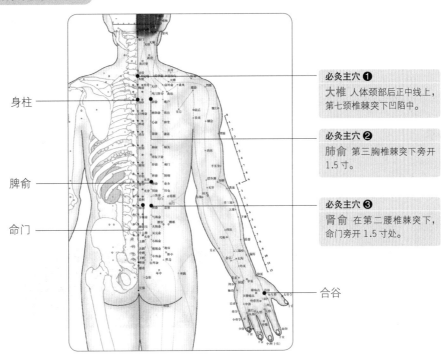

身柱

脾俞

命门

必灸主穴 ❶

大椎 人体颈部后正中线上，第七颈椎棘突下凹陷中。

必灸主穴 ❷

肺俞 第三胸椎棘突下旁开1.5寸。

必灸主穴 ❸

肾俞 在第二腰椎棘突下，命门旁开1.5寸处。

合谷

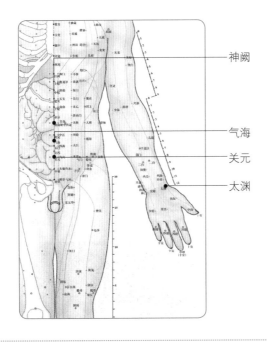

神阙

气海

关元

太渊

必灸主穴 ❹

丰隆 位于足外踝上8寸处。

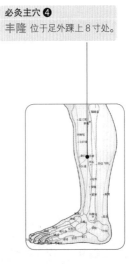

42

咳嗽的对症药膳

● 川贝酿水梨

材料：

川贝母 10 克，白木耳 2.5 克，新鲜水梨 1 个

做法：

①将白木耳泡软，去蒂，切成细块。

②水梨从蒂柄上端平切，挖除中间的籽核。

③将川贝母、白木耳置入梨心，并加满清水，置于碗盅里移入电饭锅内，外锅加 1 杯水，蒸熟即可吃梨肉、饮汁。

功效：

川贝具有清热润肺、化痰止咳的功效，用于肺热燥咳、干咳少痰等病症。本药膳将川贝和水梨两者的优点合在一处，可养阴润肺，用于肺热燥咳、阴虚久咳，干咳无痰、咽干舌燥等症。

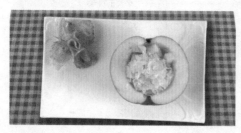

● 天花粉鳝鱼汤

材料：

天花粉 30 克，黄鳝 1 条，香油 5 毫升，盐 4 克，棉布袋 1 个

做法：

①黄鳝去内脏、洗净，剁成 3 ~ 5 厘米的小段，然后将其沥干备用；天花粉用棉布包好、扎紧，备用。

②将黄鳝和天花粉放入锅内，加清水适量，以大火煮沸，再转入小火，煲 45 分钟左右，将火调小。

③起锅前，用少许香油和盐调味即可。

功效：

天花粉具有清热泻火，生津止渴，排脓消肿的功效，而鳝鱼具有补气养血、温阳健脾、滋补肝肾、祛风通络等食疗保健的功能。

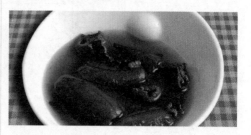

● 陈皮冰糖汁

材料：

陈皮 1 枚，冰糖适量

做法：

①将陈皮洗净，刮掉内面白瓤，切小片。

②砂锅洗净，将备好的陈皮盛入煮锅中，加 2 碗水，像煮茶那样，以大火煮开，转小火煮 5 分钟，直至陈皮熬出香味。

③待汤汁飘香时，加冰糖。事先可以将冰糖拍碎，具有促进溶解的作用。续煮 3 分钟，直到汤汁变稠亮时，即可熄火出锅。

功效：

本饮品具有理气降逆、调中开胃、燥湿化痰等功效。用于治疗胸膈满闷、脘腹胀痛、不思饮食、肺气阻滞、咳嗽痰多等症状。

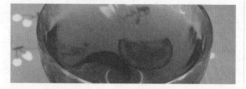

● 沙参泥鳅汤

材料：

沙参 20 克，北芪 10 克，红枣 3 颗，泥鳅 250 克，猪瘦肉 100 克，花生油、盐各适量

做法：

①泥鳅解剖、洗净，用沸水略烫，洗净黏液。

②烧锅倒入花生油，将泥鳅煎至金黄色，捞起，将剩下的材料分别洗净，红枣泡发备用。

③将 1300 毫升清水放入瓦煲内，煮沸后加入所有材料，大火煲滚后，改用小火煲 2 个小时，加盐调味即可。

功效：

本药膳具有养阴清热、润肺化痰、益胃生津的功效。主治阴虚久咳、痨嗽痰血、燥咳痰少、虚热喉痹、津伤口渴等病症。

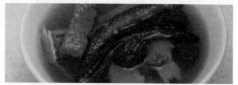

● 沙参百合甜枣汤

材料：

沙参，新鲜百合 1 球，红枣 5 颗，冰糖适量

做法：

①新鲜百合剥瓣，削去瓣边的老硬部分，洗净；沙参、红枣分别洗净，红枣泡发 1 个小时。

②将备好的沙参、红枣盛入煮锅，加 3 碗水，煮约 20 分钟，直至红枣裂开，汤汁变稠。

③加入剥瓣的百合续煮 5 分钟，汤味醇香时，加糖调味即可。

功效：

　　本膳食疗价值很高，能润肺止咳，滋阴清热。用于治气虚久咳，肺燥干咳，见咳嗽声低，痰少不利，体弱少食，口干口渴等。本汤还能补阴除烦，益血安神，可治肺胃阴伤、失音咽痛之症。

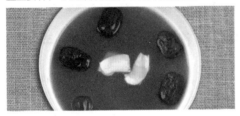

● 沙参煲猪肺

材料：

沙参片 15 克，猪肺 300 克，盐 4 克

做法：

①将猪肺洗净切块焯水。

②沙参片洗净备用。

③净锅上火倒入水，调入盐，下入猪肺、沙参片煲至熟即可。

功效：

　　本品具有滋阴润燥、润肺止咳的功效，对肺结核患者潮热盗汗、咳嗽咯血有一定疗效。

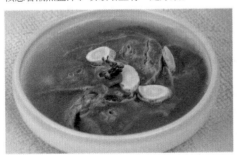

● 松仁烩鲜鱼

材料：

松仁 20 克，鲜鱼 1 条，西红柿酱 10 克，白醋 6 毫升，白糖 5 克，淀粉 5 克

做法：

①鲜鱼洗净，腌入味。

②将鱼裹上蛋液，再沾上淀粉，入油锅中炸至金黄色，待冷却后，将刺挑出，鱼肉备用。

③锅中加入少许清水，再放入调味料调成糖醋汁，勾芡淋油浇在鱼肉上，再撒上松仁即可。

功效：

　　本药膳具有滋润止咳、滑肠通便、养血补液的功效，可以治疗口干，干咳无痰的肺燥咳嗽。另外，松子所含的不饱和脂肪酸有降低体内胆固醇、甘油三酯的作用。

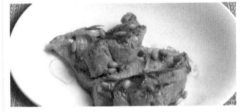

● 冬瓜白果姜粥

材料：

沙参片 15 克，猪肺 300 克，盐 6 克

做法：

①将猪肺洗净切块焯水。

②沙参片洗净备用。

③净锅上火倒入水，调入盐，下入猪肺、沙参片煲至熟即可。

功效：

　　本品具有滋阴润燥、润肺止咳的功效，对肺结核患者潮热盗汗、咳嗽咯血有一定疗效。

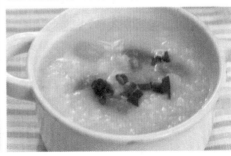

42

呕吐

呕吐是指进入胃中的食物又反入食管，并从口中吐出，又称"吐逆"。呕吐通常可分为三个阶段，即恶心、干呕和呕吐。

某些原因导致胃功能紊乱，使胃气上逆，引起呕吐。如外感风寒、饮食内积、情志郁结、晕船晕车、劳倦过度、脾胃虚寒及某些疾病，均可引起胃失和降，胃气上逆，迫使胃里食物从口中吐出而发生呕吐。急性胃炎、慢性胃炎、食管贲门，失弛缓症、幽门梗阻、胃神经官能症、病毒性肝炎、胆囊炎、胰腺炎等疾病，均可出现呕吐症状。

● 外邪犯胃引起的呕吐

起病较急，突然呕吐，伴胸闷脘胀，头晕纳呆，或兼发热恶寒，头痛，无汗或有汗。

	灸法	选穴	灸治时间／次数	材料	主治
	艾炷隔姜灸	取大椎、中脘、间使、内关、合谷	5～7壮，每日1～2次	艾炷若干、姜片若干	外邪犯胃
	艾条温和灸	大椎、中脘、间使、内关、合谷	10～20分钟，每日1～2次	艾条若干	外邪犯胃

● 痰饮内阻引起的呕吐

其症状为呕吐清水，胸闷，头眩心悸，不思饮食。

	灸法	选穴	灸治时间／次数	疗程	材料	主治
	艾炷瘢痕灸	脾俞、中脘、章门、足三里、丰隆、公孙	5～7壮，每月1次	3次	艾炷若干	痰饮内阻

● 脾胃虚寒引起的呕吐

多发生在平素脾胃虚弱者，饮食稍多即吐，时吐时止，吐物清冷，胃纳不佳，食入难化，胸脘痞闷，口干不欲饮，喜暖恶寒，四肢不温，大便溏薄，倦怠乏力，面色少华。

	灸法	选穴	灸治时间／次数	材料	主治
	艾炷隔盐灸	神阙	5～7壮，每日1次	盐若干，艾炷若干	脾胃虚寒

艾灸疗法主穴与配穴

精确取穴

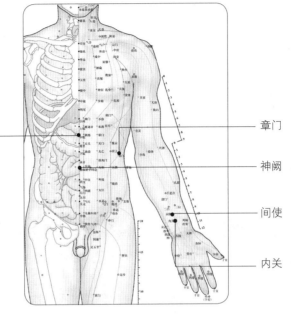

必灸主穴❶
中脘 在上腹部，前正中线，据脐中上4寸处。

章门

神阙

间使

内关

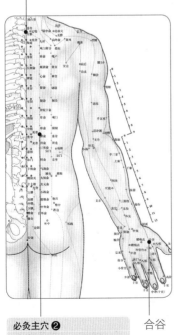

大椎

必灸主穴❷
脾俞 在第十一胸椎棘突下，脊中旁开1.5寸处。

合谷

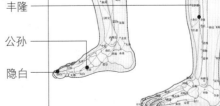

必灸主穴❸
足三里 位于小腿前外侧，当犊鼻穴下3寸，距胫骨前后一横指（中指）处。

丰隆

公孙

隐白

43

腹泻

腹泻指大便次数增多，便质稀薄或水样便。又称泄泻，下痢。腹泻四季均可发生，但夏秋季节易于发病。

现代医学认为，腹泻是因消化器官发生功能性或器质性病变引起的。如肠道炎症性病变、肠道黏膜性病变、肠道运转功能缺陷、肠道肿瘤、消化酶缺乏、结肠过敏、食物中毒及某些全身性疾病等，而其中最主要的是肠道各种感染。中医认为，腹泻是由于湿邪所侵和脾胃功能障碍引起。急性腹泻常因感受外邪或饮食所伤引起，以实证居多。慢性腹泻则由于脾胃虚弱，或肝木侮土，或命门火衰，不能熟腐水谷而成，以虚证为主。

● 对症施灸

● 急性腹泻

发病急促，腹痛，便次增多，粪便清稀如水样，水谷相杂；或腹泻肛门灼热，大便热臭，小便短赤，口渴心烦等。

	灸法	选穴	灸治时间／次数	材料	主治
	艾炷隔姜灸	大肠俞、神阙、天枢、大横、足三里、上巨虚、阴陵泉、合谷	3～5壮，每日1次	艾炷若干、姜片若干	急性腹泻
	艾条温和灸	大肠俞、神阙、天枢、大横、足三里、上巨虚、阴陵泉、合谷	15～30分钟，每日1～2次	艾条若干	急性腹泻

● 慢性腹泻

发病缓慢，腹泻延续时间长，腹泻次数较少，粪质稀溏，黎明前腹部微痛，痛则欲便，或肠鸣而不痛，不思饮食，喜暖畏寒等。

	灸法	选穴	灸治时间／次数	疗程	材料	主治
	艾炷隔姜灸	大肠俞、中脘、天枢、足三里、脾俞、胃俞、关元俞	3～7壮，每日或隔日1次	10次，休息5日	艾炷若干、姜片若干	慢性腹泻
	艾条温和灸	大肠俞、中脘、天枢、足三里、脾俞、胃俞、关元俞	10～20分钟，每日1次	10次，休息5日	艾条若干	慢性腹泻

艾灸疗法主穴与配穴

精确取穴

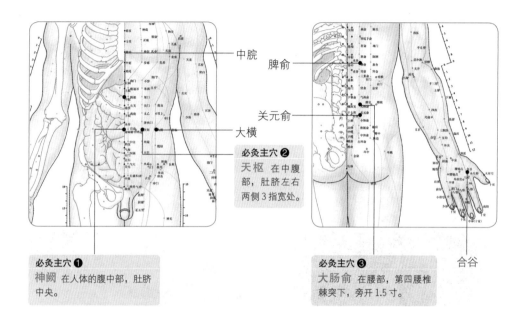

中脘

大横

脾俞

关元俞

合谷

必灸主穴 ❷
天枢 在中腹部，肚脐左右两侧3指宽处。

必灸主穴 ❶
神阙 在人体的腹中部，肚脐中央。

必灸主穴 ❸
大肠俞 在腰部，第四腰椎棘突下，旁开1.5寸。

必灸主穴 ❹
足三里 位于小腿前外侧，当犊鼻穴下3寸，距胫骨前后一横指（中指）处。

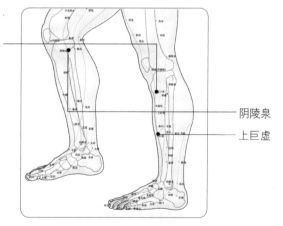

阴陵泉

上巨虚

健康贴士

（1）腹泻时应该尽量减少吃蔬菜，尤其不要吃韭菜、芹菜、洋葱、丝瓜、青椒、毛豆、生菜、榨菜、金针菜、四季豆、苦瓜等蔬菜。

（2）腹泻时宜增加流质饮食的摄入，如牛奶、藕粉、菜汁、果汁、鸡蛋汤、软面和稀粥等。

44

腹泻的对症药膳

● 莲子紫米粥

材料：

莲子 25 克，红枣 5 颗，紫米 100 克，桂圆 40 克，白糖适量

做法：

①莲子洗净、去心；紫米洗净后以热水泡 1 个小时。红枣洗净，泡发，待用。

②砂锅洗净，倒入泡发的紫米，加约 4 碗水，用中火煮滚后转小火。

③再放进莲子、红枣、桂圆续煮 40~50 分钟，直至粥变黏稠，最后加入白糖调味即可。

功效：

　　莲子具有养心补肾，安和五脏的功效；紫米具有补血益气、健肾润肝、收宫滋阴之功效，特别适合孕产妇和康复患者保健食用，具有非常良好的效果；本药膳将二者结合，可以养心润肺。

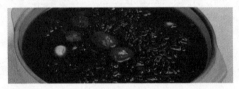

● 土茯苓鳝鱼汤

材料：

当归 8 克，土茯苓 10 克，赤芍 10 克，鳝鱼 100 克，蘑菇 100 克，盐 2 小匙，米酒 1/2 大匙

做法：

①鳝鱼洗净，切小段，可适当撒些细盐腌渍 10 分钟，再用清水洗净；再将剩余材料用清水洗净。

②全部材料、药材与清水共置锅中，以大火煮沸，再转小火续煮 20 分钟。

③加入盐、米酒搅拌均匀，即可食用。

功效：

　　本药膳具有利湿解毒、补虚损、驱风湿、强筋骨的功效。患有脾虚血亏、腹冷肠鸣、下痢脓血、身体羸瘦、脱肛、内痔出血、子宫脱垂等病症的人可适当食用。

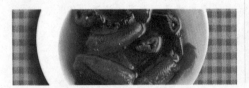

● 柠檬蜂蜜汁

材料：

柠檬 1 个，蜂蜜 1 匙（约 15 毫升），白糖少许

做法：

①将新鲜柠檬洗净，可根据个人口味，决定是否剥皮，然后榨出酸甜清香的柠檬原汁。

②柠檬原汁与蜂蜜混合，加入温开水 500 毫升，用勺子顺时针地搅拌、调匀。

③可在杯里插上吸管，在玻璃杯口沿上，插一块薄薄的柠檬片即可。

功效：

　　本药膳具有清热化痰、抗菌止泻的功效。柠檬能治疗中暑烦渴、食欲不振、怀孕妇女胃气不和等，还能降血压。

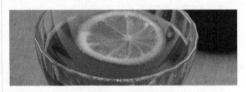

● 丁香多味鸡腿

材料：

丁香、陈皮各 10 克，党参、白术各 15 克，鸡腿 2 只，姜 3 片

做法：

①将药材、鸡腿分别洗净，将陈皮泡发，鸡腿氽烫，去血丝，备用。

②把药材放于锅底，再将鸡腿放在药材上，水盖过药材和肉，再放入姜片，上方封一层保鲜膜，使其药味及肉味能够保存。

③在电饭锅中加 1 杯水，等电饭锅跳起即可。

功效：

　　本药膳芳香健胃，具有促进消化的功能，可治疗肠胃虚寒所导致的腹部冷痛、呕吐或腹泻等症。此外，孕妇因早孕反应所引起的不适，也可选择本菜品调治。

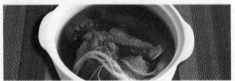

● 莲子红枣糯米粥

材料：

红枣 10 颗，莲子 50 克，圆糯米 100 克，冰糖适量

做法：

① 莲子洗净、去莲心。糯米淘净，加 6 杯水以大火煮开，转小火慢煮 20 分钟。

②红枣洗净、泡软，与莲子一同加入已煮开的糯米中续煮 20 分钟。

③等莲子熟软，米粒呈糜状，加冰糖调味，搅拌均匀即可。

功效：

此粥能健脾补气养血，适合体质较弱者食用。红枣中铁的含量丰富，有助于治疗贫血。莲子可补中养神，止渴去热，强筋骨，补虚损、除寒湿，具有滋阳补血、润肺养心，延年益寿的功效。

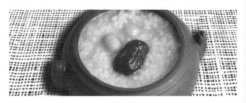

● 山药糯米粥

材料：

山药 15 克，糯米 50 克，红糖适量，胡椒末少许

做法：

①将山药去皮，洗净，备用。

②先将糯米洗净，沥干，略炒，与山药共煮粥。

③粥将熟时，加胡椒末、红糖，再稍煮即可。

功效：

本品具有健脾暖胃、温中止泻的功效，适合小儿慢性腹泻患者食用，可连续数日当主食食用。

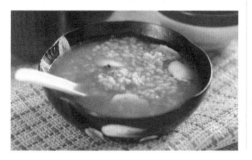

● 车前草猪肚汤

材料：

鲜车前草 150 克，薏苡仁 30 克，杏仁 10 克，红枣 3 颗，猪肚 2 副，猪瘦肉 250 克，盐 5 克，花生油、淀粉各适量

做法：

①猪肚用花生油、淀粉反复搓揉，除去黏液和异味，洗净，稍余烫后，取出切块。

②鲜车前草、薏苡仁、红枣等分别洗净。

③将 1600 毫升清水放入瓦煲内，煮沸后加入所有材料，大火煲滚后改用小火煲 2 个小时，加盐调味即可。

功效：

车前草有利尿和化痰止咳等作用，还能清热、明目，主治尿血、小便不通、黄疸、水肿、热痢、泄泻、目赤肿痛、喉痛等等。

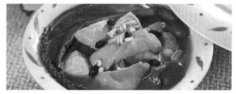

● 四神沙参猪肚汤

材料：

猪肚半个，茯苓 50 克，沙参 15 克，莲子、芡实各 100 克，新鲜山药 200 克，盐 2 小匙

做法：

①猪肚洗净余烫切块；芡实淘洗干净，用清水浸泡，沥干；山药削皮，洗净切块；莲子、茯苓、沙参洗净。

②将所有材料一起放入锅中，煮沸后，再转小火炖 2 个小时，煮熟烂后，加盐调味即可。

功效：

本品健脾渗湿、涩肠止泻，适合脾虚久泻或久泻脱肛的小儿食用。

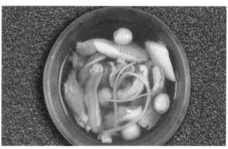

45 便秘

便秘是指大便经常秘结不通，或有便意而排便困难的一种病症。其常见症状是排便次数明显减少，每2～3天或更长时间一次，无规律，粪质干硬。古称"脾约""大便难"。

正常排便是直肠黏膜受粪便充盈扩张的机械刺激，产生冲动，经神经反射使直肠收缩，肛门括约肌松弛，腹肌收缩，而将粪便排出肛门。排便过程的任何环节发生障碍均可发生便秘。中医认为，便秘主要由燥热内结、气机郁滞、津液不足和脾肾虚寒所引起。老年体衰、气血两虚；脾胃内伤、饮水量少，化源不足，使肠道干槁，致使便行艰涩。

● 对症施灸

● 虚秘型便秘

数日或十数日大便不行，少有腹部不适，或虽有便意但排解时乏力，汗出气短，无力排出大便。粪便干结如羊屎，或松散如糟粕，形体消瘦，咽干津少。此类便秘多发生在老年人身上。

	灸法	选穴	灸治时间／次数	疗程	材料	主治
	艾炷隔蒜灸	脾俞、胃俞、大肠俞、天枢、支沟、足三里、三阴交	3～5壮，每日1次	10次，休息5日	艾炷若干、蒜片若干	虚秘
	艾条温和灸	脾俞、胃俞、大肠俞、天枢、支沟、足三里、三阴交	10～15分钟，每日1次	10次，休息5日	艾条若干	虚秘

● 冷秘型便秘

大便艰涩不易排出，用力会导致脱肛，腹部冷痛，腰冷酸软，四肢欠温，小便清白频数，面色苍白。

	灸法	选穴	灸治时间／次数	疗程	材料	主治
	艾炷直接灸	肾俞、关元俞，大肠俞、气海、关元、足三里、太溪	5～7壮，每日或隔日1次	10次	艾炷若干	冷秘
	艾炷隔盐灸	神阙	5～10壮，每日或隔日1次	10次	盐若干，艾炷若干	冷秘

超简单艾灸消百病全书

艾灸疗法主穴与配穴

精确取穴

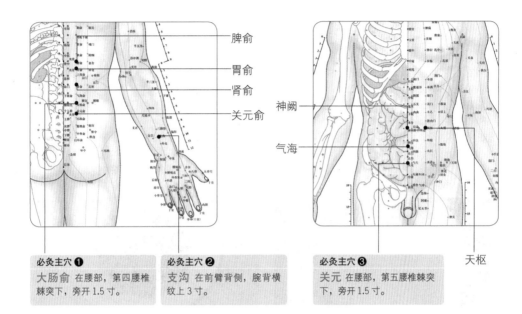

脾俞
胃俞
肾俞
关元俞

神阙
气海
天枢

必灸主穴❶
大肠俞 在腰部,第四腰椎棘突下,旁开1.5寸。

必灸主穴❷
支沟 在前臂背侧,腕背横纹上3寸。

必灸主穴❸
关元 在腰部,第五腰椎棘突下,旁开1.5寸。

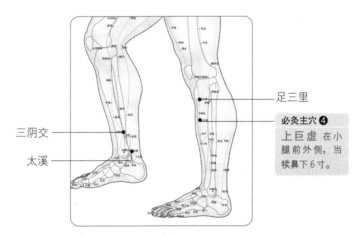

足三里

必灸主穴❹
上巨虚 在小腿前外侧,当犊鼻下6寸。

三阴交
太溪

健康贴士

(1)要确定一个适合自己的排便时间(最好是早晨),到时候不管有无便意,或能不能排出,都要按时蹲厕所。只要长期坚持,就会形成定时排便的条件反射。

(2)每日应至少食用三份蔬菜、两份水果,才能摄取足够的维生素、矿物质与膳食纤维。

第六章 灸—灸小病除

45

便秘的对症药膳

● 人参蜂蜜粥

材料：

人参 3 克，蜂蜜 50 克，生姜 5 克，韭菜 5 克，蓬莱米 100 克

做法：

①将人参放入清水中泡一夜，生姜切片，韭菜切末。

②将泡好的人参连同泡参水，与洗净的蓬莱米一起放入砂锅中，中火煨粥。

③待粥将熟的时候放入蜂蜜、生姜、韭菜末调匀，再煮片刻即可。

功效：

此粥有调中补气、清肠通便、润泽肌肤的作用，适用于因气虚而导致的面色苍白，以及由气血两虚而导致的大便秘结。

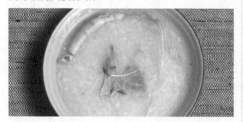

● 松仁炒玉米

材料：

松仁 20 克，玉米粒 200 克，青、红椒各 15 克，盐 5 克，味精 3 克

做法：

①将青、红椒洗净，切成粒状。热锅后，放入松仁炒香后即可盛出，注意不要在锅内停留太久。

②锅中加油烧热，加入青、红椒稍炒后，再加入玉米粒，炒至入味时，再加炒香的松仁和调味料即可。

功效：

本药膳可改善肺燥咳嗽、皮肤干燥、大便干结。常食能防治肥胖病、高脂血症、高血压、冠心病等。其中松仁有益气健脾、润燥滑肠的功效。

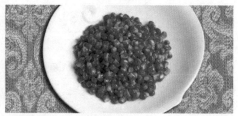

● 无花果黑木耳猪肠汤

材料：

黑木耳 20 克，红枣 3 颗，无花果 50 克，荸荠 100 克，猪肠 400 克，花生油、淀粉、盐各适量

做法：

①无花果、黑木耳和荸荠洗净，前两者浸泡 1 个小时，荸荠去皮；猪肠用花生油、淀粉反复搓揉，去腥味和黏液，冲洗干净，过水。

②取适量清水放入瓦煲内，煮沸后加入以上材料，煮沸后改用小火煲 3 个小时，最后加盐调味即可。

功效：

本药膳能健胃清肠，适用于高血压、大肠热燥所引起的便秘等症状。黑木耳是常见食材，具有凉血、止血的功效。

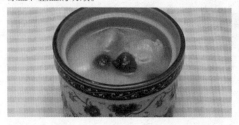

● 雪梨豌豆炒百合

材料：

鲜百合 30 克，雪梨 1 个，豌豆荚、南瓜、柠檬、油、盐、味精、淀粉各适量

做法：

①雪梨削皮切块，豌豆洗净、鲜百合剥开洗净，南瓜切薄片，柠檬挤汁备用。

②雪梨、豌豆、鲜百合、南瓜过水后捞出。

③锅中油烧热，放入所有材料和药材炒 1 ~ 2 秒，用淀粉勾芡后起锅即可。

功效：

此药膳中雪梨具有润燥生津、清热化痰的功效，可治热病津伤、烦渴热咳、便秘。百合主治邪气所致的心痛腹胀、胸腹间积热胀满。

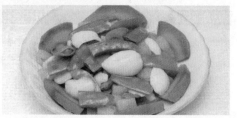

超简单艾灸消百病全书

● 红枣柏子小米粥

材料：

柏子仁 15 克，红枣 10 颗，小米 100 克，白糖少许

做法：

①将红枣、柏子仁、小米洗净，再将红枣、小米分别放入碗内，泡发，备用。

②砂锅洗净置于火上，将红枣、柏子仁放入砂锅内，加清水煮熟后转入小火。

③再加入小米，共煮成粥，至黏稠时，加入白糖，搅拌均匀即可。

功效：

本药膳具有健脾胃、养心安神、通便、润肠通便等功效。常用来治疗惊悸、失眠、遗精、盗汗、便秘等症。此药剂适用于长期便秘或老年性便秘等患者。

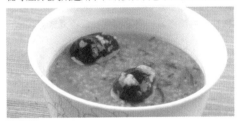

● 五仁粥

材料：

花生仁、核桃仁、杏仁各 20 克，郁李仁、火麻仁各 10 克，绿豆 30 克，小米 70 克，白糖 4 克

做法：

①小米、绿豆均泡发洗净；花生仁、核桃仁、杏仁均洗净。

②锅置火上，加入适量清水，放入除白糖以外所有准备好的材料，开大火煮开。

③再转中火煮至粥呈浓稠状，调入白糖拌匀即可。

功效：

此粥有润肠通便、清热泻火的功效，适合便秘患者食用。

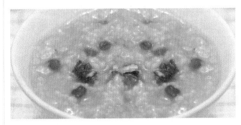

● 黄连杏仁汤

材料：

黄连 5 克，杏仁 20 克，白萝卜 500 克，盐适量

做法：

①黄连洗净；杏仁浸泡，去皮；白萝卜洗净，切块。

②萝卜与杏仁、黄连一起放入碗中，移入蒸锅中，隔水炖。

③待萝卜炖熟后，调入盐即可。

功效：

本品具有清热泻火、润肠通便、止咳化痰的功效，对肠热便秘、痔疮以及肺燥、久咳、气急等症有食疗作用。

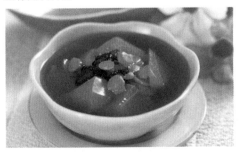

● 蜂蜜润肠香茶

材料：

蜂蜜 10 克，香油 6 克，绿茶 6 克

做法：

将绿茶洗净，加香油搅拌，加 300 毫升开水冲泡冷却片刻，在加入蜂蜜搅拌均匀即可饮用。

功效：

本品具有清热解毒、滋阴润燥的功效，适合肠胃积热、阴虚型的慢性便秘患者，症见口腔溃疡、口气臭秽、牙痛等。

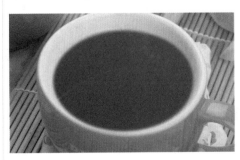

第六章 灸一灸小病除

(45)

腹痛

腹痛,俗称肚子痛,是指腹部和小腹部的疼痛。腹中脏腑众多,因此腹痛可能是内科、外科、妇科、儿科等多种疾病引起的。

中医认为外感风寒暑湿等外邪,或情志、饮食、虫积所伤,积聚、癥闭、气滞血淤等影响脏腑、经络功能,导致气血运行不畅,引起腹痛。气血亏虚,脏腑、经脉失养,也会引起腹痛。常见的引起腹痛的病症有:急慢性肝、胆、胃、肠、胰腺、腹膜炎症,及胃肠痉挛、功能紊乱、消化不良,消化道肿瘤、盆腔病变、寄生虫病、阑尾炎、膀胱炎、神经官能症等,都可引起的腹痛。

● 对症施灸

● 寒凝腹痛

腹痛急剧拒按,有明显的伤食及受寒史,喜温怕冷,得热痛减,遇寒加重,口不渴或喜热饮,肠鸣腹泻,泻后痛减,小便清白,四肢欠温。

灸法	选穴	灸治时间／次数	材料	主治
艾炷直接灸	中脘、神阙、天枢、合谷、足三里、公孙	3～5壮,每日1～2次	艾炷若干	寒凝腹痛
艾炷隔盐灸	神阙	3～10壮,每日1次	艾炷若干、姜片若干	寒凝腹痛

● 虚寒腹痛

腹部隐隐作痛,时痛时止,喜热按,大便溏泄,面色少华,神倦疲力,腰膝酸软,怯寒肢冷。

灸法	选穴	灸治时间／次数	材料	主治
艾炷直接灸	脾俞、胃俞、中脘、章门、气海、关元、足三里、三阴交	3～5壮,每日1～2次	艾炷若干	虚寒腹痛
艾条温和灸	脾俞、胃俞、中脘、章门、神阙、气海、关元、足三里、三阴交、合谷	10～15分钟,每日1次。	艾条若干	虚寒腹痛

艾灸疗法主穴与配穴

精确取穴

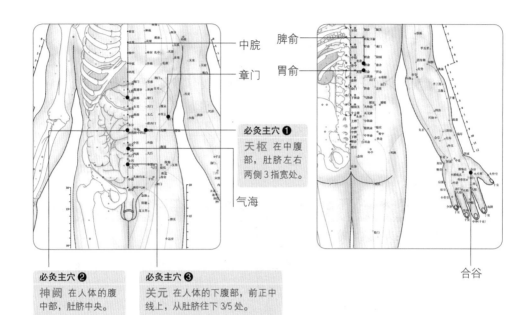

中脘

脾俞

章门

胃俞

必灸主穴❶

天枢 在中腹部，肚脐左右两侧3指宽处。

气海

合谷

必灸主穴❷

神阙 在人体的腹中部，肚脐中央。

必灸主穴❸

关元 在人体的下腹部，前正中线上，从肚脐往下3/5处。

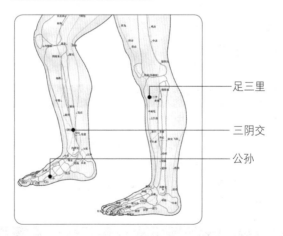

足三里

三阴交

公孙

健康贴士

腹痛食疗方

桂皮红糖汤：桂皮5~10克，红糖20克，水煎温服，对产后腹痛有一定的治疗作用。

红糖姜饮：红糖100克，鲜生姜10克，水煎服，可辅助治疗产后腹痛和胃部疼痛。

46

头痛

47

头痛通常是指头颅上半部，包括眉弓、耳轮上缘和枕外隆突连线以上部位的疼痛。头痛可单独出现，也可伴随各种急慢性疾病出现。头痛的原因繁多，其中有些是严重的致命疾患。

头颅内外各种结构对疼痛刺激十分敏感，局部刺激引起中枢扩散作用或颅内血管的扩张，导致头痛；炎性刺激也会引起的疼痛。常见的器质性头痛有：颅骨骨膜的感染、高血压病、外伤、肿瘤、脑血管病及原发于五官科的头痛。头为"诸阳之会""清阳之府"，故凡外邪侵袭、上犯巅顶、邪气羁留、阻抑清阳；或内伤诸疾导致气血逆乱、淤阻经络；或肝阳、肝火上扰清空；或气虚清阳不升，均可发生头痛。

● 对症施灸

● 风寒头痛

起病较急，表现为头痛同时伴有项背紧束感。

	灸法	选穴	灸治时间／次数	材料	主治
	艾炷直接灸	百会、太阳、头维、上星、列缺、合谷、风池、风门、阿是穴	3～5壮，每日1次	艾炷若干	风寒头痛
	艾炷隔姜灸	百会、太阳、头维、上星、列缺、合谷、风池、风门、阿是穴	5～10壮，每日1次	艾炷若干、姜片若干	风寒头痛

● 肾虚头痛

头脑空痛，摇晃加重，以后脑痛为主。

	灸法	选穴	灸治时间／次数	材料	主治
	艾条温和灸	百会、太阳、头维、上星、列缺、合谷、肾俞、太溪、阿是穴	20分钟	艾条若干	肾虚头痛

● 肝阳上亢头痛

头掣痛且眩，以两侧为甚。

	灸法	选穴	灸治时间／次数	材料	主治
	艾条温和灸	百会、太阳、头维、上星、阳辅、太溪、太冲、阿是穴	15～20分钟	艾条若干	肝阳上亢头痛

艾灸疗法主穴与配穴

精确取穴

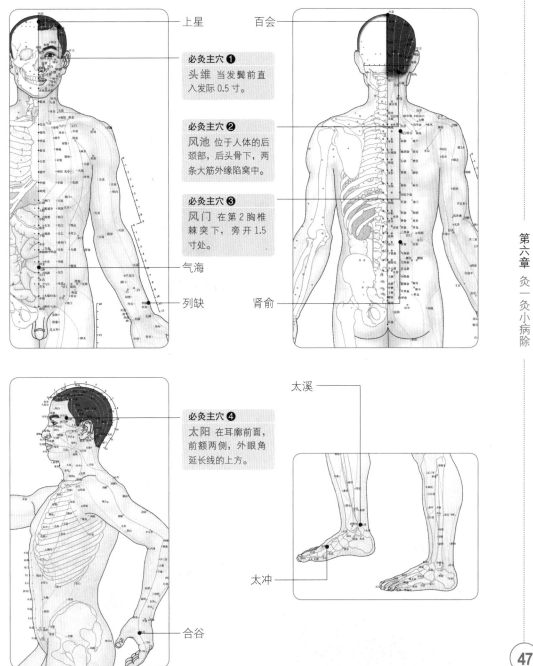

上星

必灸主穴❶
头维 当发髻前直入发际 0.5 寸。

必灸主穴❷
风池 位于人体的后颈部，后头骨下，两条大筋外缘陷窝中。

必灸主穴❸
风门 在第 2 胸椎棘突下，旁开 1.5 寸处。

气海

列缺

百会

肾俞

必灸主穴❹
太阳 在耳廓前面，前额两侧，外眼角延长线的上方。

太溪

太冲

合谷

头痛的对症药膳

● 当归炖猪心

材料：

鲜猪心 1 个，党参 20 克，当归 15 克，延胡索 10 克，姜末、盐、料酒各适量

做法：

①猪心洗净，剖开。

②党参、当归、延胡索洗净，再一起放入猪心内，用竹签固定。

③在猪心上，撒上姜末、料酒，再将猪心放入锅中，隔水炖熟；去除药渣，再加盐调味即可。

功效：

　　本品具有益气补血、活血化淤的功效，适合血虚、血淤型头痛患者食用。

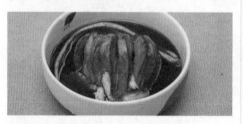

● 首乌核桃羹

材料：

粳米 100 克，核桃 50 克，何首乌 10 克，盐适量

做法：

①何首乌洗净，加 5 碗水熬成汤汁，煮沸；去掉渣滓，保留汤汁，备用。

②将粳米淘洗干净，放入锅中，加入备好的何首乌汁一同熬煮约 30 分钟，直至大米软烂。

③加入洗净的核桃、盐调味即可。

功效：

　　本品具有滋阴补肾、活血化淤的功效，适合肾虚、血淤型头痛患者食用。

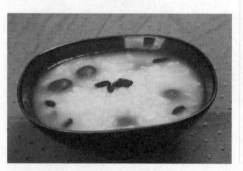

● 当归川芎鱼头汤

材料：

三文鱼头 1 个，川芎 10 克，当归 10 克，枸杞子 15 克，西蓝花 150 克，蘑菇 3 朵，盐 4 克

做法：

①鱼头去鳞、鳃，洗净；西蓝花、蘑菇洗净，撕成小朵。

②将川芎、当归、枸杞子洗净，以 5 碗水熬至约剩 3 碗水，放入鱼头煮至将熟。

③加入西蓝花和蘑菇煮熟，加盐调味即成。

功效：

　　本品具有活血化淤、养血止痛的功效，适合血虚、血淤型头痛患者食用。

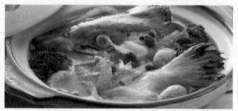

● 天麻金枪鱼汤

材料：

金枪鱼肉 150 克，金针菇 150 克，西蓝花 75 克，天麻 15 克，知母 10 克，姜丝 5 克，盐 2 小匙

做法：

①天麻、知母洗净，放入棉布袋；鱼肉、金针菇、西蓝花洗净，金针菇和西蓝花剥成小朵备用。

②清水注入锅中，放棉布袋和全部材料煮沸。

③取出棉布袋，放入姜丝和盐调味即可。

功效：

　　本品具有平肝潜阳、熄风止痛的功效，适合肝阳型头痛患者食用。

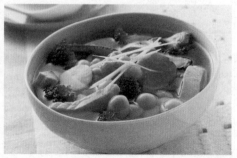

● 桂圆山药红枣汤

材料：

山药150克，红枣6颗，桂圆肉100克，冰糖适量

做法：

①山药削皮，洗净，切小块；红枣、桂圆肉洗净。

②煮锅内加3碗水煮开，加入山药煮沸，再下红枣；待山药煮熟、红枣松软，加入桂圆肉；等桂圆的香味渗入汤中即可熄火。

③根据个人口味加入适量冰糖调味即可。

功效：

本品具有滋阴养血、活络止痛的功效，适合血虚型头痛患者食用。

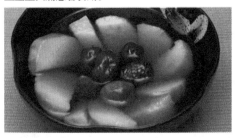

● 虫草炖雄鸭

材料：

冬虫夏草5枚，雄鸭1只，姜片、葱花、陈皮末、胡椒粉、盐、味精各适量

做法：

①将冬虫夏草用温水洗净。

②鸭洗净，斩块，再将鸭块放入沸水中焯去血水，然后捞出。

③将鸭块与虫草先用大火煮开，再用小火炖软后加入姜片、葱花、陈皮末、胡椒粉、盐、味精，调味后即可。

功效：

本品具有益气补虚、补肾强身作用，适合肾虚头痛患者食用。

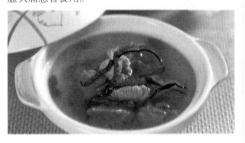

● 龟板杜仲猪尾汤

材料：

炒杜仲30克，龟板25克，猪尾600克，盐2小匙

做法：

①猪尾剁段洗净，余烫捞起，再冲净一次。

②龟板、炒杜仲洗净。

③将上述材料盛入炖锅，加6碗水以大火煮开，转小火炖40分钟，加盐调味。

功效：

本品具有滋阴补肾、益气补虚的功效，适合肾虚型头痛患者食用。

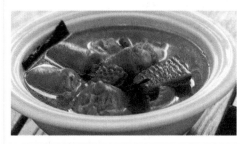

● 核桃鱼头汤

材料：

桂圆肉25克，青鱼头一个（约500克），豆腐250克，核桃仁15克，姜片10克，葱段15克，胡椒粉及盐各适量

做法：

①将桂圆肉、核桃仁洗净；豆腐洗净，切成大块。

②鱼头去鳞，去内脏，洗净。

③将鱼头、豆腐、姜片、葱段、核桃仁、桂圆肉一同放入锅中，用大火煮沸后转小火煮30分钟，加盐、胡椒粉调味即可。

功效：

本品具有活血化淤、通窍止痛的功效，适合血淤型头痛患者食用。

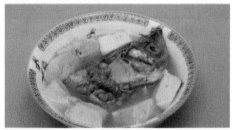

腰腿痛

腰腿痛是以腰部和腿部疼痛为主要症状的伤科病症。内科、外科、骨科、妇科疾病均可出现腰腿病症状。

中医认为风寒湿热等外邪侵袭、劳累外伤等，致经络阻滞，气血循环不畅，造成实证腰腿痛。因禀赋不足，久病体虚，年老体衰，纵欲伤肾等致肾脏精血亏损，经脉失于濡养，造成虚证腰腿痛，其中以肾虚为多见。现代医学认为，脊柱疾病，如脊髓压迫症、急性脊髓炎，以及内脏疾病、妇科疾病等，都会造成腰腿痛。

● 对症施灸

● 风寒湿腰腿痛

腰部冷痛，僵硬发板，活动困难，或痛连骶髓及下肢腿部，得热痛减，遇阴寒及气候变化加剧。

	灸法	选穴	灸治时间／次数	疗程	材料	主治
	艾炷直接灸	肾俞、命门、志室、腰阳关、气海俞、大肠俞、委中、阳陵泉	3~5壮，每日1次	7次	艾炷若干	风寒湿腰腿痛
	艾条温和灸	肾俞、命门、志室、腰阳关、气海俞、大肠俞、委中、阳陵泉	10~15分钟，每日1次	7次	艾条若干	风寒湿腰腿痛

● 腰肌劳损腰腿痛

腰腿部僵直酸痛，俯仰不利，行走不便，痛处拒按，有刺痛感，劳累后病痛加剧。

	灸法	选穴	灸治时间／次数	材料	主治	备注
	艾炷直接灸	阿是穴、膈俞、志室、气海俞、委中、承山、绝骨	3~5壮，每日1次	艾炷若干	腰肌劳损	阿是穴、志室各灸10分钟

● 肾虚腰腿痛

腰腿酸痛、隐痛、胀痛，反复发作，腰肌无力，静卧减轻，劳累后病痛加剧。

	灸法	选穴	灸治时间／次数	材料	主治	备注
	艾条温和灸	肾俞、命门、环跳、关元、委中、太溪、然谷	10~15分钟，每日1~2次	艾条若干	肾虚腰脚痛	肾俞灸20~30分钟

超简单艾灸消百病全书

艾灸疗法主穴与配穴

精确取穴

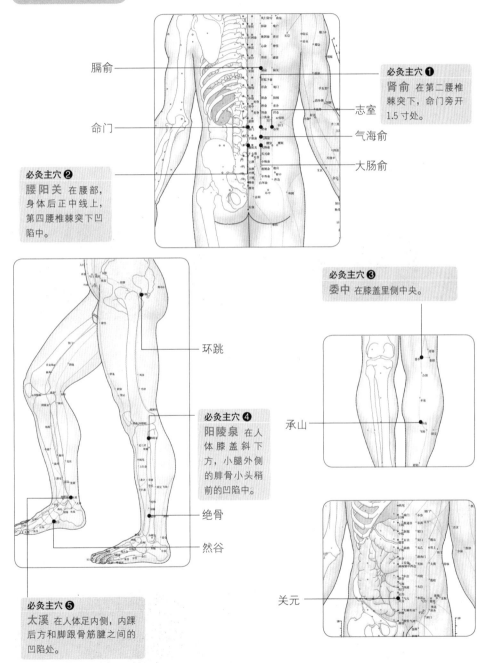

膈俞

命门

必灸主穴❶
肾俞 在第二腰椎
棘突下，命门旁开
1.5寸处。

志室

气海俞

大肠俞

必灸主穴❷
腰阳关 在腰部，
身体后正中线上，
第四腰椎棘突下凹
陷中。

必灸主穴❸
委中 在膝盖里侧中央。

环跳

必灸主穴❹
阳陵泉 在人
体膝盖斜下
方，小腿外侧
的腓骨小头稍
前的凹陷中。

承山

绝骨

然谷

必灸主穴❺
太溪 在人体足内侧，内踝
后方和脚跟骨筋腱之间的
凹陷处。

关元

腰腿痛的对症药膳

● 杜仲栗子鸽汤

材料：

乳鸽 400 克，栗子 150 克，杜仲 50 克，盐 2 小匙

做法：

① 乳鸽切块，栗子入开水中煮 5 分钟，捞起后剥去外膜。

②下入乳鸽块，入沸水中汆烫，捞起冲净后沥干。

③将鸡肉、栗子和杜仲放入锅中，加 6 碗水后用大火煮开，再转小火慢煮 30 分钟，加盐调味即成。

功效：

　　杜仲具有补肝肾、强筋骨、安胎气等功效，可治疗腰脊酸疼，足膝痿弱等症；鸽肉具有补肾益气养血之功效；栗子可补益肾气；三者配伍同用，对肝肾亏虚引起的腰酸腰痛有很好的效果。

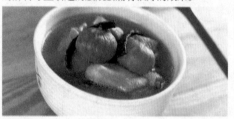

● 墨鱼粥

材料：

干墨鱼 200 克，粳米 500 克，猪肉 30 克，白胡椒粉 8 克，姜汁 15 克，葱汁 20 克，盐 5 克，味精 2 克

做法：

①将干墨鱼用清水泡软，扯去皮、骨，洗净，切成丁，猪肉洗净切丁，粳米淘洗干净。

②锅内注水，下入干墨鱼、猪肉、白胡椒粉、姜汁、葱汁烧开，炖至五成熟。

③下入粳米熬成粥，调入盐、味精即成。

功效：

　　墨鱼、粳米、猪肉三者共用，能强身健体，调和血脉，对腰部劳损有一定的疗效。

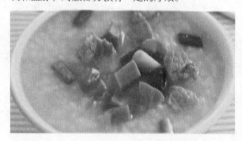

● 猪蹄炖牛膝

材料：

猪蹄 1 只，牛膝 15 克，西红柿 1 个，盐 1 小匙

做法：

①猪蹄剁成块，放入沸水汆烫，捞起冲净。

②西红柿洗净，在表皮轻划数刀，放入沸水烫到皮翻开，捞起去皮，切块。

③将备好的材料和牛膝一起盛入锅中，加 6 碗水以大火煮开，转小火续煮 30 分钟，加盐调味即可。

功效：

　　本品具有活血调经、祛淤疗伤，改善腰部扭伤、肌肉拉伤症状。猪蹄可调补气血，牛膝可行气活血，还能补肾强腰，对腰部损伤、肌肉挫伤均有一定的疗效。

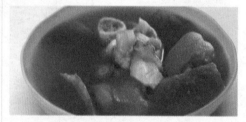

● 锁阳羊肉汤

材料：

锁阳 15 克，生姜 3 片，羊肉 250 克，香菇 5 朵

做法：

①将羊肉洗净切块，放入沸水中汆烫一下，捞出，备用；香菇洗净，切丝；锁阳、生姜洗净备用。

②将所有的材料放入锅中，加适量水。

③大火煮沸后，再用小火慢慢炖煮至软烂，大约 50 分钟，起锅前加入适当的调味料即可。

功效：

　　本药膳能敛精强精，补肾止遗。特别适合有阳气亏损、四肢冷痹症状的人服用。

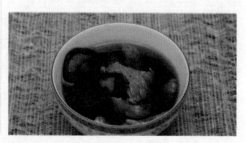

● 鹿茸枸杞蒸虾

材料：

鹿茸 10 克，枸杞子 10 克，大虾 500 克，米酒 50 毫升

做法：

①大虾剪去须脚，在虾背上划开，以挑去泥肠，用清水冲洗干净，备用。

②鹿茸去除绒毛（也可用鹿茸切片代替），与枸杞子一起用米酒泡 20 分钟左右。

③将备好的大虾放入盘中，浇入鹿茸、枸杞和酒汁。

④将盘子放入沸水锅中，隔水蒸 8 分钟即成。

功效：

鹿茸可温肾壮阳、强筋健胃、生精益血，可用于改善性机能，治疗男子阳痿、女性虚寒白带、久不受孕、精血两亏等病症。与补肾壮阳的虾子同食，可更有效地发挥其补肾益阳的效果。本菜品可有效地改善遗精、阳痿、腰酸腿软、虚寒怕冷的症状，对于提升精子质量很有效果。

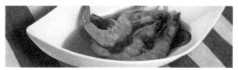

● 独活当归粥

材料：

独活 25 克，当归 20 克，生姜 15 克，粳米 100 克，蜂蜜适量

做法：

①将独活、当归、生姜均洗净，待干。

②独活、当归先入锅加水适量，大火煮开后转小火煎煮半小时。

③捞去药渣，留汁，放入粳米、生姜煮粥，待粥温度低于 60℃时加入蜂蜜即可食用。

功效：

独活能祛风胜湿、散寒止痛，能治风寒湿痹、腰膝酸痛、手脚挛痛；当归能补血和血、调经止痛、润燥滑肠，能治跌打损伤。本品能散寒除湿、活血止痛、通络除弊。

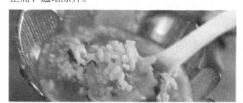

● 三仙烩猪腰

材料：

当归、党参、山药各 10 克，猪腰 500 克，酱油、葱丝、蒜末、醋、姜丝、香油各适量

做法：

①将猪腰洗净切开，去除筋膜和腺线，处理干净放入锅中，加当归、党参、山药，再加适量清水直到盖过所有材料。

②将猪腰炖煮至熟透为止，捞出猪腰，待冷却后分切成薄片，摆放在盘中。

③在猪腰中浇上酱油、醋、葱丝、姜丝、蒜末、香油等调味料调味即可。

功效：

本药膳中当归、党参、山药都是补气养血的中药材，三味合用有很好的益气养肾的作用。再加上猪腰的滋补作用，对治疗腰膝酸软无力有很好的效果。

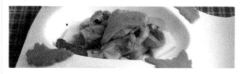

● 栗子排骨汤

材料：

栗子 250 克，排骨 500 克，胡萝卜 1 根，盐 1 小匙

做法：

①将栗子剥去壳放入沸水中煮熟，备用；胡萝卜削去皮、冲净，切成小方块。

②排骨洗净放入沸水余烫，捞出备用；之后将所有的材料放入锅中，加水至盖过材料。

③大火煮开后，再改用小火煮 30 分钟左右，煮好后加入适当的调味料即可。

功效：

本药膳可以益气血、养胃、补肾、健肝脾；还有治疗腰腿酸疼、舒筋活络的功效。排骨可以补血益气，栗子中的钾有助维持正常心跳节律，纤维素还能润肠通便。

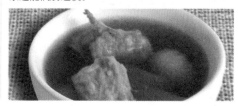

48

痔疮

痔疮是人体直肠末端黏膜下和肛管皮肤下静脉丛发生扩张和屈曲所形成的柔软静脉团。民间有"十人九痔"之说，可见痔疮是一种最常见的肛肠疾病。由于发病部位不同，可分为内痔、外痔和混合痔。

痔疮的发生与解剖因素及静脉回流受阻、感染、损伤等有关。中医认为，多因久坐久立、长期便秘、负重远行、妊娠多产以及七情郁结，导致气机失宣，引起气血淤结于肛门；或泻痢日久，体质亏耗及年老体弱，中气不足，气虚下陷；或饮食失调，嗜酒辛辣，湿热内生，下注大肠，湿热与淤血结滞于肛门而形成痔疮。

● 对症施灸

● 外痔

肛门周围长有大小不等、形状不一的皮赘，质硬而坚，时痒时痛，大便秘结。

灸法	选穴	灸治时间／次数	材料	主治
艾炷直接灸	大肠俞、次髎、长强、会阴、承山、气海、足三里	3～5壮，每日1次	艾炷若干	外痔
艾炷隔姜灸	大肠俞、次髎、长强、会阴、承山、气海、足三里	3～5壮，每日1次	艾炷若干、姜片若干	外痔

● 内痔

便血、痔核脱出，严重时会喷血，痔核脱出后不能自行还纳，大便困难、便后擦不干净。

灸法	选穴	灸治时间／次数	材料	主治
艾炷直接灸	大肠俞、次髎、长强、会阴、承山	3～5壮，每日1次	艾炷若干	内痔
艾炷隔姜灸	大肠俞、次髎、长强、会阴、承山	3～5壮，每日1次	艾炷若干、姜片若干	内痔

● 混合痔

兼有内外痔双重特征，临床以直肠黏膜及皮肤脱出、坠胀、疼痛、反复感染为主要症状。

灸法	选穴	灸治时间／次数	材料	主治
艾炷直接灸	大肠俞、次髎、长强、会阴、承山	3～5壮，每日1次	艾炷若干	混合痔

艾灸疗法主穴与配穴

精确取穴

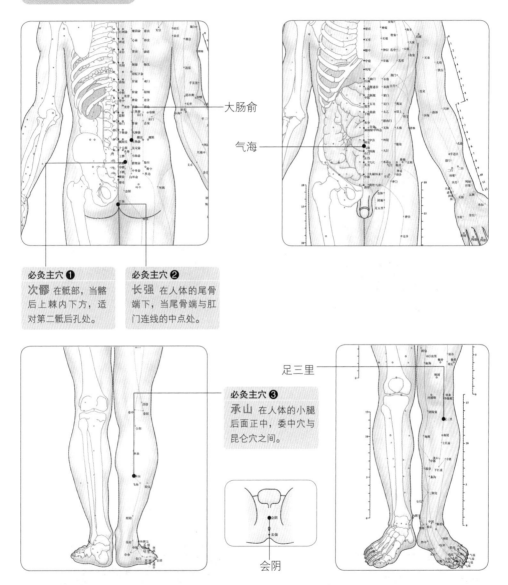

大肠俞

气海

足三里

必灸主穴❶
次髎 在骶部，当髂后上棘内下方，适对第二骶后孔处。

必灸主穴❷
长强 在人体的尾骨端下，当尾骨端与肛门连线的中点处。

必灸主穴❸
承山 在人体的小腿后面正中，委中穴与昆仑穴之间。

会阴

健康贴士

（1）平素少食辛辣等刺激食物，多食水果、蔬菜，保持大便通畅。

（2）坚持提肛锻炼，促进局部血液循环。

第六章 灸—灸小病除

49

痔疮的对症药膳

● 韭菜烧猪血

材料：

韭菜100克，猪血150克，上汤200毫升，盐5克，味精2克，红椒1个，花生油15毫升，辣椒酱30克，豆瓣酱20克

做法：

①猪血切块，韭菜切段，红椒切块。

②锅中水烧开，放入猪血焯烫，捞出沥水。

③油烧热，爆香红椒，加入猪血、上汤及调味料煮入味，再加入韭菜煮熟即可。

功效：

本品具有温补脾肾的功效，适合脾肾阳虚型的痔疮患者食用。

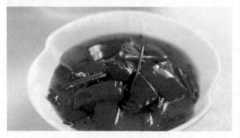

● 苋菜肉片汤

材料：

苋菜200克，猪肉100克，姜片、盐各5克，味精3克

做法：

①苋菜去掉黄叶，猪肉切片。

②锅中放水，下入肉片煮10分钟。

③将煮好的肉片、苋菜、姜片、盐、味精下入锅中，煮沸即可。

功效：

本品具有清热利湿、凉血消肿、益气养血的功效，适合湿热下注、气血两虚型的痔疮患者食用。

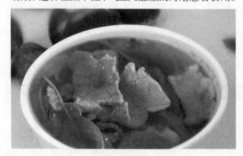

● 老黄瓜炖泥鳅

材料：

泥鳅400克，老黄瓜100克，盐3克，醋10毫升，酱油15克，香菜少许

做法：

①泥鳅处理干净，切段；老黄瓜洗净，去皮、瓤，切块；香菜洗净。

②锅内注油烧热，放入泥鳅翻炒至变色，注入适量水，并放入黄瓜焖煮。

③煮至熟后，加入盐、醋、酱油调味，撒上香菜即可。

功效：

本品具有活血通络、凉血解毒的功效，适合淤毒内阻型的痔疮患者食用。

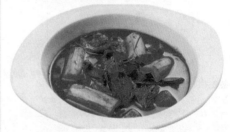

● 鱼肚甜汤

材料：

赤小豆100克，鱼肚200克，白糖10克

做法：

①将鱼肚洗净，备用。

②赤小豆洗净，备用。

③将鱼肚、赤小豆、白糖一同放在砂锅内，加适量清水，大火煮开，转中火炖熟烂即可。

功效：

此汤具有清热解毒、止血消肿的功效，适合痔疮、肠炎等患者食用。

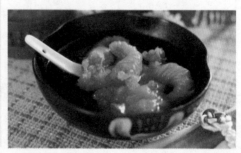

● 地黄乌鸡汤

材料：

生地黄10克，牡丹皮10克，红枣6颗，午餐肉100克，乌鸡1只（约重1500克），姜、盐、味精、料酒、骨头汤各适量

做法：

①将生地黄洗净，切成薄片；红枣、牡丹皮洗净；午餐肉切片。

②乌鸡去内脏及爪尖，切成方块，入开水中余去血水。

③将骨头汤倒入净锅中，放入所有材料，炖至鸡肉熟烂即可。

功效：

此汤具有补虚损、凉血止血的功效，对痔疮出血有一定的疗效。

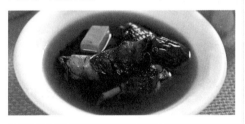

● 莲子补骨脂猪腰汤

材料：

补骨脂50克，猪腰1个，莲子、核桃各40克，姜适量，盐5克

做法：

①补骨脂、莲子、核桃分别洗净浸泡；猪腰剖开除去白色筋膜，加盐揉洗，以水冲净；姜洗净去皮切片。

②将所有材料放入砂煲中，注入清水，大火煲沸后转小火煲煮2个小时。

③加入盐调味即可。

功效：

本品具有温补脾肾的功效，适合脾肾阳虚型的痔疮患者食用。

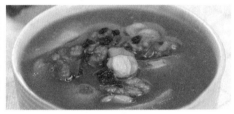

● 藕汁郁李仁蒸蛋

材料：

郁李仁8克，鸡蛋1个，藕汁适量

做法：

①将郁李仁与藕汁调匀。

②鸡蛋打入碗中，加少许水和盐，与郁李仁、藕汁调匀。

③入蒸锅蒸熟，取出，淋少许油即可。

功效：

本品具有凉血解毒、滋阴补肾的功效，适合淤毒内阻、肝肾阴虚型的痔疮患者食用。

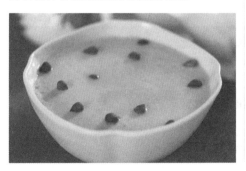

● 甘草冰糖炖香蕉

材料：

熟香蕉1根，冰糖、甘草适量

做法：

①将甘草洗净。

②取香蕉1根去皮，切成小段，放入盘中。

③加适量冰糖、甘草适量，加水少量，放入蒸锅中，隔水蒸透。

功效：

本品具有养阴润燥、润肠通便的功效，适合肝肾阴虚型的痔疮患者食用。

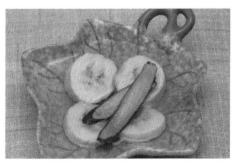

心悸

心悸指患者自觉心跳异常，惊慌不安，不能自主，或脉搏跳动参差不齐的一种症候。古称"惊悸""怔忡"。

心悸的发生主要由于先天体质虚弱或后天劳倦、久病、失血等，致气血阴阳耗损，脏腑功能失调；以及外邪侵袭、暴受惊恐、情志内伤、痰浊内停、气滞血淤等，导致心脏受损、心气虚弱、心脉不畅、心失所养、心神不宁而引起的。

◉ 对症施灸

● 气血不足

心悸不安，心中有空虚感，动则悸发，静则悸缓，善惊易恐。气虚为主者，多梦易醒，头晕气短，自汗乏力，纳呆腹胀，面色少华；血虚为主者，头晕目眩，两目干涩，四肢麻木，面色姜黄，唇甲淡白。

	灸法	选穴	灸治时间／次数	疗程	材料	主治
	艾炷灸	心俞、脾俞、膈俞、膻中、气海、关元、间使、内关、足三里	5～7壮，每日1次	10次	艾炷若干	气血不足
	艾条温和灸	心俞、脾俞、膈俞、膻中、气海、关元、间使、内关、足三里	15～20分钟，每日1次	10次	艾条若干	气血不足

● 心阴亏虚

心悸易惊，虚烦不眠，多梦易醒，头晕耳鸣，盗汗口干，手足心热。

	灸法	选穴	灸治时间／次数	疗程	材料	主治
	艾炷灸	心俞、阴郄、郄门、神门、三阴交、太溪	3壮，每日1次	10次，休息3日	艾炷若干	心阴亏虚

● 脾肾阳虚

心悸倦怠，眩晕气短，胸脘痞满，腹胀纳呆，腰痛阴冷，大便溏薄，畏寒肢凉，水肿尿少，面色苍白。

	灸法	选穴	灸治时间／次数	疗程	材料	主治
	艾条雀啄灸	脾俞、肾俞、命门、关元、内关、足三里	10～15分钟，每日1次	10次	艾条若干	脾肾阳虚

艾灸疗法主穴与配穴

精确取穴

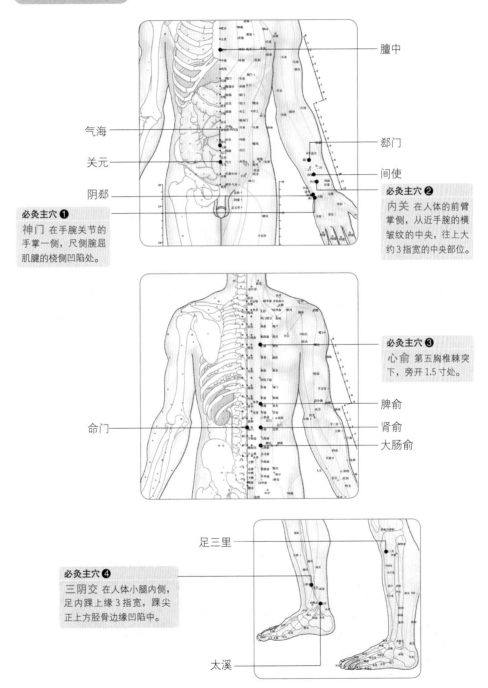

膻中

气海

关元

阴郄

郄门

间使

必灸主穴 ❷
内关 在人体的前臂掌侧，从近手腕的横皱纹的中央，往上大约3指宽的中央部位。

必灸主穴 ❶
神门 在手腕关节的手掌一侧，尺侧腕屈肌腱的桡侧凹陷处。

必灸主穴 ❸
心俞 第五胸椎棘突下，旁开1.5寸处。

命门

脾俞

肾俞

大肠俞

足三里

必灸主穴 ❹
三阴交 在人体小腿内侧，足内踝上缘3指宽，踝尖正上方胫骨边缘凹陷中。

太溪

50

151

心悸的对症药膳

● 玉竹炖猪心

材料：

玉竹50克，猪心500克，生姜、葱、花椒、味精、白糖、香油、盐、卤汁各适量

做法：

①将玉竹洗净切成段，用水稍润。将猪心剖开洗净，与生姜、葱、花椒同置锅内，用中火煮到猪心六分熟时捞出晾凉。

②将猪心、玉竹放在卤汁锅内，用小火煮，熟后捞起，切片。

③猪心与玉竹一起放入碗内，在锅内加适量卤汁，再放入盐、白糖、味精和香油加热成浓汁，将浓汁均匀地淋在猪心里外。

功效：

此汤能安神宁心、养阴生津。主治冠心病，以及由热病伤阴引起的干渴烦躁。具有养阴、润燥、除烦、止渴等功效，可治热病阴伤、咳嗽烦渴、虚劳发热、消渴易饥、尿频等症。

● 黄芪甘草鱼汤

材料：

防风5克，甘草5克，白术10克，红枣3颗，黄芪15克，虱目鱼肚1片，芹菜少许，盐、味精、淀粉适量

做法：

①将虱目鱼肚洗净，切成薄片，放少许淀粉，轻轻搅拌均匀，腌渍20分钟，备用。药材洗净、沥干，备用。

②锅置火上，倒入清水，将药材与虱目鱼肚一起煮，用大火煮沸，再转入小火续熬至味出时，放适量盐、味精调味，起锅前加入适量芹菜即可。

功效：

此汤适合平时虚弱无力、呼吸短促、畏寒怕风、体型瘦弱、容易感冒的人食用。还有延缓衰老、增强免疫功能的功效，老人可用来作为日常保健菜肴。白术、黄芪，还可补气血、壮元阳，适用于气虚、血虚、阳痿不举、早泄、梦遗等男性常见病症。

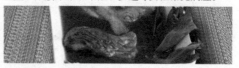

● 当归黄芪乌鸡汤

材料：

当归15克，黄芪10克，红枣8颗，乌鸡1只，盐适量

做法：

①将乌鸡洗净、剁块，放入沸水余烫，待3分钟后捞起、冲净、沥水。

②黄芪、当归、红枣分别洗净备用。

③将所有材料一同放入锅中，加水适量，以大火煮开，转小火续炖至乌鸡熟烂即可熄火。

功效：

本品具有补气养血、养心安神的功效。

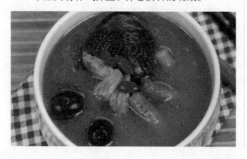

● 双仁菠菜猪肝汤

材料：

猪肝200克，菠菜2株，酸枣仁、柏子仁各10克，盐5克

做法：

①猪肝洗净切片；菠菜去头，洗净，切段。

②将酸枣仁、柏子仁装入棉布袋内，扎紧；将布袋入锅加4碗水熬高汤，熬至约剩3碗水。

③猪肝余烫后捞出，和菠菜加入高汤中，待水一开即熄火，加盐调味即成。

功效：

本品健脑镇静、滋补心肝。

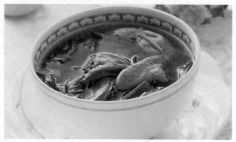

● 桂圆煲猪心

材料：

桂圆 35 克，党参 10 克，红枣 15 克，猪心 1 个，姜片 15 克，盐、鸡精、香油各适量

做法：

①猪心洗净，去肥油，切小片，红枣洗净去核，党参洗净切段备用。

②净锅上火，放入适量清水，待水沸放入切好的猪心氽烫去除血水，捞出沥干水分。

③砂锅上火，加入清水 2000 毫升，将猪心及备好的材料放入锅内，大火煮沸后改用小火煲约 2 个小时，最后再加调味料即可。

功效：

桂圆营养丰富，有补血安神、健脑益智、补养心脾的功效，"久服，强魄聪明，轻身不老"。但孕妇食用会引起流产或早产，故孕妇忌食。

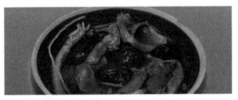

● 茯苓杏片松糕

材料：

红枣 8 颗，茯苓 5 克，杏仁 10 克，粳米 5 杯，米酒、白糖

做法：

①把粳米浸泡后磨成粉。按白糖 10%、米酒 15%、水量 45% 的比例混合，在 30℃下发酵 8 个小时。

②将红枣去核切成丝、茯苓用水煮熟、杏仁切成碎粒，撒在面团上。

③把和好的面团放在松糕框或蒸锅里，加盖蒸 20 分钟以上。

功效：

本药膳能补益气血，清火排毒，利尿消肿。其中的茯苓是化痰祛湿的良药，能排出身体多余的水分，化解因痰湿内阻引起的胸闷气短，心悸心慌。杏仁以其苦味同样起到利水除湿的效果。米酒则能行气活血，安神助眠，有助于保证休息，恢复体力。

● 松仁雪花粥

材料：

松仁 15 克，柏子仁 15 克，红枣（去核）6 颗，糯米 150 克，蛋清约 60 克，冰糖 2 大匙，棉布袋 1 个

做法：

①松仁、红枣分别用清水洗净；柏子仁用棉布袋包起备用。

②糯米洗净泡水 2 小时后，和其他材料一起放入锅中，加水熬煮成粥状，取出药材包后，加入冰糖拌至溶化。

③再将打散的蛋清淋入，搅拌均匀即可。

功效：

松仁除了有补益气虚、安神益智的作用，还因其含有丰富的油脂，而具有润滑肠道，帮助排便的功效。

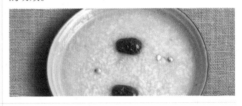

● 虫草海马汤

材料：

冬虫夏草 2 克，海马 4 只，新鲜大鲍鱼 1 个，鸡肉 500 克，猪瘦肉 200 克，金华火腿 30 克，生姜 2 片，花雕酒 3 克，盐 2 克，鸡精粉 2 克，味精 3 克，浓缩鸡汁 2 克

做法：

①将海马洗净，用瓦煲焗去异味；鸡肉洗净剁成块，猪瘦肉切成大粒；金华火腿切成粒。

②将切好的材料过水去掉杂质，放入炖盅，放入锅中隔水炖 4 个小时后，放入调味料调味即成。

功效：

此汤能健脾补肾、益气壮阳。凡有病久体虚、肢冷自汗、阳痿遗精、腰膝酸痛、心悸气短、失眠多梦、盗汗等症状的人，均可服食此汤进行治疗。此汤对心血管疾病、呼吸系统疾病、性功能障碍、肾功能衰竭、肝脏疾病、肿瘤等疾病均有很好的治疗作用。

50

眩晕

眩是指"眼花",晕是指视物模糊或眼前发黑,头晕旋转,站立不稳。因二者常同时出现,故合称眩晕。

中枢性(脑性)、周围性(耳性)、眼源性、中毒性、外伤性等因素,以及贫血、高血压、低血压、颈椎病、心血管疾病、神经官能症等疾病,都能引起眩晕。

● 对症施灸

● 肝阳上亢

眩晕耳鸣,心烦易怒,失眠多梦,或兼面红耳赤,口干苦,便秘尿赤,甚则眩晕欲扑,头痛呕耻,肢麻震颤,语言不利,步伐不稳。

	灸法	选穴	灸治时间/次数	疗程	材料	主治
	艾条温和灸	风池、肝俞、肾俞、侠溪、行间、太冲	15~30分钟,每日或隔日1次	10次	艾条若干	肝阳上亢
	艾炷隔芹菜根灸	风池、肝俞、肾俞、侠溪、行间	3~5壮,每日1次	10次	芹菜根切成0.2厘米的薄片,艾炷若干	肝阳上亢

● 肾精不足

脑转耳鸣,多梦健忘,记忆力减迅,精神委靡,腰膝酸软,不耐劳作,或遗精滑泄,齿摇发落。

	灸法	选穴	灸治时间/次数	疗程	材料	主治
	艾炷灸	百会、肾俞、命门、太溪、三阴交、涌泉	3~5壮,隔日1次	5次	艾炷若干	肾精不足

● 心脾两虚

头晕眼花,甚则晕倒,劳累即发,动则加剧,伴心悸气短,失眠困倦,饮食减少,神疲懒言,动则汗出,面色无华。

	灸法	选穴	灸治时间/次数	疗程	材料	主治
	艾炷隔姜灸	百会、膈俞、脾俞、肾俞、关元、足三里。	5~7壮,每日或隔日1次	10次	艾炷若干,姜片若干	心脾两虚

艾灸疗法主穴与配穴

精确取穴

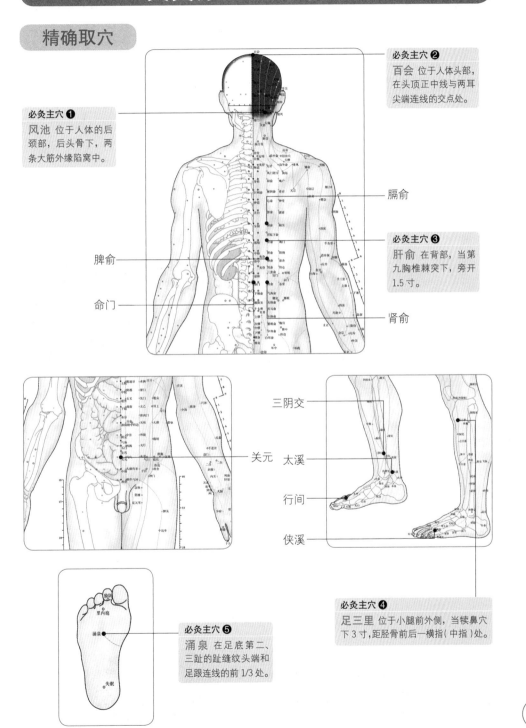

必灸主穴 ❶
风池 位于人体的后颈部，后头骨下，两条大筋外缘陷窝中。

必灸主穴 ❷
百会 位于人体头部，在头顶正中线与两耳尖端连线的交点处。

膈俞

脾俞

命门

必灸主穴 ❸
肝俞 在背部，当第九胸椎棘突下，旁开1.5寸。

肾俞

关元

三阴交

太溪

行间

侠溪

必灸主穴 ❹
足三里 位于小腿前外侧，当犊鼻穴下3寸，距胫骨前后一横指（中指）处。

必灸主穴 ❺
涌泉 在足底第二、三趾的趾缝纹头端和足跟连线的前1/3处。

51

眩晕的对症药膳

● 核桃鱼头汤

材料：

鱼头 1 个，核桃仁 30 克，桂圆肉 25 克，豆腐 250 克，米酒 15 毫升，姜 10 克，葱 15 克，胡椒粉 3 克，鸡油 3 毫升，味精 3 克

做法：

①鱼头去鳞，除去内脏，洗净；桂圆肉、核桃仁洗净；豆腐切块。

②将所有主料放入锅中，用大火煮沸后改小火炖 30 分钟，加入调料即可。

功效：

核桃仁、桂圆肉皆有益气养血之功效，豆腐和鱼头蛋白质高、脂肪低，可降血脂、降血压，故此汤对由贫血、血压高而致的头晕目眩者有很好的食疗作用。

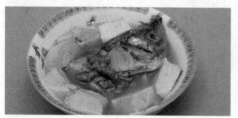

● 红枣当归鸡腿

材料：

鸡腿 100 克，猕猴桃 80 克，红枣 5 克，当归 2 克，食用油、酱油各适量

做法：

①红枣、当归放入碗中，倒入米酒浸泡 3 个小时。

②鸡腿用酱油拌匀，放置 5 分钟入油锅炸至两面呈金黄色，取出，切块。

③鸡腿块入锅，倒入碗中的米酒、红枣、当归，转中火煮 15 分钟，捞出转盘。

④猕猴桃洗净，剥皮，切片，转盘即可食用。

功效：

鸡肉温中健脾、滋补养身，猕猴桃调理中气，红枣、当归益气补血。食用此品可促进人体血液循环，气行顺畅，从而使脑部供血正常，减少头晕目眩症状的发生。

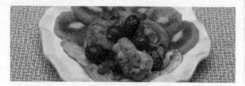

● 枸杞菊花粥

材料：

枸杞子 20 克，粳米 100 克，菊花 5 克，白糖适量

做法：

①枸杞子、粳米洗净，泡发，备用。

②砂锅加水，放入枸杞子、粳米，先用大火煮开，后改小火慢熬。

③待粳米开花、枸杞子煮烂，放入菊花，加盖闷 5 分钟，再加白糖拌匀即成。

功效：

枸杞子益气养血，粳米补中益气、滋阴健脾，菊花具有疏风清热之功效，可治头痛、晕眩。三味配伍，对由气虚、血虚而致头晕目眩者有一定的帮助。

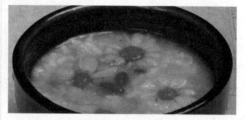

● 黑豆苁蓉汤

材料：

淡菜 200 克，黑豆 250 克，肉苁蓉 10 克，生姜少许，盐适量

做法：

①铁锅不加油，倒入黑豆炒至裂开，用清水洗去浮渣，晾干。

②肉苁蓉、淡菜、生姜洗净，肉苁蓉和生姜切片备用。

③煲锅内放适量水，放入姜片开大火煮沸。

④放入黑豆、肉苁蓉、淡菜，用中火煲 3 个小时，起锅前加盐调味即可。

功效：

黑豆益气补虚，降血脂；淡菜、肉苁蓉皆补肝肾，益精血，可治血气不足。三者同食，可治因气虚、血虚而出现的头晕目眩。

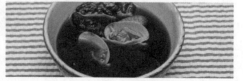

● 归芪补血乌鸡汤

材料：

乌鸡1只，当归、黄芪各15克，盐适量

做法：

①乌鸡洗净，剁块，放入沸水中余烫，待3分钟后捞起，冲净，沥水。

②当归、黄芪分别洗净，备用。

③乌鸡和当归、黄芪一道入锅，加6碗水，以大火煮开，转小火续炖25分钟，煮至乌鸡肉熟烂，以盐调味即可。

功效：

此汤有造血功能，能促进血液循环，减少头晕目眩症状的发生。

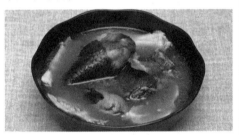

● 当归龙眼鸡肉汤

材料：

鸡大胸175克，龙眼肉10颗，当归5克，盐4克，葱段2克，姜片3克

做法：

①将鸡大胸洗净切块，龙眼肉洗净，当归洗净备用。

②汤锅上火倒入水，调入盐、葱段，姜片，下入鸡大胸肉、龙眼肉、当归煲至成熟即可。

功效：

本品具有补脾养血、宁心安神的功效。

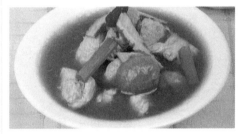

● 猪肝汤

材料：

猪肝300克，小白菜段半杯，盐1/4茶匙，米酒、淀粉、香油、姜丝适量

做法：

①猪肝洗净，切片，沾淀粉后余烫，捞出备用。

②烧开3杯水，水开后投入小白菜、盐、姜丝，最后再把猪肝加入稍沸熄火。

③淋上米酒及香油即可。

功效：

本品具有补血养肝、增强肝脏的藏血功能的作用，对由血虚而致头晕目眩者有一定的帮助。

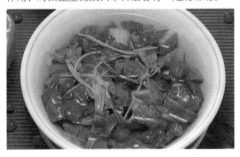

● 红腰豆煲鹌鹑

材料：

南瓜200克，鹌鹑1只，红腰豆50克，盐4克，味精2克，姜5克，高汤适量，香油3毫升

做法：

①将南瓜去皮、籽，洗净切滚刀块，鹌鹑洗净剁块焯水备用，红腰豆洗净。

②炒锅上火倒入花生油，将姜炝香，下入高汤，调入盐、味精，加入鹌鹑、南瓜、红腰豆煲至熟，淋入香油即可。

功效：

本品具有益气健脾、养血补血的功效。

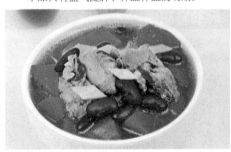

呃逆

呃逆古称"哕"，即"膈肌痉挛"，是指气逆上冲，喉间"呃呃"连声，声短而频，不能自制的一种病症。

呃逆的发生多于寒邪侵袭，饮食不节，情志失和，导致食滞、气郁、胃火；或中焦虚寒，外寒客于胃中；或病后虚羸，下元亏损，导致气不顺行，胃失和降，上逆动膈。

● 对症施灸

● 胃中寒冷

呃声有力，遇寒尤甚，得热可减，伴胸脘不适，饮食减少，喜热饮，恶冷食。

灸法	选穴	灸治时间／次数	材料	主治
艾炷隔姜灸	膈俞、天突、膻中、中脘、梁门、内关、足三里	10～20分钟，每日1～2次	艾炷若干，姜片若干	胃中寒冷
艾条雀啄灸	膈俞、天突、膻中、中脘、梁门、内关、足三里	10～20分钟，每日1～2次	艾条若干	胃中寒冷

● 气滞痰阻

咯声响亮，夹有痰阻，呼吸不利，胸胁胀满，脘闷嗳气，肠鸣矢气。

灸法	选穴	灸治时间／次数	材料	主治
艾炷隔姜灸	膈俞、期门、天枢、内关、丰隆、太冲	10～20分钟，每日1～2次	艾炷若干，姜片若干	气滞痰阻
艾条温和灸	膈俞、期门、天枢、内关、丰隆、太冲	15～20分钟，每日1～2次	艾条若干	气滞痰阻

● 脾肾阳虚

呃声低长或短促而不连续，脘腹不舒，泛吐清水，喜热按，食少倦怠，面色无华，或久泻便溏，神疲气怯，腰膝无力，手足不温。

灸法	选穴	灸治时间／次数	疗程	材料	主治
艾炷灸	膈俞、肾俞、脾俞、膻中、气海、关元、内关、足三里、太溪	3～5壮，隔日1次	艾炷若干	脾肾阳虚	心脾两虚

艾灸疗法主穴与配穴

精确取穴

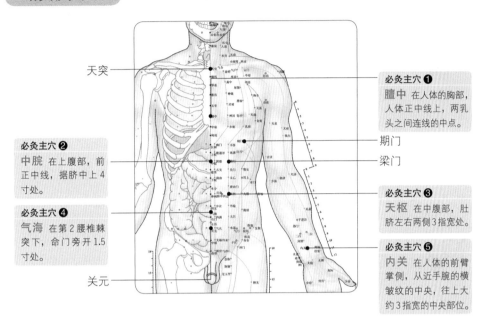

天突

期门
梁门

必灸主穴 ❶
膻中 在人体的胸部，人体正中线上，两乳头之间连线的中点。

必灸主穴 ❷
中脘 在上腹部，前正中线，据脐中上 4 寸处。

必灸主穴 ❹
气海 在第 2 腰椎棘突下，命门旁开 1.5 寸处。

关元

必灸主穴 ❸
天枢 在中腹部，肚脐左右两侧 3 指宽处。

必灸主穴 ❺
内关 在人体的前臂掌侧，从近手腕的横皱纹的中央，往上大约 3 指宽的中央部位。

必灸主穴 ❻
足三里 位于小腿前外侧，当犊鼻穴下 3 寸，距胫骨前后一横指（中指）处。

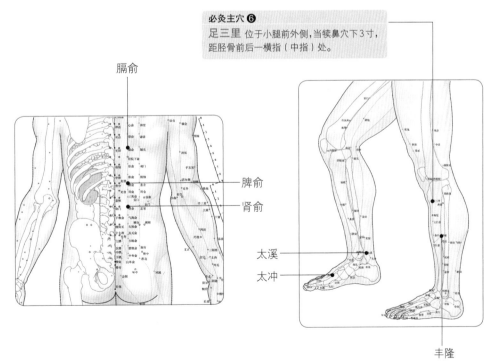

膈俞

脾俞
肾俞

太溪
太冲

丰隆

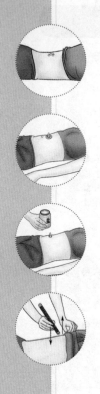

本章看点

● 糖尿病 *必灸主穴：肺俞、脾俞、关元*

● 哮喘 *必灸主穴：大椎、风门、膏肓、定喘*

● 心脏病 *必灸主穴：膻中、巨阙、肺俞、心俞、关元、内关*

● 脑出血 *必灸主穴：内关、劳宫、百会、神阙、人中*

● 中风 *必灸主穴：肩髃、曲池、外关、伏兔、阳陵泉、足三里、中脘*

● 慢性胃炎 *必灸主穴：中脘、脾俞、足三里、胃俞*

● 胃痛 *必灸主穴：脾俞、胃俞、足三里、神阙、内关*

● 黄疸 *必灸主穴：肝俞、胆俞、至阳、阳陵泉、足三里*

● 肝硬化 *必灸主穴：肾俞、肝俞、脾俞、中脘、期门、关元、三阴交*

● 高血压 *必灸主穴：风池、曲池、足三里、太冲、绝骨、涌泉*

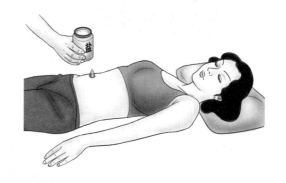

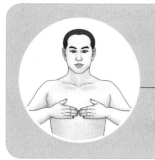

第七章
灸一灸大病去

　　心脏病、高血压、糖尿病是威胁人类身体健康的三大杀手。这三种病发病率高、死亡率高，一直是医学界的难题。中医艾灸治疗这些病症有奇效。本章详细介绍了糖尿病、哮喘、心脏病、脑出血、中风、慢性胃炎、胃痛、黄疸、肝硬化、高血压、急性阑尾炎等各种疾病的艾灸疗法。患者在采用现代医学治疗的同时使用艾灸疗法，能减轻痛苦，加快病症痊愈。

糖尿病

糖尿病是各种致病因子作用于机体，导致胰岛功能减退、胰岛素抵抗的疾病，典型病例可出现多尿、多饮、多食、消瘦等表现，即"三多一少"症状。中医将其归入"消渴""消瘅"范畴的。

现代医学认为，糖尿病的发生与自身免疫系统缺陷、遗传基因、病毒感染、肥胖、年龄等有关。糖尿病分原发和继发两类。其基本病理是胰岛素绝对或相对分泌不足，对抗胰岛素作用的激素分泌过旺，引起糖、脂肪、蛋白质代谢紊乱。中医认为：五志过极，精神烦劳，气极郁结，心火偏亢；或饮食偏嗜肥甘酒辛，脾胃运化失职，积热内蕴，耗液伤津；或恣情纵欲，房劳伤肾，封藏失职，引起阴虚火旺，上蒸肺胃等，均可发生消渴。

● 艾灸治疗方法

	灸法	选穴	灸治时间／次数	疗程	材料	主治
	艾炷直接灸	肺俞、脾俞、肾俞、命门、关元、中脘、足三里、三阴交、复溜、太溪	3壮，隔日1次	10次	艾炷若干	糖尿病
	艾炷隔姜灸	①中脘、足三里 ②身柱、脾俞、命门 ③气海、关元 ④脊中、肾俞 ⑤华盖、梁门 ⑥大椎、肝俞 ⑦腹哀、关元、中极 ⑧肺俞、膈俞、肾俞	每次选1组穴位，各灸10～30壮，隔日1次，交替运用	10次	艾炷若干，姜片若干	糖尿病
	艾条温和灸	肺俞、脾俞、肾俞、命门、关元、中脘、足三里、三阴交、复溜、太溪	5～10分钟，每日1次	10次	艾条若干	糖尿病
	温盒灸	关元	10～30分钟	10次	艾绒若干	糖尿病

艾灸疗法主穴与配穴

精确取穴

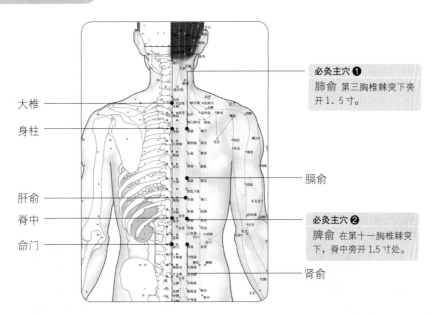

大椎

身柱

肝俞

脊中

命门

必灸主穴 ❶
肺俞 第三胸椎棘突下旁开1.5寸。

膈俞

必灸主穴 ❷
脾俞 在第十一胸椎棘突下，脊中旁开1.5寸处。

肾俞

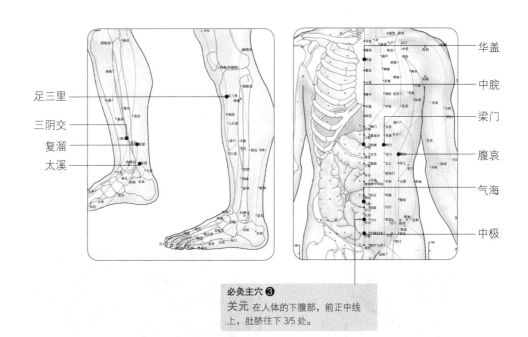

足三里

三阴交

复溜

太溪

华盖

中脘

梁门

腹哀

气海

中极

必灸主穴 ❸
关元 在人体的下腹部，前正中线上，肚脐往下3/5处。

53

糖尿病的对症药膳

● 蛤蜊白菜汤

材料：

蛤蜊 300 克，白菜 250 克，香菜 10 克，植物油 5 克，生姜、盐各适量

做法：

①将蛤蜊剖开洗净；白菜洗净，切段；香菜洗净，切段。

②锅上火，加入植物油烧热，下入蛤蜊煎 2 分钟至腥味去除。

③锅中加入高汤烧沸，下入蛤蜊、白菜、生姜煲 20 分钟，调入盐，撒上适量的香菜即可。

功效：

本品滋阴润燥、清热化痰，适合各个证型的高脂血症患者食用。

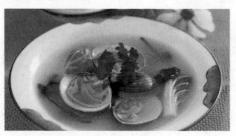

● 手撕兔肉

材料：

兔肉 300 克，红椒适量，植物油 6 克，葱段、姜片、八角、盐、醋、熟芝麻各适量

做法：

①兔肉洗净，入水氽烫后捞出洗去血沫；红椒洗净切圈。

②兔肉入高压锅，加盐、姜片、八角、醋、适量清水，上火压至软烂，取肉撕成丝。

③起油锅，爆香葱段、熟芝麻、红椒，盛出浇在兔肉上即可。

功效：

此菜具有滋阴凉血、益气补虚的作用，适合各个证型的糖尿病患者食用。

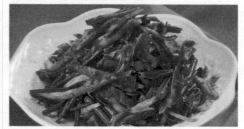

● 蒜蓉蒸扇贝

材料：

扇贝 200 克，蒜蓉 50 克，粉丝 30 克，油、葱丝、红椒丁、盐、味精各适量

做法：

①扇贝洗净剖开，留一半壳；粉丝泡发，剪小段。

②将贝肉洗净，剖两三刀，放置在贝壳上，撒上粉丝，上笼屉，蒸 2 分钟。

③烧热油锅，下蒜蓉、葱丝、红椒丁煸香，放入盐、味精，熟后淋到扇贝上。

功效：

此菜滋阴补肾、健脾和胃的功效，适合肝肾阴虚型高脂血症患者食用。

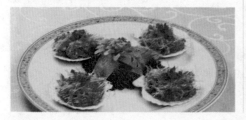

● 草菇扒芥菜

材料：

芥菜 200 克，草菇 300 克，大蒜 10 克，老抽、盐、鸡精各适量

做法：

①将芥菜洗净，入沸水中氽熟装盘；草菇洗净沥干。

②大蒜去皮切片。油锅烧热，大蒜爆香，倒入草菇滑炒片刻，再倒入老抽、少量水烹调片刻。

③加盐、鸡精调味，将草菇倒在芥菜上即可。

功效：

本菜清热解毒、养阴生津、降压降脂，适合肺热伤津以及胃热炽盛的糖尿病患者食用。

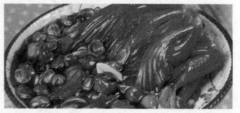

● 薄荷水鸭汤

材料：

水鸭 400 克，鲜薄荷 30 克，钩藤 10 克，生姜、盐、味精、胡椒粉、鸡精各适量

做法：

①水鸭收拾干净，斩成小块；鲜薄荷洗净，摘取嫩叶；钩藤洗净；生姜洗净，切片。

②锅中加水烧沸，下鸭块余去血水，捞出；钩藤煎水去渣。

③净锅加油烧热，下入生姜片、鸭块炒干水分，加入钩藤药汤，倒入煲中煲约 30 分钟，再下入薄荷叶、盐、味精、胡椒粉、鸡精，调匀即可。

功效：

　本品具有清热解毒、利咽润喉、滋阴潜阳、降压降糖、补虚益气等功效。可用于肝火旺盛、肝阳上亢所致的咽喉肿痛、高血压、糖尿病等。

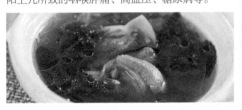

● 白木耳西红柿汤

材料：

白木耳 20 克，西红柿 150 克

做法：

①将白木耳用温水泡发，去杂质洗净，撕碎。西红柿洗净，切块。

②在锅内加适量水，放入白木耳、西红柿块，大火煮沸即成。

功效：

　本品具有清热生津、益气补虚、止消渴的功效，适合各个证型的糖尿病患者食用。

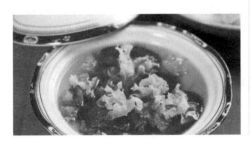

● 如意蕨菜蘑

材料：

蕨菜嫩秆、蘑菇、鸡脯肉丝、胡萝卜、白萝卜各适量，盐、淀粉、油、葱丝、姜丝、料酒、蒜片、鲜汤各适量

做法：

①蕨菜洗净切段；蘑菇洗净切片，鸡脯肉丝用温热油滑熟。

②锅内放油烧热，用葱丝、姜丝、蒜片炝锅，放蕨菜段煸炒，入鸡脯肉丝、蘑菇、鲜汤及调料，汤沸后用淀粉勾芡，煨至入味即可装盘。

功效：

　本品清热解毒、健脾益胃，适合胃火炽盛、肺热伤津型糖尿病患者食用。

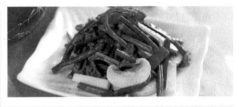

● 乌鸡白木耳煲杞子

材料：

乌鸡 300 克，白木耳 100 克，枸杞子 10 克，花生油、盐、味精、姜各适量

做法：

①将乌鸡处理干净斩块，余水备用；白木耳洗净摘成小块备用，枸杞子浸泡洗净。

②净锅上火倒入花生油，下入姜炝香，加入水，调入盐、味精，下入白木耳、乌鸡、枸杞子煲至成熟即可。

功效：

　本品具有益气补虚、滋阴生津的功效。

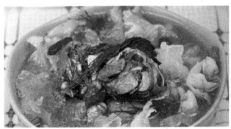

53

哮喘

哮喘是由多种细胞参与的慢性气道炎症;患者反复出现喘息、气促、胸闷和咳嗽等症状。一年四季均可发病,尤其寒冷季节及气候急剧变化时发病较多。属中医的"喘证""吼证""痰饮"范畴。

支气管哮喘的发病是由刺激所激发,引起支气管平滑肌痉挛,黏膜充血、水肿和炎细胞浸润,因而支气管口径缩小,衬里增厚,管径广泛阻塞,导致呼吸困难。中医以为,本病是在体质素虚,禀赋异常,肺脾肾功能失常,阳气易于逆乱,伏痰留饮的基础上,由外感六淫,精神刺激,过度劳累等因素诱发。

◉ 对症施灸

● 冷哮

突然哮喘,遇寒诱发或加剧,喉中哮鸣,胸闷如窒,呼吸急促,不能平卧,咳痰清稀,背冷,口不渴或喜热馈,面色青灰或苍白,或兼恶寒发热。

	灸法	选穴	灸治时间／次数	疗程	材料	主治
	艾炷直接灸	大椎、风门、肺俞、天突、膻中、尺泽、列缺、丰隆	3～5壮,隔日1次	5次	艾炷若干	冷哮
	艾炷隔姜灸	大椎、风门、肺俞、天突、膻中、尺泽、列缺、丰隆	5～7壮,每日或隔日1次,必要时1日2次	7日	艾炷若干、姜片若干	冷哮

● 虚喘

哮喘发作徐缓,持续不解,声低息微,动则喘剧,烦躁汗出,面色苍白。

	灸法	选穴	灸治时间／次数	疗程	材料	主治
	炷瘢痕灸	定喘、肺俞、天突、璇玑、膻中、气海、关元、太渊	3～9壮,10日1次	3次	艾炷若干	虚喘
	艾条温和灸	定喘、肺俞、天突、璇玑、膻中、气海、关元、太渊	5～10分钟,每日或隔日1次	5次	艾条若干	虚喘

艾灸疗法主穴与配穴

精确取穴

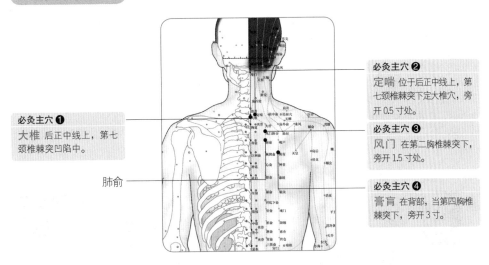

必灸主穴 ❶

大椎 后正中线上，第七颈椎棘突凹陷中。

肺俞

必灸主穴 ❷

定喘 位于后正中线上，第七颈椎棘突下定大椎穴，旁开0.5寸处。

必灸主穴 ❸

风门 在第二胸椎棘突下，旁开1.5寸处。

必灸主穴 ❹

膏肓 在背部，当第四胸椎棘突下，旁开3寸。

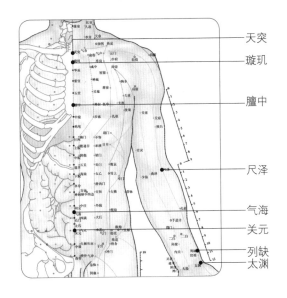

天突

璇玑

膻中

尺泽

气海

关元

列缺

太渊

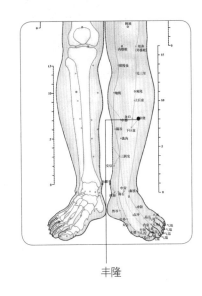

丰隆

健康贴士

（1）支气管哮喘患者的饮食宜清淡，少刺激，不宜过饱、过咸、过甜，忌生冷、酒、辛辣等刺激性食物。

（2）过敏性体质者宜少食异性蛋白类食物，一旦发现某种食物确实可诱发患者支气管哮喘发病，应避免进食。宜多食植物性大豆蛋白，如豆类及豆制品等。

哮喘的对症药膳

● 白果炖鸭

材料：

白果 10 克，鸭 1 只，生姜 10 克，盐 3 克，味精 3 克，鸡精 5 克，胡椒粉 3 克

做法：

①鸭洗净斩小块，生姜切片。

②净锅上火，加水烧沸，把鸭下入沸水中汆烫。

③锅中加油烧热，下入姜片爆香，加入适量清水，放入鸭、白果煲 30 分钟，加入盐、味精、鸡精、胡椒粉即可。

功效：

此汤具有清热宣肺、化痰定喘的功效，适合热哮型的哮喘患者食用。

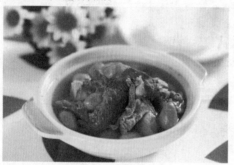

● 甘菊桔梗雪梨汤

材料：

甘菊 5 朵，桔梗 5 克，雪梨 1 个，冰糖 5 克

做法：

①甘菊、桔梗加 1200 克水煮开，转小火继续煮 10 分钟，去渣留汁，加入冰糖搅匀后，盛出待凉。

②雪梨洗净削皮，梨肉切丁备用。

③将切丁的梨肉加入已凉的甘菊水即可。

功效：

此汤具有清热宣肺、化痰定喘的功效，适合热哮型的哮喘患者食用。

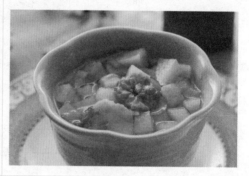

● 鹌鹑五味子陈皮粥

材料：

鹌鹑 3 只，粳米 80 克，五味子、陈皮各 10 克，肉桂、姜、盐、葱花各适量

做法：

①鹌鹑洗净，切块，入沸水中汆烫；粳米淘净；肉桂、五味子、陈皮洗净，装入棉布袋，扎紧袋口。

②锅中放入鹌鹑、粳米、姜末及药袋，加入沸水，中火焖煮至米粒开花后，改小火熬煮成粥，加盐，撒入葱花即可。

功效：

本粥具有健脾益气、补肺纳喘的作用，适合虚哮型的哮喘患者食用。

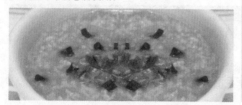

● 椰汁薏苡仁萝卜粥

材料：

椰汁 50 克，薏苡仁 80 克，玉米粒、白萝卜、豌豆各 15 克，冰糖 7 克，葱花少许

做法：

①薏苡仁洗净后泡发；玉米粒洗净；白萝卜洗净，切丁；豌豆洗净。

②锅置火上，注入水，加入薏苡仁煮至米粒开花后，加入玉米、白萝卜、豌豆同煮。

③煮熟烂后加入冰糖、椰汁，撒上葱花即可。

功效：

此汤具有清热宣肺、化痰定喘的功效，适合热哮型的哮喘患者食用。

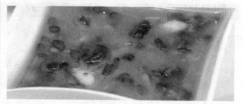

香菇冬瓜

材料：
干香菇10朵，冬瓜500克，海米、姜丝、盐、味精、水淀粉、香油各适量

做法：
①香菇泡发，洗净切丝；冬瓜去皮、籽，洗净挖成球状。
②锅中油烧热，爆香姜丝后放入香菇丝，倒入清水，放入海米煮开。
③放入冬瓜球煮熟，加盐、味精调味，水淀粉勾芡，淋上香油即可。

功效：
本品具有清热宣肺、补肺纳喘的功效，适合热哮、虚哮型的哮喘患者食用。

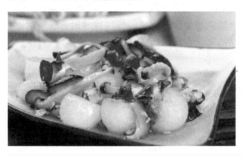

五味子炖肉

材料：
五味子50克，猪瘦肉200克，白果30克，盐适量

做法：
①猪瘦肉洗净，切片，备用。
②五味子、白果洗净，备用。
③将五味子、白果与瘦肉一起放入炖锅，炖至肉熟，加入盐调味即可。

功效：
本品具有健脾益气、补肺纳喘的功效，适合虚哮型的哮喘患者食用。

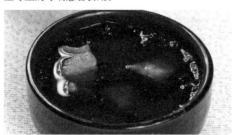

麻黄陈皮瘦肉汤

材料：
猪瘦肉200克，麻黄10克，射干15克，陈皮3克，食用油、盐各适量

做法：
①陈皮洗净，切小片；猪肉洗净，切片备用；射干、麻黄洗净，煎汁去渣备用。
②在锅内放食油少许，烧热后，放入猪肉片，翻炒片刻。
③加入陈皮、药汁，加少量清水煮熟，再放入盐调味即可。

功效：
本品具有宣肺散寒、化痰平喘的功效，适合冷哮型的哮喘患者食用。

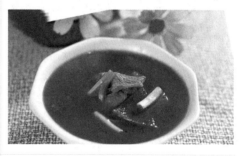

紫菀款冬猪肺汤

材料：
紫菀10克，款冬15克，猪肺300克，盐4克，姜片4克

做法：
①将猪肺用清水洗净，切块。
②猪肺与洗净的紫菀，款冬共煮。
③煮至熟时加入盐、姜片调味即可。

功效：
本品具有补肺定喘、去咳祛痰作用，适合咳逆喘息、痰多阻肺、呼吸困难等哮喘患者食用。

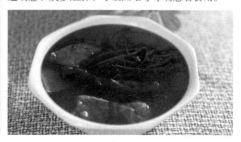

心脏病

心脏病是心脏疾病的总称，包括风湿性心脏病、先天性心脏病、高血压性心脏病、冠心病、心肌炎等各种心脏疾病。这里重点介绍慢性肺源性心脏病和冠状动脉粥样硬化性心脏病。

绝大多数慢性肺源性心脏病是在慢性支气管炎、肺气肿基础上发生的。肺胸疾病或肺血管慢性病变逐渐引起肺动脉高压，进一步发展成右心肥大，导致肺心病，最后发生呼吸、循环衰竭。冠状动脉粥样硬化性心脏病的发病机制，一般认为与年龄大、吸烟、肥胖、高血压、高脂血症、糖尿病、某些内分泌功能低下及遗传因素有密切关系。

● 对症施灸

● 慢性肺源性心脏病（肺心病）

缓解期表现为咳嗽咯痰，气短动则尤甚，腰腿酸软，食少乏力或心悸。发作时，咳喘加重，甚则喘息不能平卧，痰多色黄黏稠。后期则心悸，水肿；痰迷心窍则神昏谵语，昏迷抽搐，大汗淋漓，吐血便血，肢冷脉微，甚至阴阳离决而死亡。

	灸法	选穴	灸治时间／次数	疗程	材料	主治
	艾炷隔姜灸	肺俞、脾俞、肾俞、天突、中府、膻中、气海、尺泽、内关、神门、足三里、丰隆	3～5壮，隔日1次	10次休息7日	艾炷若干，姜片若干	慢性肺源性心脏病
	艾炷隔盐灸	神阙	3～7壮，每日1次	10次	艾炷若干，盐若干	慢性肺源性心脏病

● 冠状动脉粥样硬化性心脏病（冠心病）

寒凝心脉、痰浊痹阻、气滞血淤、心阳不振、心脾两虚、阳气暴脱。

	灸法	选穴	灸治时间／次数	疗程	材料	主治
	艾炷隔附子饼灸	关元、气海	7～9壮，每日或隔日1次	10次	艾炷若干，附子饼若干	冠状动脉粥样硬化性心脏病
	艾条温和灸	心俞、膻中、巨阙、通里、间使、内关、足三里	15～20分钟，每日或隔日1次	10次	艾条若干	冠状动脉粥样硬化性心脏病

艾灸疗法主穴与配穴

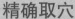

精确取穴

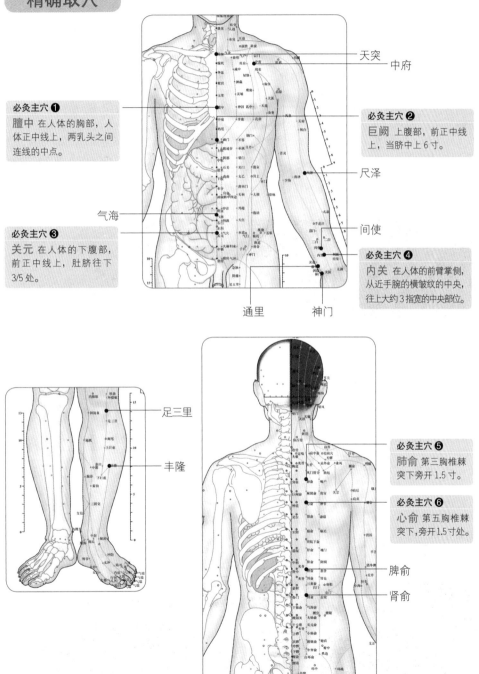

天突

中府

必灸主穴 ❶
膻中 在人体的胸部，人体正中线上，两乳头之间连线的中点。

必灸主穴 ❷
巨阙 上腹部，前正中线上，当脐中上6寸。

尺泽

气海

间使

必灸主穴 ❸
关元 在人体的下腹部，前正中线上，肚脐往下3/5处。

必灸主穴 ❹
内关 在人体的前臂掌侧，从近手腕的横皱纹的中央，往上大约3指宽的中央部位。

通里

神门

足三里

丰隆

必灸主穴 ❺
肺俞 第三胸椎棘突下旁开1.5寸。

必灸主穴 ❻
心俞 第五胸椎棘突下，旁开1.5寸处。

脾俞

肾俞

第七章 灸—灸大病去

55

171

心脏病的对症药膳

● 鸽肉莲子红枣汤

材料：

鸽子 1 只, 莲子 60 克, 红枣 25 克, 姜 5 克, 盐 4 克, 味精 4 克

做法：

① 鸽子洗净, 切成小块; 莲子、红枣泡发洗净; 姜切片。

②将鸽块下入沸水中余去血水后, 捞出。

③锅上火加油烧热, 用姜片爆锅, 下入鸽块稍炒后, 加适量清水, 下入红枣、莲子一起炖 35 分钟至熟, 调入盐、味精即可。

功效：

本品具有益气养阴、活血通脉的功效, 适合气阴两虚型的冠心病患者食用。

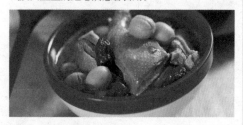

● 丹参山楂粥

材料：

丹参 20 克, 干山楂 30 克, 粳米 100 克, 冰糖 5 克, 葱花少许

做法：

①粳米洗净, 放入水中浸泡; 干山楂用温水泡后洗净。

②丹参洗净, 用纱布袋装好扎紧封口, 放入锅中加清水熬汁。

③锅置火上, 放入粳米煮至七成熟, 放入山楂、倒入丹参汁, 煮至粥将成, 放冰糖调匀, 撒葱花便可。

功效：

此粥活血化淤、降压降脂、消食化积, 适合淤血阻滞型的冠心病患者食用。

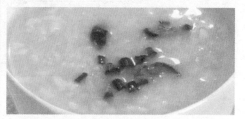

● 桂参红枣猪心汤

材料：

桂枝 5 克, 党参、杜仲各 10 克, 红枣 6 颗, 猪心半个, 盐适量

做法：

①将猪心挤去血水, 放入沸水中余烫, 捞出冲洗净, 切片。

②桂枝、党参、红枣、杜仲分别洗净, 放入锅中, 加 3 碗水, 以大火煮开, 转小火续煮 30 分钟。

③再转中火让汤汁沸腾, 放入猪心片, 待水再开, 加盐调味即可。

功效：

本品具有辛温散寒、宣通心阳的功效, 适合寒凝心脉型的冠心病患者食用。

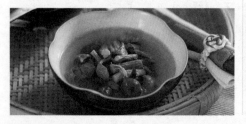

● 生姜肉桂炖猪肚

材料：

猪肚 150 克, 猪瘦肉 50 克, 生姜 15 克, 肉桂 5 克, 薏苡仁 25 克, 盐 4 克

做法：

①猪肚里外反复洗净, 余水后切成长条; 猪瘦肉洗净后切成块。

②生姜去皮, 洗净, 用刀拍烂; 肉桂浸透洗净, 刮去粗皮; 薏苡仁淘洗干净。

③将所有材料放入炖盅, 加适量清水, 隔水炖 2 个小时, 加盐调味即可。

功效：

本品具有辛温散寒、宣通心阳的功效, 适合寒凝心脉型的冠心病患者食用。

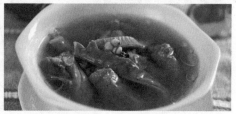

● 知母玉竹饮

材料：

知母 10 克，玉竹 20 克，蜂蜜适量

做法：

①将知母、玉竹洗净，放入锅中，加水 500 毫升。

②大火煮开后再转小火煮 5 分钟即可关火。

③将药汁倒入杯中，待温度低于 60℃时，加入蜂蜜，搅拌均匀即可饮用。

功效：

本品具有安神宁心、养阴生津的功效，对气阴两虚型冠心病以及热病伤阴的干渴、烦渴有良好的食疗作用。

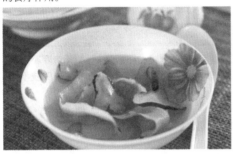

● 枸杞子炖甲鱼

材料：

甲鱼 250 克，枸杞子 30 克，熟地黄 30 克，红枣 10 颗，盐、味精各适量

做法：

①甲鱼宰杀后洗净。

②枸杞子、熟地黄、红枣洗净。

③将全部用料一齐放入煲内，加开水适量，以小火炖 2 小时，加盐和味精调味即可。

功效：

本品具有滋阴养血、补益肝肾的功效，适合气阴两虚型的冠心病患者食用。

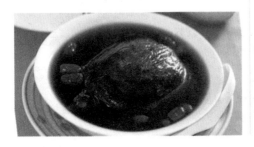

● 红花糯米粥

材料：

糯米 100 克，红花、桃仁各 10 克，蒲黄 5 克

做法：

①将红花、桃仁、糯米、蒲黄洗净，备用。

②把红花、桃仁、蒲黄放入净锅中，加水煎煮 30 分钟，捞出药渣。

③锅中再加入糯米煮成粥即可。

功效：

本品具有活血化淤、通脉止痛的功效，适合心血淤阻型的冠心病患者食用。

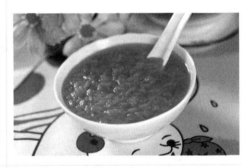

● 参归山药猪腰汤

材料：

猪腰 1 个，人参、当归各 10 克，山药 30 克，香油、葱花、姜丝各适量

做法：

①猪腰子剖开去除筋膜，洗干净，在背面用刀划斜纹，切片备用；山药洗净去皮，切片备用；人参洗净，切片备用；当归洗净备用。

②人参、当归放入砂锅中，加清水煮沸 10 分钟。

③再加入猪腰片，山药，煮熟后加香油、葱花、姜丝即可。

功效：

本品补肾壮腰、补中益气，适合心肾阳虚型冠心病患者食用。

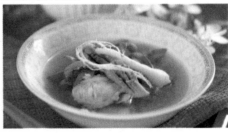

脑出血

脑出血起病急骤、病情凶险、死亡率非常高，是急性脑血管病中最严重的一种，为目前中老年人致死性疾病之一。

脑出血是因血压突然升高，致使脑内微血管破裂而引起的出血。在出血灶的部位，血液能直接压迫脑组织，使其周围发生脑水肿，重则继发脑移位、脑疝等。脑出血典型的表现有一侧的肢体突然麻木、无力或瘫痪，患者会在毫无防备的情况下跌倒，或手中的物品突然掉地；同时，还会口角歪斜、流口水、语言含糊不清或失语，有的还有头痛、呕吐、视觉模糊、意识障碍、大小便失禁等现象。

◉ 对症施灸

● 闭证脑出血

突然昏扑，不省人事，牙关紧闭，口噤不开，两手握固，肢体强痉，大便秘结。阳闭者呼吸迫促，鼻鼾气粗，喉中痰鸣，躁扰不宁，身热面赤，舌卷囊缩；阴闭者面白唇黯，静卧不烦，四肢不温，痰涎壅盛。

灸法	选穴	灸治时间／次数	材料	主治
艾炷直接灸	人中、内关、劳宫、足三里、丰隆、太冲	5～7壮，每日1次	艾炷若干	闭证脑出血
艾炷隔巴豆糊灸	神阙	壮数不限，灸至苏醒为止	巴豆末适量，用醋调成糊状，纳满脐窝，上放姜片，上置艾炷	闭证脑出血

● 脱证脑出血

突然昏倒，不省人事，目赤口张，瞳孔散大或两侧不对称，鼻鼾气微，肢体瘫软，手撒肢冷，汗出，面色苍白。

灸法	选穴	灸治时间／次数	材料	主治
艾炷隔盐灸	神阙、关元	壮数不限，以苏醒为度	大艾炷若干，盐若干	脱证脑出血
艾炷隔姜灸	百会、肾俞. 命门、神阙、气海、关元、足三里	持续4～8小时，每日1～2次	艾炷若干、姜片若干	脱证脑出血

艾灸疗法主穴与配穴

精确取穴

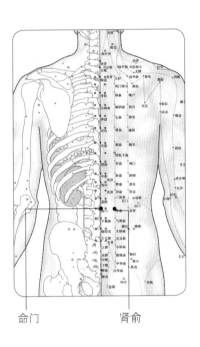

命门　　　　　肾俞

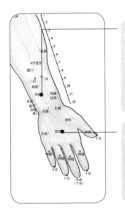

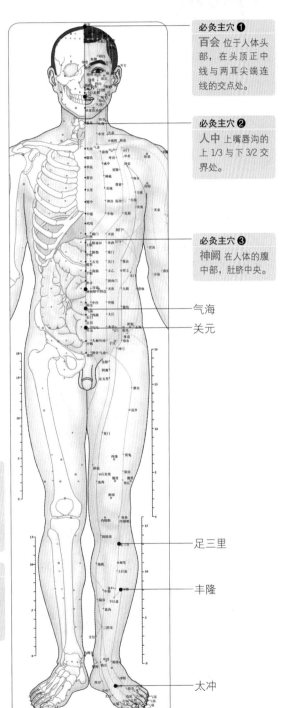

必灸主穴 ❶
百会 位于人体头部，在头顶正中线与两耳尖端连线的交点处。

必灸主穴 ❷
人中 上嘴唇沟的上 1/3 与下 3/2 交界处。

必灸主穴 ❸
神阙 在人体的腹中部，肚脐中央。

气海
关元

必灸主穴 ❹
内关 在人体的前臂掌侧，从近手腕的横皱纹的中央，往上大约 3 指宽的中央部位。

必灸主穴 ❺
劳宫 在人体的手掌心，即握拳屈指时，中指尖所在的部位。

足三里

丰隆

太冲

56

中风

中风是中医学对急性脑血管疾病的统称。它是以猝然昏倒，不省人事，伴发口角歪斜、语言不利并出现半身不遂为主要症状的一类疾病。

高血压、动脉粥样硬化是中风最常见的病因，血流动力学及血液黏稠度的改变为其病理基础。中医认为中风主要是患者平素气血亏虚，心肝肾三脏阴阳平衡失调，复因忧思恼怒、情志内伤，或嗜酒饱食、饮食不节，或外邪侵袭、房室劳倦等诱发。

● 对症施灸

● 半身不遂

突然一侧肢体不能自主活动，半身麻木，重则感觉丧失，或肢体强痉，屈伸不利，或瘫软无力，口歪眼斜，伸舌偏歪。

灸法	选穴	灸治时间／次数	疗程	材料	主治
艾炷直接灸	上肢瘫痪取肩髃、曲池、外关、阳池、后溪、合谷；下肢瘫痪取环跳、髀关、伏兔、阴市、阳陵泉、足三里、绝骨、解溪、昆仑	5～7壮，每日1次	5次，休息3日	艾炷若干	半身不遂
艾条温和灸		15～20分钟，每日1次	10次	艾条若干	半身不遂

● 预防中风灸法

灸法	选穴	灸治时间／次数	材料	主治
艾炷瘢痕灸	百会、气海、关元、中脘、三阳络、尺泽、足三里、绝骨、涌泉	5～7壮，每年1～2次	艾炷若干	中风
艾炷隔盐灸	神阙	5～7壮，每日或隔日1次	艾炷若干，盐若干	中风

艾灸疗法主穴与配穴

精确取穴

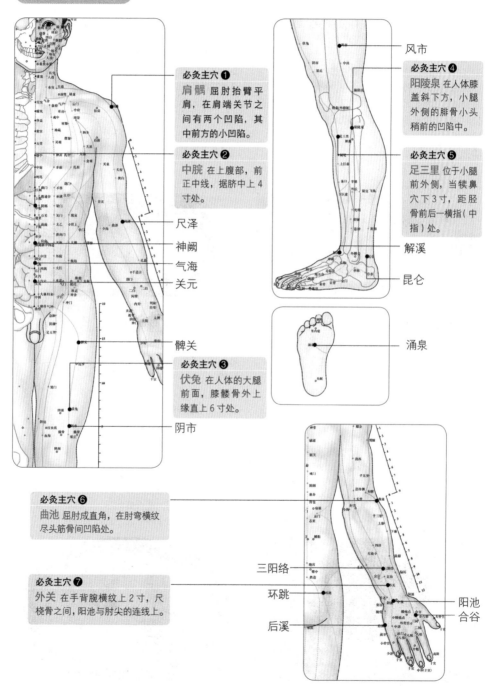

必灸主穴❶
肩髃 屈肘抬臂平肩，在肩端关节之间有两个凹陷，其中前方的小凹陷。

必灸主穴❷
中脘 在上腹部，前正中线，据脐中上4寸处。

尺泽
神阙
气海
关元

髀关

必灸主穴❸
伏兔 在人体的大腿前面，膝髌骨外上缘直上6寸处。

阴市

风市

必灸主穴❹
阳陵泉 在人体膝盖斜下方，小腿外侧的腓骨小头稍前的凹陷中。

必灸主穴❺
足三里 位于小腿前外侧，当犊鼻穴下3寸，距胫骨前后一横指（中指）处。

解溪
昆仑

涌泉

必灸主穴❻
曲池 屈肘成直角，在肘弯横纹尽头筋骨间凹陷处。

必灸主穴❼
外关 在手背腕横纹上2寸，尺桡骨之间，阳池与肘尖的连线上。

三阳络
环跳
后溪

阳池
合谷

57

中风的对症药膳

● 薏苡仁南瓜浓汤

材料：
薏苡仁 35 克，南瓜 150 克，洋葱 60 克，奶油 5 克，盐 3 克，奶精少许

做法：
①薏苡仁洗净，入果汁机打成薏苡仁泥。
②南瓜、洋葱洗净切丁，均入果汁机打成泥。
③锅炖热，将奶油融化，将南瓜泥、洋葱泥、薏苡仁泥倒入锅中煮滚并化成浓汤状后加盐，再淋上奶精即可。

功效：
　　本品具有降低血压、保护血管、抗动脉硬化的功效，还可健脾益气。

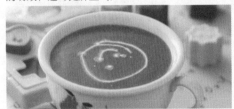

● 三七煮鸡蛋

材料：
三七 10 克，鸡蛋 2 个，盐少许

做法：
①将三七用清水洗净，备用。
②锅洗净，置于火上，将三七放入锅中，加入适量清水，煮片刻。
③最后打入鸡蛋，煮至熟，再调入盐即可。

功效：
　　本品具有活血化瘀、止血止痛的功效，可防治瘀血阻滞型的脑血管硬化。

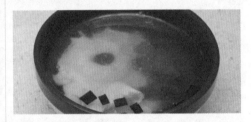

● 菊花山楂赤芍饮

材料：
红茶包 1 袋，菊花 10 克，山楂 15 克，赤芍 10 克，白糖少许，清水适量

做法：
①菊花、山楂、赤芍用水洗净。
②烧锅洗净，倒入适量清水，烧开后，加入菊花、山楂、赤芍煮 10 分钟。
③加入红茶包，待红茶入味后，用滤网将茶汁里的药渣滤出，起锅前加入白糖搅拌均匀即可。

功效：
　　本品降低血压、疏通血管、清肝明目、消食化积作用，常食可预防高血压、脑血管硬化、冠心病。

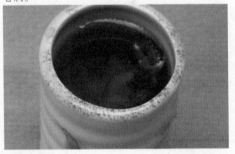

● 天麻川芎鱼头汤

材料：
鲢鱼头半个，干天麻 5 克，川芎 5 克，盐 4 克

做法：
①将鲢鱼头洗净，斩块；干天麻、川芎分别用清水洗净，浸泡备用。
②锅洗净，置于火上，注入适量清水，下入鲢鱼头、天麻、川芎煲至熟。
③最后调入盐调味即可。

功效：
　　本品具有降低血压、息风止痉、祛风通络、行气活血的作用，适合高血压、动脉硬化、中风半身不遂以及肝阳上亢引起的头痛眩晕。

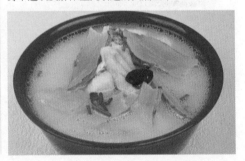

● 决明子苦丁茶

材料：

炒决明子、牛膝、苦丁茶各 5 克，白糖适量

做法：

①将炒决明子、牛膝、苦丁茶洗净，放进杯中。

②加入沸水冲泡 10 分钟。

③加入白糖调味即可。

功效：

　　本品可清热泻火、降压降脂，预防高血压、高脂血症、脑血管脉硬化、冠心病。

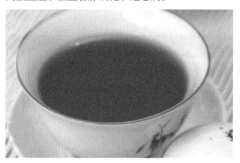

● 灵芝丹参粥

材料：

灵芝 30 克，粳米 50 克，茯苓 5 克，丹参 5 克，三七 3 克，白糖适量

做法：

①将灵芝、丹参、三七、茯苓洗净放锅内，加适量水共煎，取汁备用。

②另起锅，加入药汁和粳米，用小火煮成稀粥。

③熟时调入白糖即可。

功效：

　　本品具有补益气血、活血通络、养血安神的功效，对脑梗死引起的中风后遗症患者有较好的调理作用，可改善偏瘫、口眼歪斜、身体虚弱等症状。

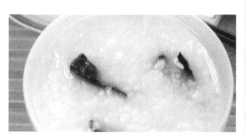

● 桃仁苦丁茶

材料：

苦丁茶 8 克，桃仁 6 克，清水适量

做法：

①将苦丁茶清洗干净，放入容器内再倒入适量沸水。

②再放入洗净的桃仁加盖闷 10 分钟左右即可。

③代茶频频饮用。

功效：

　　本品具有清肝泻火、活血通脉的功效，对高血压、高脂血症、脑血管硬化、冠心病等病均有疗效。

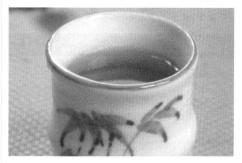

● 天麻苦瓜酿肉

材料：

天麻 4 克，川芎 4 克，茯苓 4 克，绿苦瓜 300 克，猪绞肉 150 克，清水 350 毫升，甜椒末 1 大匙，盐 1 小匙，香油 1/4 小匙

做法：

①绿苦瓜切成高度约 2 厘米的圆圈状，用汤匙挖出中间的子和白膜后铺于盘中备用。

②猪绞肉加入调味料搅拌至黏，用汤匙填入苦瓜内备用。

③将清水倒入锅中，加入川芎、茯苓、天麻，以中火煮沸，转小火续煮 5 分钟，过滤取药汁，再淋于苦瓜上，撒上甜椒末，放入蒸笼中，以大火蒸 15~20 分钟即可。

功效：

　　平肝潜阳，辅助治疗肝阳上亢引起的中风。

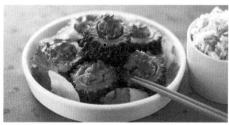

慢性胃炎

慢性胃炎是不同病因引起的各种慢性胃黏膜炎性病变。通常是指慢性浅表性胃炎和萎缩性胃炎。

饮酒、吸烟、饮食不节、情绪波动、各种慢性疾病、可致胃黏膜损伤的药物及胆汁返流等，可能是引起慢性胃炎的内在因素或诱因。中医认为，饮食不节和脾胃虚弱是慢性胃炎的主要原因，而神志失和、劳逸失度、外邪侵袭则是发病的重要因素或诱因，主要病机是脾胃虚弱。

● 对症施灸

● 慢性浅表性胃炎

消化不良，进食后上腹部不适，隐隐作痛，可伴嗳气，恶心，泛酸，偶有呕吐。

灸法	选穴	灸治时间／次数	疗程	材料	主治
艾炷隔姜灸	脾俞、胃俞、中脘、章门、气海、足三里	5～7壮，每日或隔日1次	10次，休息5日	艾炷若干、姜片若干	慢性浅表性胃炎
艾条温和灸	脾俞、胃俞、中脘、章门、气海、足三里	10～15分钟，每日1次	10次，休息5日	艾条若干	慢性浅表性胃炎

● 萎缩性胃炎

胃脘部胀满、疼痛、胃脘部灼热或嘈杂不适，部分有泛酸现象，大便秘结、疲乏无力、精神萎靡，贫血。

灸法	选穴	灸治时间／次数	疗程	材料	主治
艾炷隔姜灸	脾俞、胃俞、中脘、章门、气海、足三里	5～7壮，每日或隔日1次	10次，休息5日	艾炷若干、姜片若干	萎缩性胃炎
艾条温和灸	脾俞、胃俞、中脘、章门、气海、足三里	10～15分钟，每日1次	10次，休息5日	艾条若干	萎缩性胃炎

艾灸疗法主穴与配穴

精确取穴

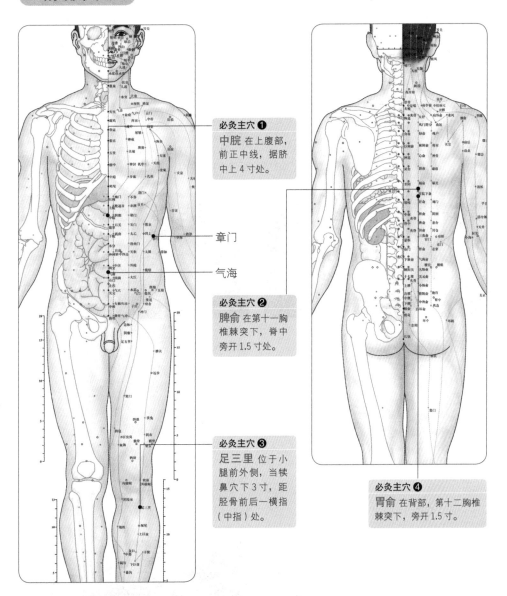

必灸主穴 ❶
中脘 在上腹部，前正中线，据脐中上4寸处。

章门

气海

必灸主穴 ❷
脾俞 在第十一胸椎棘突下，脊中旁开1.5寸处。

必灸主穴 ❸
足三里 位于小腿前外侧，当犊鼻穴下3寸，距胫骨前后一横指（中指）处。

必灸主穴 ❹
胃俞 在背部，第十二胸椎棘突下，旁开1.5寸。

健康贴士

（1）进食时细嚼慢咽，可以减少粗糙食物对胃黏膜的刺激。

（2）饮食应有节律，切忌暴饮暴食及食无定时。

（3）少食肥、甘、厚、腻、辛辣等食物，少饮酒及浓茶。

58

慢性胃炎的对症药膳

● 冬瓜蛤蜊汤

材料：

冬瓜 50 克，蛤蜊 250 克，姜 10 克，盐 5 克，胡椒粉 2 克，料酒约 5 毫升，香油少许

做法：

①冬瓜洗净，去皮，切丁块状；姜切片。

②蛤蜊洗净，用淡盐水浸泡 1 个小时后捞出沥干水分备用；炒锅内加入开水，将冬瓜煮至熟烂。

③放入蛤蜊、姜片及盐、胡椒粉、料酒，大火煮至蛤蜊开壳后关火，捞出泡沫即可。

功效：

本品滋阴润燥、养胃生津，适合胃阴亏虚型的慢性胃炎患者食用。

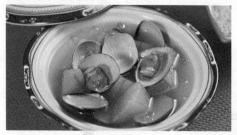

● 百合粳米粥

材料：

粳米及鲜百合各 50 克，麦芽糖 20 克

做法：

① 先将粳米洗净，泡发，备用；鲜百合掰片，洗净。

②将泡发的粳米倒入砂锅内，加水适量，用大火烧沸后，改小火煮 40 分钟。

③至煮稠时，加入百合片稍煮片刻，在起锅前，加入麦芽糖即可。

功效：

本品具有滋阴润燥、养胃生津的功效，适合胃阴亏虚型的胃炎患者食用。

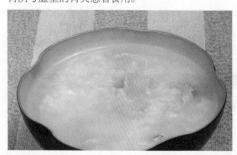

● 生姜米醋炖木瓜

材料：

蒲公英 15 克，木瓜 100 克，生姜 5 克，米醋少许

做法：

① 木瓜洗净，切块；生姜洗净，切片；蒲公英洗净备用。

②将蒲公英加水先煎 15 分钟，取汁去渣，再将木瓜、生姜一同放入砂锅。

③加米醋和蒲公英汁，用小火炖至木瓜熟即可。

功效：

本品具有疏肝解郁、理气宽中的功效，适合肝胃不和型的慢性胃炎患者食用。

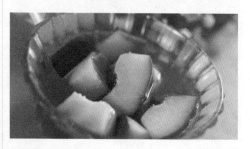

● 小米粥

材料：

小米 1/2 杯，干玉米碎粒 1/4 杯，糯米 1/4 杯，白糖少许

做法：

①将小米、干玉米碎、糯米分别用清水洗净，备用。

②洗后的原材料放入电饭煲内，加清水后开始煲粥，煲至粥黏稠时加入白糖调味，倒出盛入碗内。

功效：

本品具有疏肝解郁、理气宽中的功效，适合肝胃不和型的慢性胃炎患者食用。

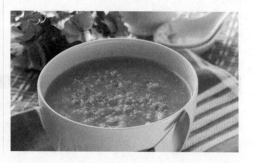

● 白扁豆粥

材料：
白扁豆 30 克，米 200 克，山药 10 克，葱 5 克，盐 5 克

做法：
①将白扁豆、山药加水先煲 30 分钟。
②再加入米和适量水煲至成粥。
③调入盐，煲至入味，撒上葱花即可。

功效：
　　本品具有健胃补虚、健脾化湿的功效，适合脾胃气虚型的慢性胃炎患者食用。

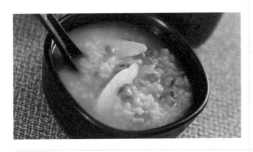

● 西瓜木瓜汁

材料：
西瓜 100 克，木瓜 1/4 个，生姜 1 克，柠檬 1/8 个，冰水 200 毫升，低聚糖 1 小勺

做法：
①将木瓜与西瓜去皮去子，生姜、柠檬洗净后去皮，将这几种原料均以适当大小切块。
②将所有材料放入榨汁机一起搅打成汁，滤出果肉即可。

功效：
　　本品具有清热泻火、养胃生津的功效，适合肝胃郁热、胃阴亏虚型的慢性胃炎患者。

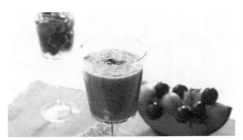

● 木瓜白木耳猪骨汤

材料：
木瓜 100 克，白木耳 10 克，猪骨 150 克，盐 3 克，花生油 4 克

做法：
①木瓜去皮，洗净切块；白木耳洗净，泡发撕片；猪骨洗净，斩块。
②热锅入水烧开，下入猪骨，煲尽血水，捞出洗净。
③将猪骨、木瓜放入瓦煲，注入水，大火烧开后下入白木耳，改用小火炖煮 2 个小时，加盐、花生油调味即可。

功效：
　　本品清热泻火、调和肝胃，适合肝胃郁热型的慢性胃炎患者食用。

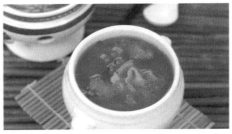

● 山药肉片蛤蜊汤

材料：
蛤蜊 120 克，山药 25 克，猪肉 30 克，丹参 10 克，盐、香菜末、香油各适量

做法：
①将蛤蜊洗净；山药去皮，洗净，切片；猪肉洗净，切片备用；丹参洗净备用。
②净锅上火倒入水，调入盐，下入肉片烧开，打去浮沫，下入山药、丹参煮 8 分钟。
③下入蛤蜊煲至熟，撒入香菜末，淋入香油即可。

功效：
　　本品益气健脾、补虚养胃，适合脾胃气虚型的慢性胃炎患者食用。

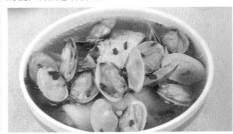

58

59 胃痛

胃痛是指上腹胃脘部（脐上剑突下）经常反复发作疼痛为特征的病症。古称"心痛""胃心痛""心腹痛"。

急性胃炎、慢性胃炎、消化性溃疡、胃神经官能症、食管裂孔疝、胃黏膜脱垂、胰腺炎等疾病，常出现胃痛症状。中医认为胃痛的发生多因禀赋不足，素体脾胃虚弱，复因外感寒邪，内存于胃；饮食不节，饥饱失度或暴饮暴食，损伤脾胃；忧思郁怒，情怀不畅，肝郁气滞，横逆犯胃；劳倦伤脾，久病延及脾胃，以及用药不当伐伤脾胃等，导致脾胃的纳化功能受到损害，气血运行受阻，遂发生胃痛。

● 对症施灸

● 寒凝胃痛

胃痛突然发作，疼痛较剧，畏寒喜热，得热痛减，得寒痛甚，泛吐清水，口不渴喜热饮。

灸法	选穴	灸治时间／次数	疗程	材料	主治
艾炷灸	中脘、梁门、内关、足三里、公孙	7～9壮，每日1次	3次	艾炷若干	寒凝胃痛
艾炷隔姜灸	中脘、梁门、内关、足三里、公孙	5～7壮，每日1次	3次	艾炷若干、姜片若干	寒凝胃痛

● 脾胃虚寒

胃脘隐隐作痛，绵绵不休，喜暖喜按，得食痛减，泛吐清水，纳少倦怠，腹胀便溏，手足欠温，脾俞、胃俞多有压痛。

灸法	选穴	灸治时间／次数	疗程	材料	主治
艾炷瘢痕灸	脾俞、胃俞、中脘、足三里	3～5壮，每月1次	3次	艾炷若干	脾胃虚寒
艾炷隔盐灸	神阙	1～5壮，每日或隔日1次	10次，休息5日	艾炷若干	脾胃虚寒

超简单艾灸消百病全书

艾灸疗法主穴与配穴

精确取穴

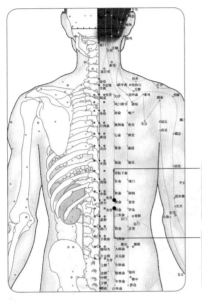

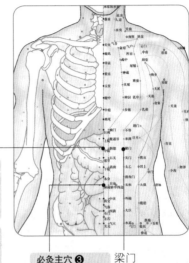

中脘

必灸主穴 ❶
脾俞 在第十一胸椎棘突下，脊中旁开1.5寸处。

必灸主穴 ❷
胃俞 在背部，第十二胸椎棘突下，旁开1.5寸。

梁门

必灸主穴 ❸
神阙 在人体的腹中部，肚脐中央。

必灸主穴 ❺
足三里 位于小腿前外侧，当犊鼻穴下3寸，距胫骨前后一横指（中指）处。

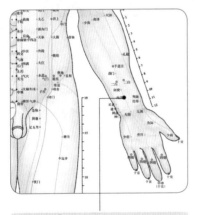

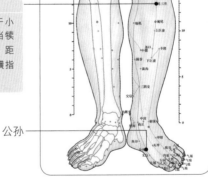

公孙

必灸主穴 ❹
内关 在人体的前臂掌侧，从近手腕的横皱纹的中央，往上大约3指宽的中央部位。

健康贴士

（1）胃痛要禁烟、酒、咖啡、茶、生冷、辛辣食物，少吃含淀粉内的食物，如土豆、芋头、粉丝、粉条、红薯，不要吃苏打饼干等。

（2）少食多餐，定时进餐，不要吃过于坚硬和不易消化的食物。

59

胃痛的对症药膳

● 山药核桃羊肉汤

材料：

羊肉 300 克，山药、核桃各适量，枸杞子 10 克，盐 5 克，鸡精 3 克

做法：

①羊肉洗净、切件，余水；山药洗净，去皮切块；核桃取仁洗净；枸杞子洗净。

②锅中放入羊肉、山药、核桃、枸杞子，加入清水，小火慢炖至核桃变得酥软之后，关火，加入盐和鸡精调味即可。

功效：

本品具有温胃散寒、健脾止痛的功效，适合脾胃虚寒型的胃及十二指肠溃疡患者食用。

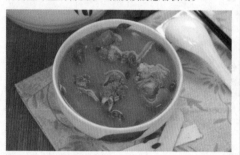

● 素炒茼蒿

材料：

茼蒿 500 克，蒜蓉 10 克，盐 3 克，鸡精 1 克

做法：

①将茼蒿洗净，切段。

②油锅烧热，放入蒜蓉爆香，倒入茼蒿快速翻炒至熟。

③最后调入盐和鸡精调味，出锅装盘即可。

功效：

本品具有疏肝解郁、理气止痛的功效，适合肝郁气滞型的胃及十二指肠溃疡患者食用。

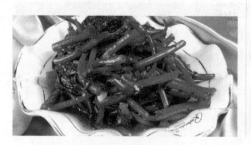

● 艾叶煮鹌鹑

材料：

鹌鹑 2 只，艾叶 30 克，菟丝子 15 克，川芎 10 克，黄酒、盐、香油各适量

做法：

① 将鹌鹑洗净，艾叶、菟丝子、川芎分别洗净。

②砂锅中注入清水 200 毫升，放入艾叶、菟丝子、川芎和鹌鹑，烧开后，捞去浮沫，加入黄酒和盐，小火炖至熟烂，下味精，淋香油即可。

功效：

本品具有温胃散寒、理气止血的功效，适合脾胃虚寒、肝郁气滞、淤血阻滞型的胃及十二指肠溃疡患者食用。

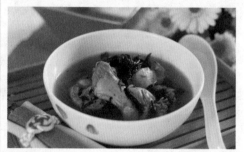

● 胡萝卜甘蔗汤

材料：

胡萝卜 250 克，马蹄 250 克，甘蔗 50 克，盐适量

做法：

①将胡萝卜洗净，去皮，切厚片；马蹄去皮，洗净，切两半；甘蔗削皮，斩段后破开。

②将全部原料放入锅内，加水煮沸，小火炖 1～2 个小时。

③炖好后，加盐调味，盛盘即可。

功效：

本品具有清热泻火、滋阴益胃的功效，适合阴虚胃热型的胃及十二指肠溃疡患者食用。

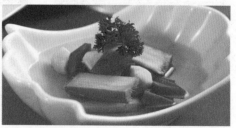

● 三七郁金炖乌鸡

材料：

三七 6 克，郁金 9 克，乌鸡 500 克，绍酒、姜、葱、盐、大蒜各适量

做法：

①三七切小粒，郁金；鸡肉洗净；大蒜切片；姜切片；葱切段。

②乌鸡放入蒸盆内，加入姜、葱、蒜，在鸡身上抹匀绍酒、盐，把三七、郁金放入鸡腹内，注入清水 300 毫升。

③把蒸盆置蒸笼内，用大火蒸 50 分钟即成。

功效：

本品活血化瘀、疏肝理气，适合淤血阻滞、肝郁气滞型的胃痛患者食用。

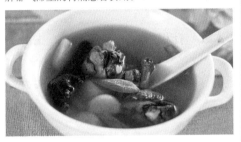

● 三七煮鸡蛋

材料：

三七 10 克，鸡蛋 2 个，盐少许

做法：

①将三七用清水洗净，备用。

②锅洗净，置于火上，将三七放入锅中，加入适量清水，煮片刻。

③最后打入鸡蛋，煮至熟，再调入盐即可。

功效：

本品具有活血化瘀、止血止痛的功效，适合淤血阻滞型的胃及十二指肠溃疡患者食用。

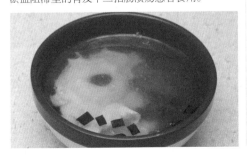

● 田螺墨鱼骨汤

材料：

大田螺 200 克，猪肉片 100 克，墨鱼骨 20 克，浙贝母 10 克，蜂蜜适量

做法：

①墨鱼骨、浙贝母用清水洗净备用。

②大田螺取肉，猪肉切片，同放于砂锅中，注入清水 500 毫升，煮成浓汁。

③然后将墨鱼骨和浙贝母加入浓汁中，再用小火煮至肉质烂成羹，调入蜂蜜即可。

功效：

本品具有养血滋阴、健脾利水、温胃散寒、疏肝理气、收敛止血的功效，适合各个证型的胃及十二指肠溃疡患者。

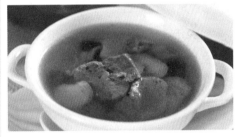

● 鲫鱼生姜汤

材料：

鲫鱼 1 条，生姜 30 克，枸杞子适量，盐适量

做法：

①将鲫鱼处理干净切花刀；生姜去皮洗净，切片备用。

②净锅上火倒入水，下入鲫鱼、姜片、枸杞烧开，调入盐煲至熟即可。

功效：

本品具有温胃散寒、健脾止痛的功效，适合脾胃虚寒型的胃及十二指肠溃疡患者食用。

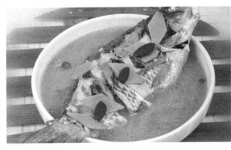

黄疸

黄疸又称黄胆，俗称黄病，是一种由于血清中胆红素升高而致使皮肤、黏膜和巩膜发黄的症状和体征。历代医家对黄疸的命名和分类极为繁杂，现在临床大多分为阳黄、阴黄两类。

黄疸是由于血液中胆红素浓度增高所致巩膜、黏膜、皮肤及某些体液的黄染，正常血清总胆红素为 1.7 ~ 17 微摩尔／升；当血清总胆红素浓度 >34 微摩尔／升时，临床上即可出现黄疸，如果浓度在 17 ~ 34 微摩尔／升时，则为隐性黄疸。

● 对症施灸

● 阳黄

面目皮肤发黄，色鲜明如橘子，伴发热口渴、胸闷呕恶、胁痛、脘腹胀满、饮食减退、小便黄赤、大便秘结。若热毒化火内陷营血、心包，可出现高热神昏，发斑出血等。

灸法		选穴	灸治时间／次数	疗程	材料	主治
	艾炷灸	肝俞、胆俞、至阳、阳陵泉、阴陵泉、太冲	3 ~ 5 壮，每日 1 ~ 2 次	10 次	艾炷若干	阳黄
	栀子敷灸	神阙	每日 1 次	10 次	栀子 15 克，面粉 3 克，用鸡蛋清调成饼	阳黄

● 阴黄

面目皮肤发黄，色晦暗如烟熏，脘痞胀满，食欲减退，口淡不渴，神疲乏力，精神困顿，大便溏薄。

灸法		选穴	灸治时间／次数	疗程	材料	主治
	艾炷灸	脾俞、胆俞、至阳、中脘、关元、足三里、三阴交	3 ~ 5 壮，每日 1 ~ 2 次	10 次	艾炷若干	阴黄
	艾条温和灸	脾俞、胆俞、至阳、中脘、关元、足三里、三阴交	10 ~ 15 分钟，每日 1 次	10 次	艾条若干	阴黄

艾灸疗法主穴与配穴

精确取穴

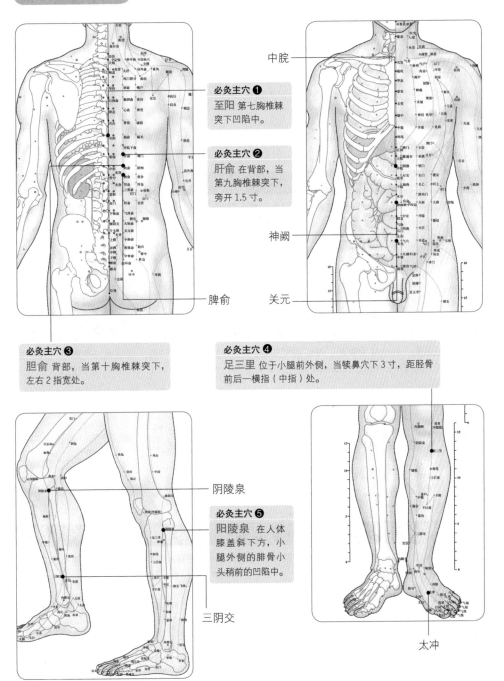

必灸主穴❶
至阳 第七胸椎棘突下凹陷中。

必灸主穴❷
肝俞 在背部，当第九胸椎棘突下，旁开1.5寸。

脾俞

中脘

神阙

关元

必灸主穴❸
胆俞 背部，当第十胸椎棘突下，左右2指宽处。

必灸主穴❹
足三里 位于小腿前外侧，当犊鼻穴下3寸，距胫骨前后一横指（中指）处。

阴陵泉

必灸主穴❺
阳陵泉 在人体膝盖斜下方，小腿外侧的腓骨小头稍前的凹陷中。

三阴交

太冲

60

肝硬化

肝硬化是一种以肝脏损害为主要表现的慢性全身性疾病。中医上可归于"胁痛""单腹胀""鼓胀""积聚"范畴。

肝硬化病理是：肝细胞的变性和坏死，继之以弥漫的纤维化，肝实质细胞形成再生结节，肝小叶结构改建，由纤维间隔分成若干假小叶。肝组织内纤维组织增生，肝质地变硬，故称肝硬化。早期多无明显症状，晚期可发生门脉高压、肝功能衰竭以及多系统受累的表现。

● 对症施灸

● 肝硬化初期

胸闷胁痛，脘腹胀满，腹部膨隆，叩之如鼓，纳呆神疲，大便不畅或便秘，小便黄赤。

灸法	选穴	灸治时间／次数	疗程	材料	主治
艾炷灸	肝俞、脾俞、大肠俞、中脘、气海、足三里、太冲	5～7壮，每日1次	10次，休息5日	艾炷若干	肝硬化初期

● 肝硬化中期

胁痛渐重，肿块增大变硬，腹部鼓膨如蛙，下肢水肿，脘腔瞋胀，面色晦暗或黧黑，神疲怯寒或寒热时作，肌肤甲错，皮肤出现红点或有血管痣，大便溏薄，小便不利，妇女闭经。

灸法	选穴	灸治时间／次数	疗程	材料	主治
艾炷灸	脾俞、肾俞、水道、阴陵泉、复溜	5～7壮，每日1次	10次，休息5日	艾炷若干	肝硬化中期
艾条温和灸	命门、关元、上髎、次髎	20～30分钟，每日1～2次	10次	艾条若干	肝硬化中期

● 肝硬化晚期

腹胀如鼓，肿块坚硬，痛如针刺，脐周青筋暴露，脐突阴肿，四肢瘦削，甚则潮热黄疸，呕血便血，神昏谵语，肝昏迷。

灸法	选穴	灸治时间／次数	疗程	材料	主治
艾炷隔姜灸	至阳、肝俞、脾俞、期门、章门、石门、痞根、三阴交	5～9壮，每日1次	10次	艾炷若干、姜片若干	肝硬化晚期

艾灸疗法主穴与配穴

精确取穴

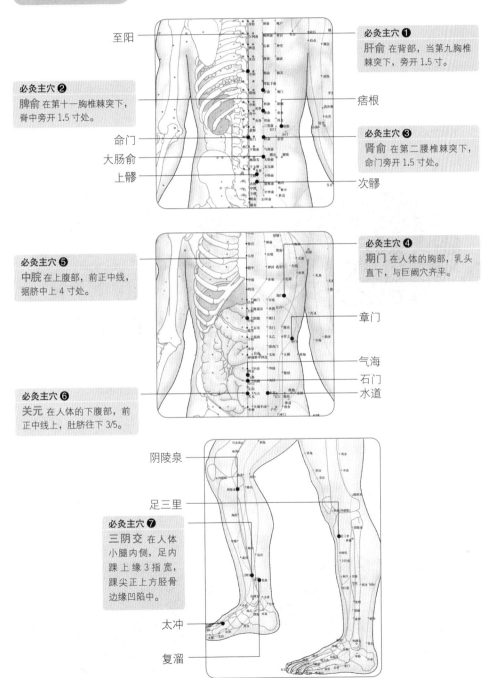

至阳

必灸主穴 ❶
肝俞 在背部，当第九胸椎棘突下，旁开1.5寸。

必灸主穴 ❷
脾俞 在第十一胸椎棘突下，脊中旁开1.5寸处。

痞根

命门

大肠俞

上髎

必灸主穴 ❸
肾俞 在第二腰椎棘突下，命门旁开1.5寸处。

次髎

必灸主穴 ❺
中脘 在上腹部，前正中线，据脐中上4寸处。

必灸主穴 ❹
期门 在人体的胸部，乳头直下，与巨阙穴齐平。

章门

气海

石门

水道

必灸主穴 ❻
关元 在人体的下腹部，前正中线上，肚脐往下3/5。

阴陵泉

足三里

必灸主穴 ❼
三阴交 在人体小腿内侧，足内踝上缘3指宽，踝尖正上方胫骨边缘凹陷中。

太冲

复溜

61

肝硬化的对症药膳

● 溪黄草泥鳅汤

材料：

溪黄草 30 克，活泥鳅 200 克，生姜 2 片，盐适量

做法：

①活泥鳅宰杀，去内脏；溪黄草洗净。

②泥鳅、溪黄草与生姜同入锅，加适量水煮汤，小火煮 2 个小时。

③加入适量盐调味即可。

功效：

本品能清热祛湿、健脾利水，可辅助治疗慢性病毒性肝炎、肝硬化。

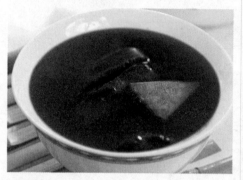

● 莪术粥

材料：

鱼腥草 30 克，知母 15 克，莪术 9 克，三棱 9 克，粳米 100 克

做法：

① 将所有的药用纱布包好备用。

②入瓦锅中，加适量的水煎煮，去渣取汁。

③加入洗净的粳米煮成粥即可。

功效：

本品具有清热解毒、行气破血、散结止痛，适合湿热淤结以及气滞血淤型肝硬化患者食用。

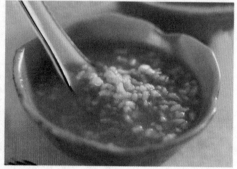

● 猪苓垂盆草粥

材料：

垂盆草 30 克，猪苓 10 克，粳米 30 克，冰糖 15 克

做法：

①先将垂盆草、猪苓洗净，加水煎煮 10 分钟左右，捞出垂盆草、猪苓。

②药汁与淘洗干净的粳米一同煮成稀粥。

③最后加入冰糖即成。

功效：

本品具有利湿退黄、清热解毒的功效。对病毒性肝炎、黄疸、肝功能异常、肝硬化腹水等症有食疗作用。

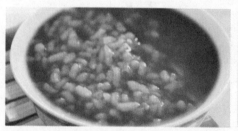

● 玉米车前粳米粥

材料：

玉米粒 80 克，车前子适量，粳米 120 克，盐 2 克

做法：

①玉米粒和粳米一起泡发，再洗净；车前子洗净，捞起沥干水分。

②锅置火上，加入玉米粒和粳米，再倒入适量清水烧开。

③放入车前子同煮至粥呈糊状，调入盐拌匀即可。

功效：

此粥具有清热利水、帮助排石的功效，适合肝硬化腹水、胆结石、胆囊炎、水肿、尿路结石患者食用。

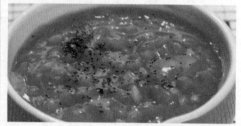

● 茯苓玉米须鲫鱼汤

材料：

鲫鱼450克，茯苓30克，玉米须10克，莲子肉30克，盐少许，味精3克，葱段、姜片各5克

做法：

①将鲫鱼处理干净，在鱼身上切上几刀；茯苓、玉米须洗净；莲子洗净备用。

②锅上火倒入油，将葱、姜炝香，下入鲫鱼略煎，倒入水，加入玉米须、茯苓、莲子煲至熟，调入盐、味精即可。

功效：

本品具有健脾养肝、利水消肿的功效，对肝硬化的患者有很好的辅助治疗作用。

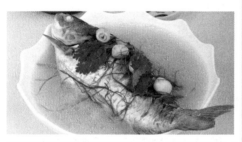

● 枸杞子炖甲鱼

材料：

枸杞子30克，桂枝20克，甲鱼250克，红枣8颗，盐、味精适量

做法：

①甲鱼宰杀后洗净。

② 枸杞子、桂枝、红枣洗净。

③ 将盐、味精以外的材料一齐放入煲内，加开水适量，小火炖2个小时，再加盐、味精调味即可。

功效：

本品具有滋阴养血、活血化淤、散结消肿，可辅助治疗肝硬化、肝癌等病症。

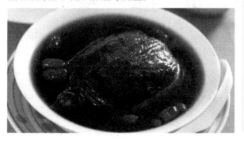

● 百合小黄瓜

材料：

百合50克，小黄瓜1~2条，鸡汤块、盐、糖、淀粉少许

做法：

①百合洗净后入水余烫；小黄瓜洗净切条后，以热水余烫捞起。

②将适量鸡汤块加入热水中溶解，放入百合、盐、糖等调味料，最后以淀粉勾芡。

③将小黄瓜摆放至盘中，淋上百合勾芡酱料即可。

功效：

黄瓜具有清热、解毒、利尿的功效，还是很好的美容食材。可防治酒精中毒，对酒精性肝硬化也有辅助治疗作用。

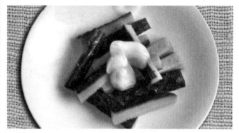

● 丹参糖水

材料：

丹参15克，虎杖、香附各5克，冰糖50克

做法：

①将丹参、虎杖、香附均洗净。

②将上述药材放入锅中，加水1000毫升，煎煮20分钟。

③去渣，加适量冰糖即可。

功效：

本品具有疏肝解郁、活血化淤、通经止痛的功效，对冠心病、妇女月经不调、肝炎、肝硬化有一定的疗效。

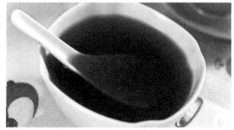

62 高血压

> 高血压病是以动脉血压增高，特别是以舒张压持续升高为持点的全身性慢性血管疾病。

中医认为，高血压多因情志抑郁，精神过度紧张，或饮酒过度，嗜食肥甘厚味等而致肝阳偏上亢、痰涎壅盛，或因肾虚阳亢所致。

● 对症施灸

● 肝阳上亢高血压

伴见眩晕目胀、烦躁易怒、面红耳赤、口干、尿赤便秘。

	灸法	选穴	灸治时间／次数	疗程	材料	主治
	艾条温和灸	太冲、足三里、风池、涌泉、绝骨、曲池、肝俞	15～20分钟，每日或隔日1次	7次，休息3～5天	艾条若干	肝阳上亢高血压
	艾炷灸	太冲、足三里、风池、涌泉、绝骨、曲池、肝俞	3～5壮，隔日1次	3次	艾炷若干	肝阳上亢高血压

● 痰湿壅盛高血压

有眩晕头重、胸闷纳少、体胖痰多、肢体麻重。

	灸法	选穴	灸治时间／次数	疗程	材料	主治
	艾条温和灸	太冲、足三里、风池、涌泉、绝骨、丰隆、阴陵泉	15～20分钟，每日或隔日1次	7次，休息3～5天	艾条若干	痰湿壅盛高血压

● 肾虚阳亢高血压

眩晕耳鸣、心烦失眠、腰膝酸软、遗精。

	灸法	选穴	灸治时间／次数	疗程	材料	主治
	艾条温和灸	太冲、足三里、风池、涌泉、绝骨、太溪	15～20分钟，每日或隔日1次	7次，休息3～5天	艾条若干	肾虚阳亢高血压
	艾炷灸	太冲、足三里、风池、涌泉、绝骨、太溪	3～5壮，隔日1次	3次	艾炷若干	肾虚阳亢高血压

艾灸疗法主穴与配穴

精确取穴

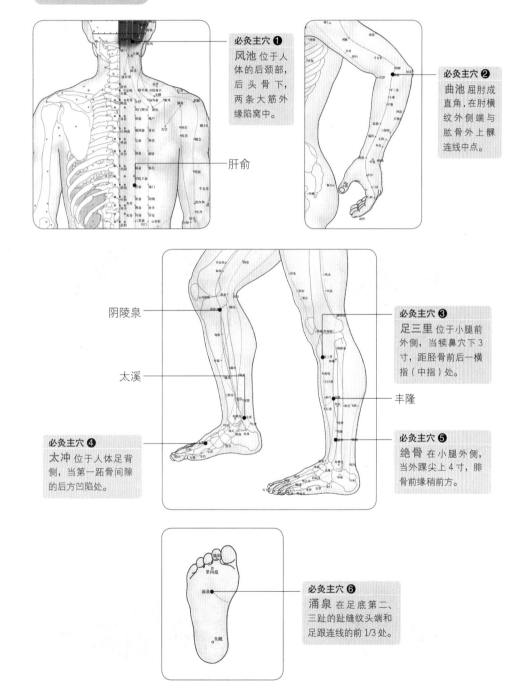

必灸主穴❶
风池 位于人体的后颈部，后头骨下，两条大筋外缘陷窝中。

肝俞

必灸主穴❷
曲池 屈肘成直角，在肘横纹外侧端与肱骨外上髁连线中点。

阴陵泉

太溪

必灸主穴❸
足三里 位于小腿前外侧，当犊鼻穴下3寸，距胫骨前后一横指（中指）处。

丰隆

必灸主穴❹
太冲 位于人体足背侧，当第一跖骨间隙的后方凹陷处。

必灸主穴❺
绝骨 在小腿外侧，当外踝尖上4寸，腓骨前缘稍前方。

必灸主穴❻
涌泉 在足底第二、三趾的趾缝纹头端和足跟连线的前1/3处。

高血压的对症药膳

● 山楂降压汤

材料：
山楂 15 克，猪瘦肉 200 克，食用油、姜、葱、鸡汤、盐各适量

做法：
①把山楂洗净，待用。
②猪瘦肉洗净，去血水，切片；姜洗净，拍松；葱洗净，切段。
③把锅置中火上烧热，加入食用油，烧至六成熟时，下入姜、葱爆香，加入鸡汤，烧沸后下入猪肉、山楂、盐，用小火炖 50 分钟即成。

功效：
本品化食消积、降低血压，适合高血压、食积腹胀的患者食用。

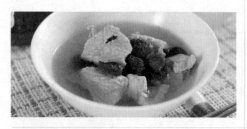

● 枸杞菊花茶

材料：
菊花 10 克，枸杞子 15 克，桑叶 10 克，决明子 8 克

做法：
①将菊花、枸杞子、桑叶、决明子洗净备用。
②将上述四味药材放入保温杯中，用沸水冲泡。
③加盖闷 10～15 分钟即可，去渣代茶频饮。

功效：
本品具有清肝泻火、降压降脂的功效，可用来治疗高血压所见的头痛头晕、目眩等，对高血压引起的心肌梗死、冠脉粥样硬化等有较好的防治作用。

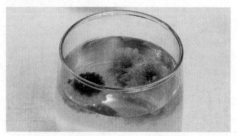

● 薄荷水鸭汤

材料：
水鸭 400 克，鲜薄荷 30 克，钩藤 10 克，生姜、盐、味精、胡椒粉、鸡精各适量

做法：
①水鸭收拾干净，斩成小块；鲜薄荷洗净，摘取嫩叶；钩藤洗净；生姜洗净，切片。
②锅中加水烧沸，下鸭块余去血水，捞出；钩藤煎水去渣。
③净锅加油烧热，下入生姜片、鸭块炒干水分，加入钩藤药汤，倒入煲中煲约 30 分钟，再下入薄荷叶、盐、味精、胡椒粉、鸡精，调匀即可。

功效：
本品具有清热解毒、利咽润喉、滋阴潜阳、降压降糖、补虚益气等功效。

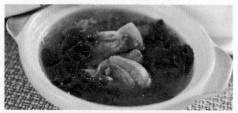

● 海带豆腐汤

材料：
海带结 80 克，豆腐 55 克，黄精 10 克，高汤、盐各少许，香菜 3 克

做法：
① 将海带结、黄精洗净，备用；豆腐洗净切块备用。
②黄精入锅，加适量水煲 10 分钟，取汁备用。
③炒锅上火加入高汤，下入豆腐、海带结、药汁，调入盐煲至熟，最后撒入香菜即可。

功效：
本品具有降低血压、滋补肝肾的功效，适合肝肾阴虚型的高血压患者食用。

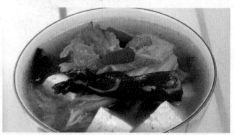

● 西瓜葡萄柚汁

材料：

西瓜 150 克，芹菜适量，葡萄柚 1 个，白糖适量

做法：

①将西瓜洗净，去皮，去籽；葡萄柚去皮；芹菜去叶，洗净，均切适当大小的块。

②将西瓜、芹菜、葡萄柚放入榨汁机内搅打成汁，滤出果肉。

③加入白糖调味即可。

功效：

本品具有清热泻火、利尿解暑、降压降脂的功效，适合肝火旺盛、肝阳上亢型高血压患者食用。

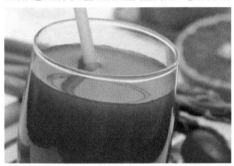

● 蒜蓉丝瓜

材料：

丝瓜 500 克，猪瘦肉 100 克，盐、葱、蒜、红椒、鸡精、酱油、醋各适量

做法：

①丝瓜去皮洗净，切段摆盘；猪肉洗净切末；红椒洗净切圈；葱洗净切花；蒜去皮切末。

②锅下油烧热，入蒜、红椒爆香后，放入肉末略炒，加盐、鸡精、酱油、醋调味，炒至八成熟后，淋在摆好的丝瓜上，撒上葱花，入蒸锅蒸熟即可。

功效：

本品清热解毒、降压润肠的功效，适合高血压、便秘等患者食用。

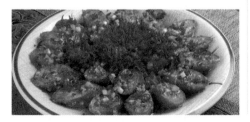

● 山楂冰糖羹

材料：

山楂 30 克，粳米 100 克，冰糖 5 克

做法：

①粳米洗净，放入清水中浸泡半小时；山楂洗净。

②锅置火上，放入粳米，加适量清水煮至七成熟。

③放入山楂煮至米粒开花，放入冰糖，煮至溶化后调匀便可。

功效：

山楂所含的三萜类及黄酮类等成分，具有显著的扩张血管及降压作用，有抗心律不齐、调节血脂及胆固醇的功能。

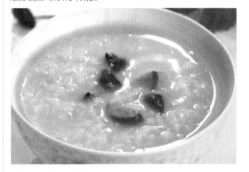

● 黑白木耳炒芹菜

材料：

干黑木耳、干白木耳各 25 克，芹菜茎、胡萝卜、黑白芝麻各适量，姜、白糖、香油各适量

做法：

① 黑木耳、白木耳以温水泡开、洗净，芹菜切段、胡萝卜切丝，上述材料均以开水余烫捞起备用。

②将黑、白芝麻以香油爆香，拌入所有食材并熄火起锅，最后加入盐、糖腌制 30 分钟即可。

功效：

本品清肝泻火、平肝潜阳、降压降脂，适合高血压、高脂血症等患者食用。

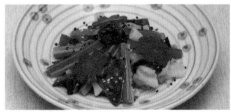

62

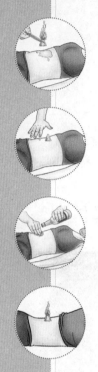

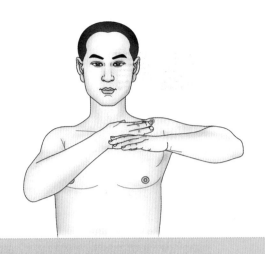

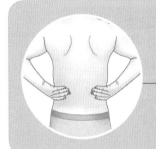

第八章
灸一灸更"性"福

妇科疾病和男科疾病是日常生活中不可避免的疾病，一旦患上此类病症，夫妻性生活便将受到影响，进而影响夫妻感情。针对这一问题，本章介绍了遗精、阳痿、男性不育、前列腺炎、月经不调、痛经、闭经、带下病、产后乳汁不足、子宫脱垂、外阴瘙痒症、女性不孕症、习惯性流产、性冷淡、子宫肌瘤、更年期综合征等一些常见的妇科疾病和男科疾病。根据本章介绍的方法施灸，不管"她"还是"他"，都能轻松摆脱难言之隐。

(63) 遗精

遗精是指不因性交而精液自行泄出，有生理性与病理性的区分。中医将精液自遗现象称遗精或失精。

遗精是男子性功能障碍的表现，大多数属非器质性改变，是由大脑皮质功能或脊髓的生殖功能中枢紊乱所致。因生殖器官、神经系统或其他器质性改变所致者甚少。

● 对症施灸

● 遗精

夜不安寐，阴茎易举，梦扰遗精频作，伴头晕耳鸣，腰酸神疲，体倦无力，尿黄赤。

灸法	选穴	灸治时间／次数	疗程	材料	主治
艾炷隔姜灸	肾俞、次髎、关元、大赫	5～10壮，每日或隔日1次	10次	艾炷若干，姜片若干	遗精
艾条温和灸	心俞、肾俞、次髎、关元、大赫、内关、神门、阴陵泉、三阴交、太溪、然谷	10～20分钟，每日1次	10次	艾条若干	遗精

● 滑精

无梦而遗，遗精频作，甚则不分昼夜，阳动则有精液滑出，腰酸肢冷，头昏脑涨，神疲乏力，面色苍白，或兼阳痿，自汗气短。

灸法	选穴	灸治时间／次数	疗程	材料	主治
艾炷灸	关元	20～30壮，5日1次	3次	艾炷若干	滑精
艾炷隔姜灸	肾俞、命门、气海，关元、大赫、中极、足三里、太溪、三阴交	3～5壮，每日1次	3次	艾炷若干，姜片若干	滑精

● 预防遗精

灸法	选穴	灸治时间／次数	疗程	材料	主治
艾条温和灸	关元、足三里、三阴交	10～20分钟，每日1次	不限	艾条若干	预防遗精

艾灸疗法主穴与配穴

精确取穴

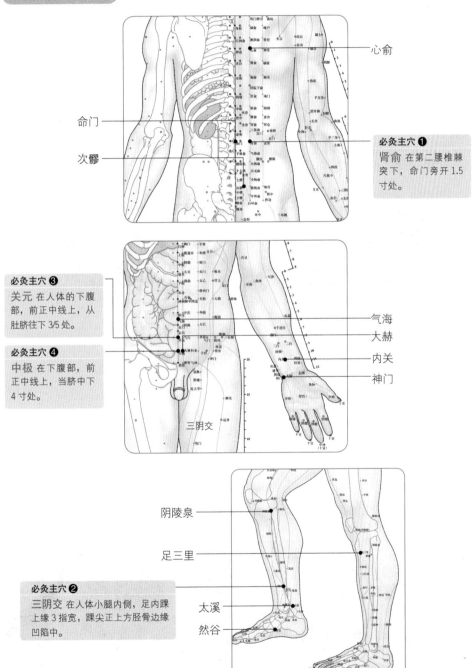

心俞

命门

次髎

必灸主穴❶
肾俞 在第二腰椎棘突下，命门旁开1.5寸处。

必灸主穴❸
关元 在人体的下腹部，前正中线上，从肚脐往下3/5处。

必灸主穴❹
中极 在下腹部，前正中线上，当脐中下4寸处。

三阴交

气海
大赫
内关
神门

阴陵泉

足三里

必灸主穴❷
三阴交 在人体小腿内侧，足内踝上缘3指宽，踝尖正上方胫骨边缘凹陷中。

太溪
然谷

63

遗精的对症药膳

● 甲鱼芡实汤

材料：
甲鱼 300 克，芡实 10 克，枸杞子 5 克，红枣 4 颗，盐、姜片各适量

做法：
①将甲鱼处理干净，斩块，余水。
②芡实、枸杞子、红枣洗净备用。
③净锅上火倒入水，调入盐、姜片，下入甲鱼、芡实、枸杞子、红枣煲至熟即可。

功效：
　　本品具有补肾固精、滋阴补虚的功效，可改善肾虚遗精、早泄、腰膝酸软、阴虚盗汗等症状。

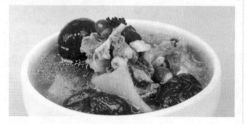

● 五子下水汤

材料：
鸡内脏（鸡心、鸡肝、鸡胗）1 份，芫蔚子、蒺藜子、覆盆子、车前子、菟丝子各 10 克，姜、葱、盐各适量

做法：
①将鸡内脏洗净切片；姜、葱均洗净切丝；将所有药材洗净，装入棉布袋内扎紧。
②锅中加水煮开，放入棉布袋小火煮 20 分钟。
③捞弃棉布袋，放入鸡内脏、姜丝、葱丝，大火煮熟，加盐调味即可。

功效：
　　本品益肾固精、提升情趣指数的功效，适合肾虚阳痿、早泄滑精等症。

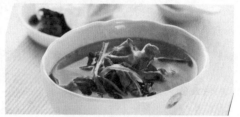

● 红枣柏子小米粥

材料：
小米 100 克，红枣 10 颗，柏子仁 15 克，白糖少许

做法：
①红枣、小米洗净，分别放入碗内泡发；柏子仁洗净备用。
②砂锅洗净，置于火上，将红枣、柏子仁放入锅内，加水煮熟后转小火。
③最后加入小米共煮成粥，至黏稠时加白糖搅拌即可。

功效：
　　本品具有健脾养心、益气安神的功效，适合心神不宁、失眠多梦的梦遗患者食用。

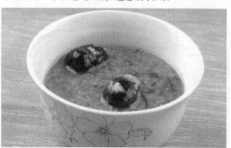

● 莲子芡实猪尾汤

材料：
猪尾 100 克，芡实、莲子各适量，盐 3 克

做法：
①将猪尾洗净，剁成块；芡实洗净；莲子去皮，去莲心，洗净。
②热锅注入水烧开，将猪尾的血水滚尽，捞起洗净。
③把猪尾、芡实、莲子放入炖盅，注入清水，大火烧开，改小火煲煮 2 个小时，加盐调味即可。

功效：
　　莲子可止泻固精、益肾健脾；芡实具有收敛固精、补肾助阳的功效。此品适宜由肾虚引起的遗精、早泄、阳痿等患者食用。

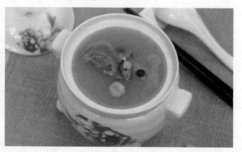

● 金锁固精鸭汤

材料：

鸭肉 600 克，龙骨、牡蛎、蒺藜子、莲须各 10 克，芡实、鲜莲子各 50 克，盐 1 小匙

做法：

①鸭肉洗净，入沸水中余烫；将莲子、芡实冲净。

②将蒺藜子、莲须、龙骨、牡蛎洗净，与鸭肉一起放入煮锅中，加适量水至没过所有材料，以大火煮沸，再转小火续炖 40 分钟左右。

功效：

本品补肾固精、温阳涩精，适用于阳痿早泄、多汗盗汗、遗精。

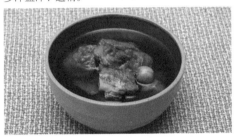

● 薄荷水鸭汤

材料：

水鸭 400 克，鲜薄荷 30 克，钩藤 10 克，生姜、盐、味精、胡椒粉、鸡精各适量

做法：

①水鸭收拾干净，斩成小块；鲜薄荷洗净，摘取嫩叶；钩藤洗净；生姜洗净，切片。

②锅中加水烧沸，下鸭块余去血水，捞出；钩藤煎水去渣。

③净锅加油烧热，下入生姜片、鸭块炒干水分，加入钩藤药汤，倒入煲中煲约 30 分钟，再下入薄荷叶、盐、味精、胡椒粉、鸡精，调匀即可。

功效：

本品具有清热解毒、利咽润喉、滋阴潜阳、降压降糖、补虚益气等功效。可用于肝火旺盛、肝阳上亢所致的咽喉肿痛、高血压、糖尿病。

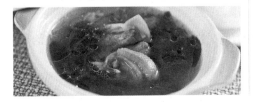

● 莲子百合煲瘦肉

材料：

莲子 50 克，百合 20 克，猪瘦肉 250 克，盐适量

做法：

①将莲子去心洗净；百合洗净；猪瘦肉洗净，切片。

②将莲子、百合、猪瘦肉放入锅中，加适量水，置小火上煲蒸熟。

③以盐调味即可。

功效：

此汤有固摄精气、宁心安神的功效，适合失眠多梦、梦遗的患者食用。

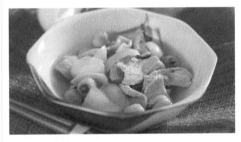

● 虫草杏仁鹌鹑汤

材料：

冬虫夏草 6 克，杏仁 15 克，鹌鹑 1 只，蜜枣 3 颗，盐 5 克

做法：

①冬虫夏草洗净，浸泡。

②杏仁温水浸泡，去皮、尖，洗净。

③鹌鹑去内脏，洗净，斩件，余水；蜜枣洗净。

④将以上原材料放入炖盅内，注入沸水适量，加盖，隔水炖 4 个小时，加盐调味即可。

功效：

冬虫夏草具有补虚损、益精气、止咳化痰、补肺肾之功效，本品适合肺肾两虚、咳嗽气短、自汗盗汗、腰膝酸软、病后虚弱、遗精等患者食用。

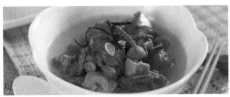

63

64 阳痿

阳痿是指成年男子未到性功能衰退年龄而出现性交时阴茎不能勃起或勃起不坚的现象。

引起阳痿的原因很多，一是精神方面的因素，如夫妻间感情冷漠，或因某些原因产生紧张心情，可导致阳痿。如果性交次数过多，使勃起中枢经常处于紧张状态，久而久之，也可出现阳痿。二是生理方面的原因，如阴茎勃起中枢发生异常。

● 对症施灸

● 命门火衰

临房阴茎萎软不举或举而不坚，精液清冷或射精障碍，伴头晕目眩，腰酸耳鸣，畏寒肢冷，面色眼圈黯黑，精神委靡不振。

	灸法	选穴	灸治时间／次数	疗程	材料	主治
	艾炷灸	关元、中极	3 壮，每周 1 次	3 次，休息 7 日	艾炷若干	命门火衰
	艾条温和灸	心俞、肾俞、命门、腰阳关、神阙、关元、中极、三阴交、太溪	15 ~ 20 分钟，每日或隔日 1 次	10 次	艾条若干	命门火衰

● 心脾受损

阳事不举，夜寐多梦不安，心烦神疲，饮食不香，面色无华。

	灸法	选穴	灸治时间／次数	疗程	材料	主治
	艾炷隔姜灸	心俞、脾俞、肾俞、气海、关元、内关、足三里	5 ~ 10 壮，隔日 1 次	10 次	艾条若干，姜片若干	心脾受损
	艾条温和灸	心俞、脾俞、肾俞、气海、关元、内关、足三里	10 ~ 30 分钟，每日 1 次	10 次	艾条若干	心脾受损

● 湿热下注

阴茎萎软，阴囊潮湿，腰膝无力，小便黄赤臊臭。

	灸法	选穴	灸治时间／次数	疗程	材料	主治
	艾条温和灸	膀胱俞、关元、曲泉、阴陵泉、三阴交、然谷	10 ~ 15 分钟，每日 1 次	10 次	艾条若干	湿热下注

超简单艾灸消百病全书

艾灸疗法主穴与配穴

精确取穴

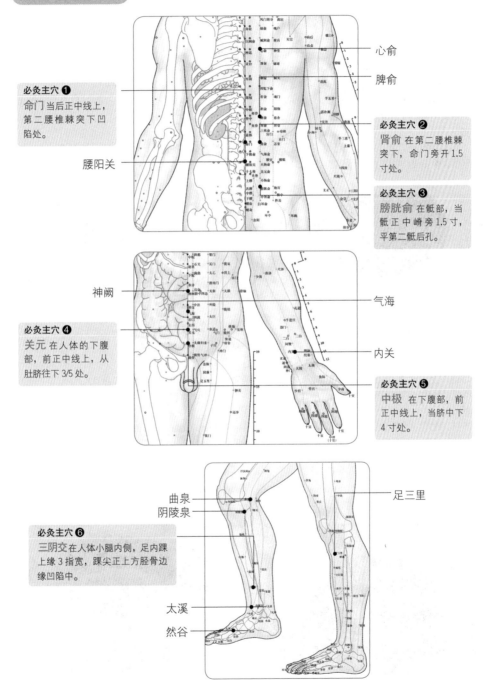

必灸主穴 ❶
命门 当后正中线上，第二腰椎棘突下凹陷处。

腰阳关

心俞

脾俞

必灸主穴 ❷
肾俞 在第二腰椎棘突下，命门旁开1.5寸处。

必灸主穴 ❸
膀胱俞 在骶部，当骶正中嵴旁1.5寸，平第二骶后孔。

神阙

必灸主穴 ❹
关元 在人体的下腹部，前正中线上，从肚脐往下3/5处。

气海

内关

必灸主穴 ❺
中极 在下腹部，前正中线上，当脐中下4寸处。

曲泉
阴陵泉

足三里

必灸主穴 ❻
三阴交 在人体小腿内侧，足内踝上缘3指宽，踝尖正上方胫骨边缘凹陷中。

太溪

然谷

64

阳痿的对症药膳

● 杜仲鹌鹑汤

材料：
鹌鹑1只，杜仲20克，山药100克，枸杞子25克，红枣6颗，生姜5片，盐4克，味精3克

做法：
①鹌鹑洗净去内脏，剁成块。
②杜仲、枸杞子、山药、红枣、生姜洗净。
③把以上用料放入锅内，加水适量，大火煮开后，改小火煲3个小时，再调盐、味精即可。

功效：
　　本品具有补肾壮阳、强腰壮骨的功效，对肾虚阳痿、腰膝酸软的患者有很好的食疗作用。

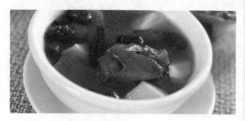

● 三参炖三鞭

材料：
牛鞭、鹿鞭、羊鞭各200克，花旗参、人参、沙参各5克，老母鸡1只，盐5克，味精3克

做法：
①将各种鞭削去尿管，切成片。
②各种参洗干净；老母鸡洗净。
③用小火将老母鸡、三参、三鞭一起煲3个小时，调入盐和味精调味即可。

功效：
　　牛鞭、鹿鞭、羊鞭均是补肾壮阳的良药，人参、花旗参、沙参可益气补虚、滋阴润燥，可改善阳痿症状。

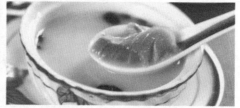

● 虫草海马炖鲜鲍

材料：
新鲜大鲍鱼1只，海马4只，光鸡500克，猪瘦肉200克，金华火腿30克，冬虫夏草10克，生姜2片，花雕酒、味精、盐、鸡粉、浓缩鸡汁各适量

做法：
①海马、鲍鱼、光鸡洗净，鸡剁块；瘦肉、火腿均洗净切粒；冬虫夏草洗净。
②所有材料放入锅中隔水炖4个小时。

功效：
　　本品具有滋阴补肾、壮阳填精的功效，适合阳事不举、痿软不用的患者食用。

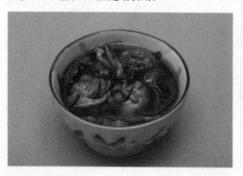

● 牛鞭汤

材料：
牛鞭1副，姜1块，盐适量

做法：
①牛鞭切段，放入沸水中余烫，捞出洗净；姜洗净，切片。
②将牛鞭、姜片放入锅中，加水至盖过材料，以大火煮开后转小火慢炖约30分钟。
③起锅前加盐调味即成。

功效：
　　本品具有改善心理性性功能障碍的功效，适合心理紧张引起的阳痿、早泄等患者食用。

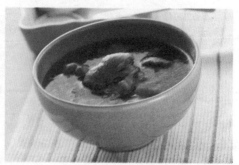

● 红枣鹿茸羊肉汤

材料：

羊肉 300 克，鹿茸 5 克，红枣 5 颗，盐 4 克

做法：

① 将羊肉洗净，切块。

② 鹿茸、红枣洗净备用。

③净锅上火倒入水，调入盐，下入羊肉、鹿茸、红枣，煲至成熟即可。

功效：

　　本品具有补肾壮阳、强身健体的功效，适合肾阳虚型阳痿、遗精、精冷不育等患者食用。

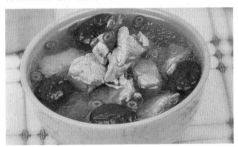

● 当归牛尾虫草汤

材料：

当归 30 克，虫草 8 克，牛尾 1 条，瘦肉 100 克，盐适量

做法：

①瘦肉洗净，切大块；当归用水略冲；虫草洗净。

②牛尾去毛，洗净，切成段。

③将以上所有材料一起放入砂锅内，加适量清水，待瘦肉煮熟，调入盐即可。

功效：

　　此汤具有添精补髓、补肾壮阳的功效。

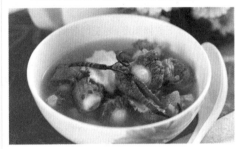

● 葱烧海参

材料：

水发海参 1 个，葱段、黄瓜、圣女果各适量，盐、花椒、料酒、胡椒粉、鸡精各适量

做法：

①黄瓜洗净，切片；圣女果洗净，对半切；海参洗净切段，锅中注水烧热，下海参，加料酒小火煨 20 分钟，捞出。

②起油锅，下花椒，放葱段、海参、盐、料酒、胡椒粉、水，小火烧入味。放鸡精调味装盘，再将黄瓜、圣女果摆盘即可。

功效：

　　海参是上等滋补佳品，具有补肾壮阳、遗精养血的功效，对肾阳亏虚引起的阳痿遗精、虚劳瘦弱等均有很好的疗效。

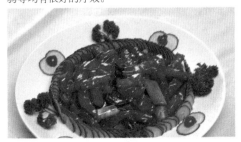

● 枸杞韭菜炒虾仁

材料：

枸杞子 10 克，虾 200 克，韭菜 250 克，盐 5 克，味精 3 克，料酒、淀粉适量

做法：

①将虾去壳洗净；韭菜洗净切段；枸杞子洗净泡发。

②将虾抽去泥肠，放入淀粉、盐、料酒，腌渍 5 分钟。

③锅置火上放油烧热，下入虾仁、韭菜、枸杞子炒至熟，调入盐和味精即可。

功效：

　　本品具有益肾固精、提升性欲的功效，十分适合肾虚阳痿、早泄滑精、腰酸胀痛等病症者食用。

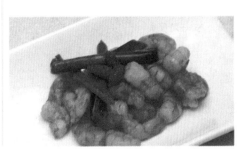

男性不育

男性不育指凡婚后夫妻同居 2 年以上，有正常性生活，未采取避孕措施，女方生育功能正常，因男方原因未能使女方怀孕者。中医称"无嗣"。

影响男性生育能力的因素主要有生殖细胞成熟障碍、内分泌功能紊乱、精子抗体形成、精索静脉曲张、输送精子管道阻塞和外生殖器畸形等。大多数是精子生成障碍，精子数量不足、质量差、活动力低并出现畸形等引起。

● 对症施灸

● 肾气不足

性欲低下或伴阳痿，性交时射精量少或无精射出，精液清冷，头晕目眩，腰膝酸软，困倦乏力，畏寒肢冷，面色苍白，小便清长。

灸法	选穴	灸治时间／次数	疗程	材料	主治
艾炷灸	肾俞、命门、次髎、气海、关元、中极、会阴、足三里、三阴交、复溜、太溪	3～5壮，每日1次	30次	艾炷若干	肾气不足
艾条灸	肾俞、命门、次髎、气海、关元、中极、会阴、足三里、三阴交、复溜、太溪	10～30分钟，每日1～2次	30次	艾条若干	肾气不足

● 肾精匮乏

性交时射精量少或无精，伴头晕耳鸣，夜寐欠佳，烦热盗汗，形瘦神疲。

灸法	选穴	灸治时间／次数	疗程	材料	主治
艾炷隔姜灸	肾俞、气海、关元、中极	3～5壮，每日1～2次	30次	艾炷若干姜片若干	肾精匮乏
艾条温和灸	肾俞、命门、次髎、气海、关元、中极、会阴、足三里、三阴交、复溜、太溪	10～30分钟，每日1～2次	30次	艾条若干	肾精匮乏

艾灸疗法主穴与配穴

精确取穴

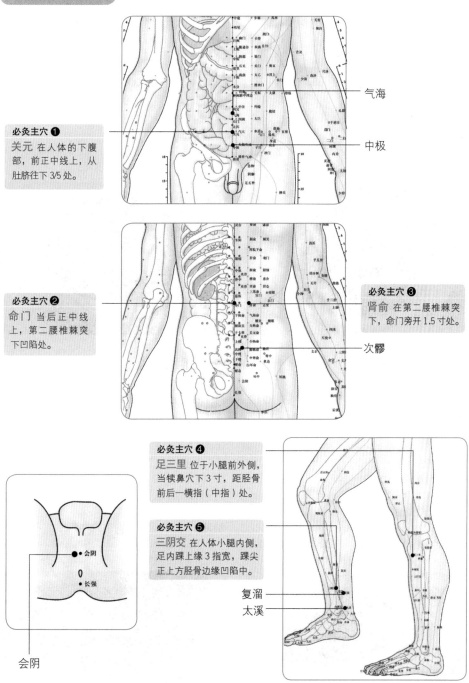

必灸主穴❶
关元 在人体的下腹部，前正中线上，从肚脐往下 3/5 处。

气海

中极

必灸主穴❷
命门 当后正中线上，第二腰椎棘突下凹陷处。

必灸主穴❸
肾俞 在第二腰椎棘突下，命门旁开 1.5 寸处。

次髎

必灸主穴❹
足三里 位于小腿前外侧，当犊鼻穴下 3 寸，距胫骨前后一横指（中指）处。

必灸主穴❺
三阴交 在人体小腿内侧，足内踝上缘 3 指宽，踝尖正上方胫骨边缘凹陷中。

会阴

长强

会阴

复溜

太溪

65

男性不育的对症药膳

● 杜仲狗肉煲

材料：

狗肉 500 克，杜仲 10 克，盐、黄酒各适量，姜片、香菜段各 5 克

做法：

①狗肉洗净，斩块，余熟；杜仲洗净浸透。

②将狗肉、杜仲、姜片放入煲中，加入清水、黄酒煲 2 个小时。

③调入盐，撒上香菜段即可。

功效：

本品具有温肾壮阳、滋补肝肾的功效，适合肾虚腰膝酸软、阳痿早泄、精冷不育的患者食用。

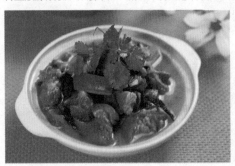

● 当归苁蓉炖羊肉

材料：

核桃、肉苁蓉、桂枝各 15 克，黑枣 6 颗，羊肉 250 克，当归 10 克，山药 25 克，盐适量，姜 3 片，米酒少许

做法：

①羊肉洗净，入沸水余烫去除血水和羊膻味。

②将所有材料放入锅中，加水适量，大火煮开后转小火煮至羊肉熟烂即可。

功效：

本品可以改善肾亏、阳痿、遗精等症状，对于不孕不育症有很好的治疗效果。

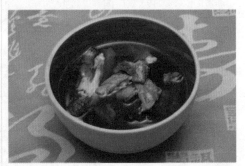

● 巴戟天黑豆鸡汤

材料：

巴戟天、胡椒粒各 15 克，黑豆 100 克，鸡腿 150 克，盐 5 克

做法：

①将鸡腿剁块，放入沸水中余烫，捞出洗净；巴戟天、胡椒粒洗净。

②将黑豆淘净，和鸡腿、巴戟天、胡椒粒一道放入锅中，加水至盖过材料，大火煮开，转小火续炖 40 分钟，加盐调味即可。

功效：

本品补肾阳、强筋骨，可治疗男子阳痿遗精、精冷不育，女子宫寒不孕的作用。

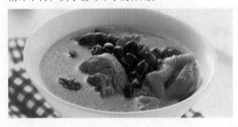

● 龟肉鱼鳔汤

材料：

肉桂 15 克，龟肉 150 克，鱼鳔 30 克，盐、味精各适量

做法：

①先将龟肉洗干净，切成小块；鱼鳔洗去腥味，切碎；肉桂洗净，备用。

②将龟肉、鱼鳔、肉桂同入砂锅，加适量水，大火烧沸后，用小火慢炖。

③待肉熟后，加入盐、味精调味即可。

功效：

此汤具有补肾阳、滋肾阴的作用，适合阴阳两虚型不育患者食用。

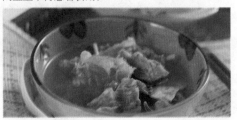

● 虫草海马四宝汤

材料：

新鲜大鲍鱼 1 只，海马 4 只，冬虫夏草 2 克，光鸡 500 克，猪瘦肉 200 克，金华火腿 30 克，盐 2 克，鸡精 2 克，味精 3 克，浓缩鸡汁 2 克

做法：

①先将鲍鱼去肠，洗净；海马用瓦煲煸好。

②光鸡斩件，猪瘦肉切大粒，金华火腿切小粒，将切好的材料飞水去杂质。

③把所有的原材料装入炖盅炖 4 个小时后，放入所有调味料即可。

功效：

海马补肾壮阳、冬虫夏草补肾气、鲍鱼滋阴益气。三者合用，对肾虚所致的少精、精冷不育有很好的食疗效果。

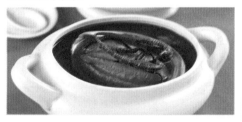

● 女贞子鸭汤

材料：

鸭肉 500 克，枸杞子 15 克，熟地黄 20 克，山药 20 克，女贞子 30 克，牡丹皮 10 克，泽泻 10 克，盐适量

做法：

①将白鸭宰杀，去毛及内脏，洗净切块。

②将枸杞子、熟地黄、山药、女贞子、牡丹皮、泽泻洗净，与鸭肉同放入锅中，加适量清水，煎煮至白鸭肉熟烂。

③以盐调味即可。

功效：

女贞子具有补益肝肾、清热明目的功效；熟地黄可滋阴补血、益精填髓。此品对男性不育症有很好的改善作用。

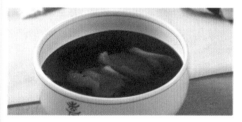

● 山茱萸覆盆子奶酪

材料：

山茱萸、覆盆子各 1 0 克、果酱、鱼胶片各 15 克、鲜奶 350 毫升、鲜奶油 150 毫升、冰糖 15 克

做法：

①山茱萸洗净，加水煮至熟滤汤；鱼胶片泡软沥水。

②鲜奶和鲜奶油入锅加热，入鱼胶拌溶，冷却到将凝，倒入模型中，入冰箱中凝固定型。

③将备好的汤汁和果酱煮匀后熄火，分别淋在步骤②做好的奶酪上，冰凉后即可食用。

功效：

山茱萸能补益肝肾，涩精止遗；覆盆子涩精固脱。本品适用于肝肾亏虚、阳痿、早泄、遗精、不孕不育等患者食用。

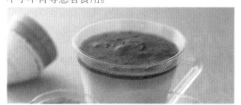

● 龙牡固精鸭汤

材料：

鸭肉 600 克，龙骨、牡蛎、蒺藜子、莲须各 10 克，芡实、鲜莲子各 50 克，盐 1 小匙。

做法：

①鸭肉洗净，入沸水中汆烫；将莲子、芡实冲净。

②将蒺藜子、莲须、龙骨、牡蛎洗净，与鸭肉一起放入煮锅中，加适量水至没过所有材料，以大火煮沸，再转小火续炖 40 分钟左右。

功效：

本品补肾固精、温阳涩精，适用于阳痿早泄、多汗盗汗、遗精。

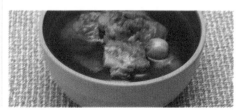

⑥⑥ 前列腺炎

前列腺炎是指前列腺特异性和非特异感染所致的急慢性炎症，从而引起的全身或局部症状。属于中医学的"尿浊""膏淋"范畴。

感染性的前列腺炎常常由于尿道炎、精囊炎、附睾炎引起，也可由于其他部位的感染灶经血行至前列腺引起。最常见的原因是细菌从尿路直接蔓延至前列腺所致。除细菌外，病毒、滴虫、真菌、支原体等均会引起前列腺炎。非感染性前列腺炎常常由于饮酒、性交过度、长期骑车、手淫等引起前列腺的充血。

● 对症施灸

● 湿热下注

尿频、尿急、尿热、尿痛、尿后滴血，尿白浊如米泔。

	灸法	选穴	灸治时间／次数	材料	主治
	艾炷直接灸	阴陵泉、三阴交、气海、中极、曲泉、太冲	3～5壮，隔日1次	艾炷若干	湿热下注
	艾条温和灸	阴陵泉、三阴交、气海、中极、曲泉、太冲	10～30分钟，每日1～2次	艾条若干	湿热下注

● 肾虚

尿浊，烦热，舌红脉细，部分患者可伴见遗精、腰冷、神疲。

	灸法	选穴	灸治时间／次数	材料	主治
	艾条温和灸	阴陵泉、三阴交、气海、中极、太溪、膀胱俞、肾俞、足三里	10～30分钟，每日1～2次	艾条若干	肾虚
	艾炷直接灸	阴陵泉、三阴交、气海、中极、太溪、膀胱俞、肾俞、足三里	3～5壮，隔日1次	艾炷若干	肾虚

艾灸疗法主穴与配穴

精确取穴

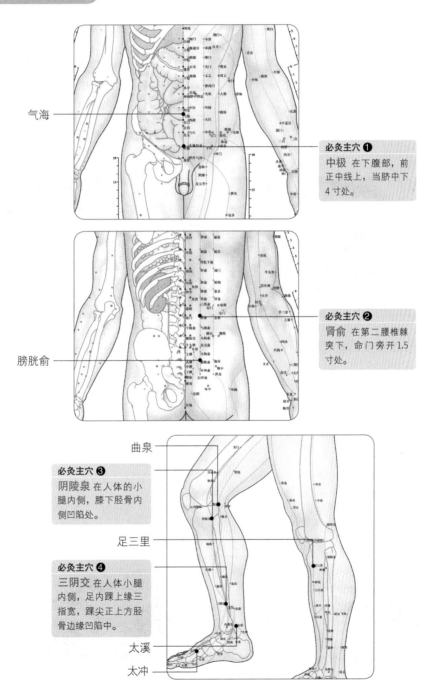

气海

必灸主穴 ❶
中极 在下腹部,前正中线上,当脐中下4寸处。

膀胱俞

必灸主穴 ❷
肾俞 在第二腰椎棘突下,命门旁开1.5寸处。

曲泉

必灸主穴 ❸
阴陵泉 在人体的小腿内侧,膝下胫骨内侧凹陷处。

足三里

必灸主穴 ❹
三阴交 在人体小腿内侧,足内踝上缘三指宽,踝尖正上方胫骨边缘凹陷中。

太溪

太冲

66

前列腺炎的对症药膳

● 竹叶茅根饮

材料：

鲜竹叶、白茅根各 15 克

做法：

①鲜竹叶、白茅根洗净。

②将鲜竹叶、白茅根放入锅中，加水 750 毫升，煮开后改小火煮 20 分钟。

③滤渣取汁饮。

功效：

本品具有凉血止血、清热利尿的功效，可用于小便涩痛、排出不畅、尿血、腰酸胀痛、前列腺炎的食疗。

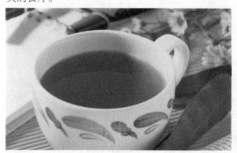

● 薏苡仁瓜皮鲫鱼汤

材料：

鲫鱼 250 克，冬瓜皮 60 克，薏苡仁 30 克，生姜 3 片，盐少许

做法：

①将鲫鱼剖洗干净，去内脏，去鳃；冬瓜皮、薏苡仁分别洗净。

②将鲫鱼、冬瓜皮、薏苡仁、生姜放进汤锅内，加适量清水，盖上锅盖。

③用中火烧开，转小火再煲 1 个小时，加盐调味即可。

功效：

本品清热解毒、利水消肿，可用于湿热下注所引起的前列腺炎、尿路感染、肾炎水肿。

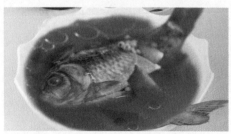

● 桑葚猕猴桃奶

材料：

桑葚 80 克，猕猴桃 1 个，牛奶 150 毫升

做法：

①将桑葚洗干净。

②猕猴桃洗干净，去掉外皮，切成大小适合的块。

③将桑葚、猕猴桃放入果汁机内，加入牛奶，搅拌均匀即可。

功效：

本品具有增加锌含量、利尿生津的功效，适合前列腺患者食用。

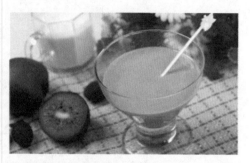

● 茯苓西瓜汤

材料：

西瓜、冬瓜各 500 克，茯苓 15 克，蜜枣 5 枚，盐适量

做法：

①将冬瓜、西瓜洗净，切成块；蜜枣洗净。

②茯苓洗净，备用。

③将清水煮入锅内，煮沸后加入冬瓜、西瓜、茯苓，大火煲开后，改用小火煲 3 个小时，加盐调味即可。

功效：

本品具有补肾强腰、利尿通淋的功效，适合慢性前列腺患者食用，可减轻前列腺肿大、小便不利等症状。

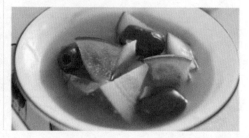

超简单艾灸消百病全书

● 马齿苋荠菜汁

材料：

鲜马齿苋、鲜荠菜各 100 克

做法：

①把鲜马齿苋、鲜荠菜去杂洗净，在温开水中浸泡30 分钟，取出后连根切碎，放到榨汁机中，榨成汁。

②把榨后的马齿苋、荠菜渣用适量温开水浸泡 10分钟，重复绞榨取汁，合并两次的汁，用纱布过滤。

③把滤后的马齿苋、荠菜汁放在锅里，用小火煮沸即可。

功效：

此汤可清热解毒、利湿泻火，对急性前列腺炎、尿路感染均有疗效。

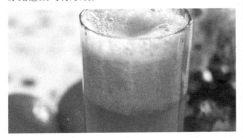

● 白菜薏苡仁粥

材料：

粳米、薏苡仁各 50 克，芹菜、白菜各适量，盐少许

做法：

①粳米、薏苡仁均泡发洗净，芹菜、白菜均洗净，切碎。

②锅置火上，倒入清水，放入粳米、薏苡仁煮至米粒开花。

③加入芹菜、白菜煮至粥稠时，调入盐拌匀即可。

功效：

薏苡仁具有利水消肿、健脾去湿、舒筋除痹、清热排脓的功效。本品可清热利水、解毒排脓，患有前列腺炎的男性可经常食用。

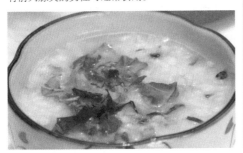

● 西红柿烩鲜贝

材料：

鲜贝 200 克，小西红柿 150 克，葱段、鸡精各 5 克，盐 3 克，高汤、淀粉各 10 克

做法：

①鲜贝、小西红柿洗净，将小西红柿切成两半。

②炒锅入油，以中火烧至三成热时加入鲜贝及小西红柿滑炒至熟，捞出沥干油。

③锅中留少许底油，爆香葱段，放入鲜贝、小西红柿炒匀，放入盐、鸡精、高汤调味，以淀粉勾芡即可。

功效：

鲜贝和西红柿均富含锌，对男性前列腺炎有很好的食疗效果。

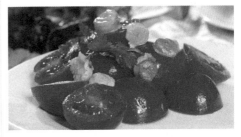

● 茅根冰糖粥

材料：

鲜白茅根适量，粳米 100 克，冰糖 10 克

做法：

①粳米泡发洗净；白茅根洗净，切段。

②锅置火上，倒入清水，放入粳米，以大火煮至米粒开花。

③加入白茅根煮至浓稠状，调入冰糖煮至融即可。

功效：

白茅根具有清热利尿、凉血止血的功效，对尿道炎、前列腺炎、急性肾炎、急性肾盂肾炎、膀胱炎皆有很好的疗效。

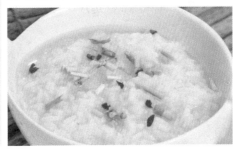

月经不调

月经不调泛指月经的周期、经量、经色和经质发生异常，是妇科最常见的疾病。

妇女以血为本，血充气顺，则月经通调。凡情志不畅、久病体虚、经产期感受风寒湿等外邪、房事不节、产育过多等，均可使脏腑功能失调和冲脉、任脉损伤，引起气血失和，导致月经不调。

● 对症施灸

● 寒伤冲脉

经行后期，量少色暗淡，质稀薄，小腹冷痛，喜温喜按，形寒肢冷，便溏溲清。

灸法	选穴	灸治时间／次数	材料	主治
艾炷灸	气海、血海、三阴交、天枢、归来、命门、关元	3～5壮，每日1次	艾炷若干	寒伤冲脉

● 血热先期

经行先期。实热者经量多，色鲜红或深红，质粘稠，伴烦热面赤，口干渴，尿黄；虚热者经量少色红，质稀薄，腰酸腿软，颧红潮热，手足心热，常见于青春期女性。

灸法	选穴	灸治时间／次数	材料	主治
艾炷隔姜灸	关元、血海、三阴交、行间、太冲、复溜、太溪、然谷	每穴5～10壮，每日1次	艾炷若干，姜片若干	血热先期

● 气虚先期

经行先期，量多色淡，质稀薄，小腹空坠或腰部发胀，神疲乏力，气短懒言，便溏，面色萎黄。

灸法	选穴	灸治时间／次数	疗程	材料	主治
艾炷灸	脾俞、气海、关元、足三里	5～10壮	于两次月经中间开始施灸每日1次	艾炷若干	气虚先期

艾灸疗法主穴与配穴

精确取穴

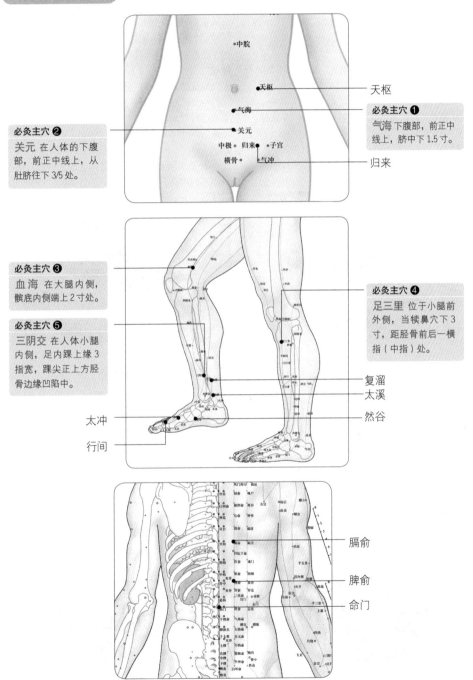

中脘

天枢 —————— 天枢

必灸主穴 ❶
气海 下腹部，前正中线上，脐中下1.5寸。

气海

关元

归来 —————— 归来

必灸主穴 ❷
关元 在人体的下腹部，前正中线上，从肚脐往下3/5处。

中极 归来 子宫
横骨 气冲

必灸主穴 ❸
血海 在大腿内侧，髌底内侧端上2寸处。

必灸主穴 ❹
足三里 位于小腿前外侧，当犊鼻穴下3寸，距胫骨前后一横指（中指）处。

必灸主穴 ❺
三阴交 在人体小腿内侧，足内踝上缘3指宽，踝尖正上方胫骨边缘凹陷中。

太冲

行间

复溜
太溪
然谷

膈俞

脾俞

命门

月经不调的对症药膳

● 益母土鸡汤

材料：

人参片 15 克，鸡腿 1 只，红枣 8 颗，益母草 10 克，盐 5 克

做法：

①将人参片、红枣、益母草均洗净；鸡腿剁块，入沸水氽烫后捞出，洗净。

②鸡腿和人参片、红枣、益母草放入锅中，加 1000 毫升水，以大火煮开，转小火续炖 25 分钟。

③起锅前加盐调味即成。

功效：

此汤活血化淤、缓中止痛、调经，适合月经不调、经色淡、量少，并伴神疲乏力、面色苍白的患者食用。

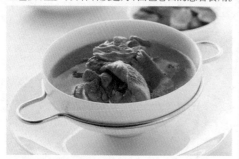

● 当归芍药多味排骨

材料：

排骨 500 克，当归、熟地黄、芍药、丹参、川芎各 15 克，三七粉 10 克，米酒 1 瓶，盐适量

做法：

①将排骨洗净，氽烫去腥，捞起备用。

②将洗净的当归、芍药、熟地黄、丹参、川芎入水煮沸，下排骨，加米酒，待水煮开，转小火续煮 30 分钟。

③加入三七粉拌匀，最后加盐调味即可。

功效：

本品既补血，又活血，妇女月经不调、血虚经闭、胎产诸症患者均可食用。

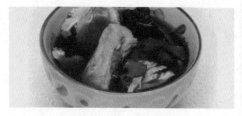

● 活血乌鸡汤

材料：

乌鸡腿 2 只，熟地黄、党参、黄芪各 15 克，当归、桂枝、枸杞子各 10 克，川芎、白术、茯苓、甘草各 5 克，红枣 6 颗，盐适量

做法：

①鸡腿洗净剁块，氽烫后捞起洗净。

②将所有药材均洗净，盛入炖锅，加入鸡块，加水至盖过材料，以大火煮开，转小火慢炖 50 分钟。

③最后加盐调味即可。

功效：

此汤活血养血、调经止痛，适合气血亏虚型月经不调的患者食用。

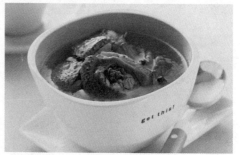

● 丹参桃红乌鸡汤

材料：

丹参 15 克，红枣 10 颗，红花 2.5 克，桃仁 5 克，乌鸡腿 1 只，盐 4 克

做法：

①将红花、桃仁装在棉布袋内，扎紧；将鸡腿洗净剁块，氽烫后捞出；将红枣、丹参冲净。

②将所有材料盛入锅中，加 6 碗水煮沸后，转小火炖约 20 分钟，待鸡肉熟烂，加盐调味即成。

功效：

本品可疏肝解郁、活血化淤、益气补虚，对气滞血淤型月经量少、颜色暗、痛经的患者有很好的食疗作用。

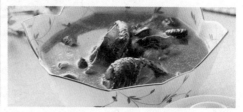

● 补肾乌鸡汤

材料：
杜仲、菟丝子、桑寄生、山药、白果各10克，枸杞子5克，乌鸡肉300克，盐3克，姜2克

做法：
①乌鸡肉洗净切块；杜仲、菟丝子、桑寄生、山药、白果和枸杞子分别洗净沥干；姜洗净，去皮切片。
②将全部材料放入锅中，倒入适量水，加盐拌匀。
③用大火煮开，转小火炖约30分钟即可。

功效：
　　杜仲、菟丝子、桑寄生均可滋补肝肾、理气安胎，对肾虚引起的先兆流产、月经不调、习惯性流产的患者均有很好的食疗效果。

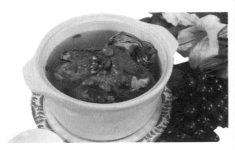

● 赤芍桃仁饮

材料：
桃仁、赤芍15克，绞股蓝、红花各10克，蜂蜜适量。

做法：
① 将所有药材分别用清水洗净，备用。
②先将桃仁、赤芍一起放入锅中，注入适量清水，大火煮沸后加入绞股蓝、红花续煮5分钟即可。
③最后加入适量蜂蜜调味。

功效：
　　本品具有凉血活血、化淤止痛的功效，适合月经不调、痛经、经色暗、有血块的患者食用。

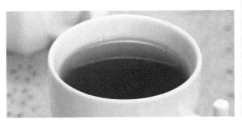

● 佛手瓜白芍瘦肉汤

材料：
鲜佛手200克，白芍20克，猪瘦肉400克，蜜枣5颗，盐3克

做法：
①佛手洗净，切片，余水。
②白芍、蜜枣洗净；瘦猪肉洗净，切片，飞水。
③将清水800克放入瓦煲内，煮沸后加入以上用料，大火开滚后，改用小火煲2个小时，加盐调味。

功效：
　　佛手疏肝解郁、理气和中、活血化淤，可用于肝郁气滞所致的月经来潮先后不定、郁郁寡欢、乳房或胸胁胀痛、食小腹胀、心神不安、失眠等症；白芍可补血、柔肝、止痛。两者合用，可增强药效。

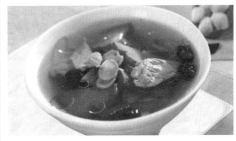

● 郁金菊花枸杞茶

材料：
枸杞子10克，菊花5克，郁金3克，绿茶包1袋，沸水适量

做法：
①将枸杞子、菊花、郁金与绿茶一起放入保温杯。
②冲入沸水500毫升，加盖闷15分钟，滤渣即可饮用。

功效：
　　枸杞子润肺泻火，菊花疏散风热，绿茶提神清心，郁金疏肝解郁、行气止痛。常饮此茶可安心除烦、疏肝止痛，对月经不调、痛经患者有食疗作用。

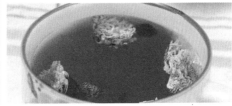

痛经

妇女在行经期间或经期前后发生周期性下腹部疼痛、腰骶酸痛等症状，以致影响工作和日常生活者，称痛经。

痛经程度依赖主观感觉，无客观标准，因此发生率不一。痛经分为原发性和继发性两种。继发性痛经发生于初潮2年以后，痛经的年龄、病程不一。

● 对症施灸

● 气滞血淤

经前或经期小腹胀痛，经行不畅，量少，色紫暗夹有血块，经畅或淤块排出后疼痛减轻，伴胸胁、乳房胀痛，面色晦暗。

	灸法	选穴	灸治时间／次数	材料	主治
	艾炷灸	气海、中极、血海、三阴交、行间	两次月经中间，灸3～5壮，每日1次，连灸5～7日	艾炷若干	气滞血淤 肾气不足
	艾条温和灸	气海、中极、血海、三阴交、行间	两次月经中间，灸10～15分钟	艾条若干	气滞血淤

● 寒湿凝滞

经前或经期小腹冷痛或绞痛，甚则痛连腰骶，得热痛减，按之痛甚，经血量少，色暗质稀或如黑豆汁或夹有小血块，面色青白，四肢不温。

	灸法	选穴	灸治时间／次数	材料	主治
	艾条温和灸	次髎、中极、水道、子宫、地机	10～15分钟，以痛解为度	艾条若干	寒湿凝滞

● 气血虚弱

经期或经后小腹或腰骶部绵绵作痛或经净后疼痛反重，数日后才停止，按之痛减，经量少，色淡质稀，可伴头晕目眩，心慌气短，精神不振，纳少便溏，身倦无力，面色萎黄或苍白。

	灸法	选穴	灸治时间／次数	材料	主治
	艾条温和灸	肝俞、脾俞、肾俞、关元、命门、次髎、水道、子宫、血海、足三里、三阴交	10～20分钟，每日1～2次	艾条若干	气血虚弱

艾灸疗法主穴与配穴

精确取穴

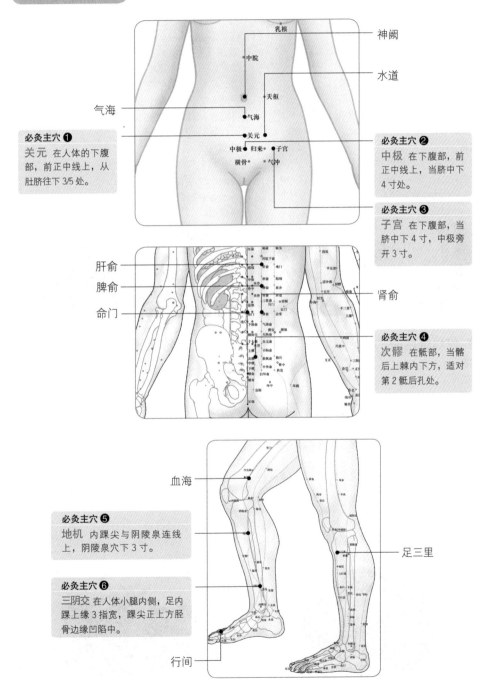

乳根
神阙
中脘
水道
天枢
气海
气海
关元
中极 归来 子宫
横骨 会中

必灸主穴 ❶
关元 在人体的下腹部，前正中线上，从肚脐往下 3/5 处。

必灸主穴 ❷
中极 在下腹部，前正中线上，当脐中下 4 寸处。

必灸主穴 ❸
子宫 在下腹部，当脐中下 4 寸，中极旁开 3 寸。

肝俞
脾俞
命门
肾俞

必灸主穴 ❹
次髎 在骶部，当髂后上棘内下方，适对第 2 骶后孔处。

血海
足三里

必灸主穴 ❺
地机 内踝尖与阴陵泉连线上，阴陵泉穴下 3 寸。

必灸主穴 ❻
三阴交 在人体小腿内侧，足内踝上缘 3 指宽，踝尖正上方胫骨边缘凹陷中。

行间

痛经的对症药膳

● 牛奶红枣粥

材料：

红枣 20 颗，粳米 100 克，鲜牛奶 150 克，白糖适量

做法：

①将粳米、红枣分别洗净，泡发 1 小时。

②起锅入水，将红枣和粳米同煮，先用大火煮沸，再改用小火续熬，大概 1 个小时。

③鲜牛奶另起锅加热，煮沸即离火，再将煮沸的牛奶缓缓调入之前煮好的红枣粥里，加入白糖拌匀，待煮沸后适当搅拌，即可熄火。

功效：

牛奶红枣粥易于消化，开胃健脾，营养丰富，常食对治疗产妇气血两虚有益处。需要注意的是加入牛奶后不可长时间煮沸，否则会破坏其中的维生素和蛋白质。

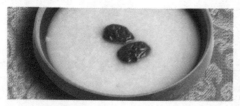

● 玫瑰香附茶

材料：

香附 5 克，玫瑰花 2.5 克，冰糖 1 大匙

做法：

①玫瑰花，洗净，沥干。香附以清水冲净，加 2 碗水熬煮约 5 分钟，滤渣，留汁。

②将备好的药汁再滚热时，置入玫瑰花，加入冰糖搅拌均匀。

③待冰糖全部溶化后，药汁会变黏稠，搅拌均匀即可。口味清淡者亦可不加糖。

功效：

此茶具有调节激素分泌，改善月经失调、痛经，减轻压力的作用。可解肝郁、心烦，对更年期妇女的躁郁、情绪不稳定有缓解作用。

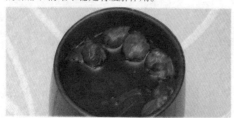

● 当归三七乌鸡汤

材料：

当归 20 克，三七 8 克，乌骨鸡肉 250 克，盐 5 克，味精 3 克，酱油 2 毫升，油 5 毫升

做法：

①把当归、三七用水洗干净，然后用刀剁碎。

②把乌骨鸡肉用水洗干净，用刀剁成块，放入开水中煮 5 分钟，再取出过冷水。

③把所有的材料放入炖盅中，加水，小火炖 3 个小时，最后调味即可。

功效：

乌鸡和当归、三七搭配，有补血补气之作用。适用于改善气血不足、产后出血、产后体虚等症，特别适合血虚有淤引起月经不调、痛经的女性经常食用。

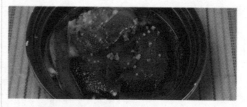

● 何首乌炒猪肝

材料：

何首乌 20 克，猪肝 300 克，韭菜 250 克，生粉、盐、香油各适量

做法：

①猪肝切片，入开水中余烫，捞出沥干。

②韭菜切小段；将何首乌放入清水中煮沸，转小火续煮 10 分钟后离火，滤取药汁与生粉混合拌匀。

③起油锅，放入沥干的猪肝、韭菜炒片刻，加入盐和香油拌炒均匀，淋上药汁勾芡即可。

功效：

何首乌滋补肝肾、滋阴养血，猪肝补血，韭菜补肾滋阴。三者合用，对肝肾阴虚引起的痛经有较好的补益作用。

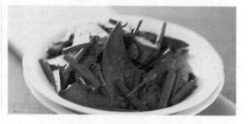

● 归参炖母鸡

材料：

当归 15 克，党参 2 0 克，母鸡 1 只，葱、姜、料酒、盐各适量

做法：

①将母鸡宰杀后，去毛，去内脏，洗净。

②将剁好的鸡块放入沸水中焯去血。

③加清水，把砂锅放在大火上烧沸，然后再用小火炖至鸡肉烂熟，调入葱、姜、料酒、盐调味即成。

功效：

当归补血活血、调经止痛，为补血调经第一药，凡血虚、血淤、气血不和、冲任不调等引起的月经不调、痛经、闭经诸证，皆可服用；党参益气补虚；母鸡大补元气。三者搭配炖汤食用，对气血虚弱型痛经有很好的调养效果。

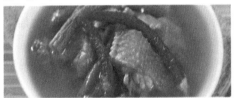

● 艾叶煮鸡蛋

材料：

新鲜的鸡蛋 2 个，艾叶 10 克

做法：

①生鸡蛋用清水冲洗干净，备用；将艾叶洗净，加水熬煮至出色。

②将洗净的鸡蛋放入艾水中一起炖煮，约 5 分钟。

③待鸡蛋壳变色，将其捞出，即可食用。

功效：

艾叶有理气血、逐寒湿、温经止血、安胎的作用，可治月经不调、痛经、心腹冷痛、久痢、吐衄、下血等症，尤其擅长治疗寒凝胞宫所致痛经、月经不调、胎动不安等症。

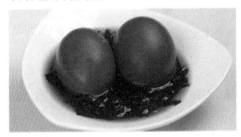

● 上汤益母草

材料：

益母草 300 克，大蒜 10 克，瘦肉 15 克，红椒 1 个，盐 5 克，味精 4 克，鸡精 3 克，上汤适量

做法：

①益母草去根洗净，大蒜去皮，红椒切块。

②瘦肉剁碎，大蒜炸香，益母草入沸水中余烫后捞出装盘。

③瘦肉炒香，下入大蒜、红椒、上汤、调味料，淋在益母草上即可。

功效：

益母草具有活血化淤、调经止痛的功效，对女性月经不调、痛经、闭经等均有较好的疗效；大蒜可解毒、杀菌、增强抵抗力；瘦肉益气补虚。三者配伍同用，可加强补虚调经的效果。

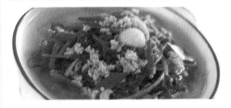

● 桂圆红枣茶

材料：

红枣 10 颗，桂圆肉 100 克，冰糖 100 克

做法：

①红枣洗净，以刀背微微拍裂，并去籽。

②锅内加 3 碗清水，放入红枣，煮到呈圆润状。

③加入桂圆肉和冰糖，待桂圆肉释出甜味，冰糖溶化后即可熄火。

功效：

健脾补血，安神益心，对气血不足，血虚有淤引起的痛经有缓解作用。

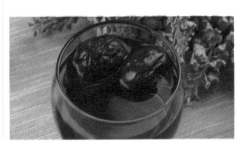

69 闭经

发育正常女子一般 12 ~ 14 岁月经来潮，凡年逾 16 周岁月经尚未来潮，或以往已有过月经，现又中断 6 个月以上者称为闭经。

闭经与全身疾病、内分泌失调、神经精神诸因素有关，如严重贫血、结核病、肾脏病、心脏病、营养不良等及下丘脑－垂体发育异常或功能不全，肾上腺皮质、甲状腺等内分泌功能失调，子宫内膜的病理改变，皆可引起闭经。

● 对症施灸

● 血虚经闭

年逾 16 周岁尚未行经或月经稀少渐至闭经，体质虚弱，而色萎黄或苍白，腰膝酸软，头晕耳鸣，心悸气短，神疲乏力，食少便溏，或五心烦热，潮热盗汗。

灸法	选穴	灸治时间／次数	疗程	材料	主治
艾炷灸	膈俞、肝俞、脾俞、肾俞、气海、关元、归来、足三里、三阴交	3 ~ 5 壮，隔日 1 次	15 次	艾炷若干	血虚经闭
艾炷隔姜灸	膈俞、肝俞、脾俞、肾俞、气海、关元、归来、足三里、三阴交	3 ~ 5 壮，每日或隔日 1 次	15 次	艾炷若干，姜片若干	血虚经闭
艾条温和灸	膈俞、肝俞、脾俞、肾俞、气海、关元、归来、足三里、三阴交	10 ~ 15 分钟，每日 1 次	15 次	艾条若干	血虚经闭

● 血淤闭经

既往行经正常，突然闭止，烦躁易怒，胸胁胀满，小腹胀痛拒按；或形体肥胖，胸闷泛恶，神疲乏力，白带多。

灸法	选穴	灸治时间／次数	材料	主治
艾炷隔姜灸	中极、合谷、血海、丰隆、三阴交、地机、太冲	3 ~ 5 壮，每日 1 次	艾炷若干，姜片若干	血淤闭经
益母草蚕砂熨灸	熨灸小腹	30 分钟，每日 2 次	益母草（切碎）120克，蚕砂 100 克，共炒烫布包	血淤闭经

超简单艾灸消百病全书

224

艾灸疗法主穴与配穴

精确取穴

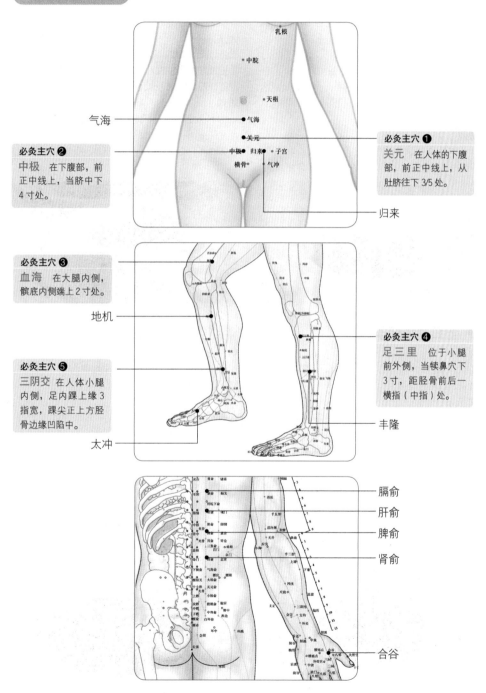

必灸主穴 ①
关元 在人体的下腹部，前正中线上，从肚脐往下 3/5 处。

必灸主穴 ②
中极 在下腹部，前正中线上，当脐中下 4 寸处。

气海

归来

必灸主穴 ③
血海 在大腿内侧，髌底内侧端上 2 寸处。

地机

必灸主穴 ④
足三里 位于小腿前外侧，当犊鼻穴下 3 寸，距胫骨前后一横指（中指）处。

必灸主穴 ⑤
三阴交 在人体小腿内侧，足内踝上缘 3 指宽，踝尖正上方胫骨边缘凹陷中。

太冲

丰隆

膈俞

肝俞

脾俞

肾俞

合谷

闭经的对症药膳

● 赤芍桃仁饮

材料：
桃仁、赤芍 15 克，绞股蓝、红花各 10 克，蜂蜜适量

做法：
①将所有药材分别用清水洗净，备用。
②先将桃仁、赤芍一起放入锅中，注入适量清水，大火煮沸后加入绞股蓝、红花续煮 5 分钟即可。
③最后加入适量蜂蜜调味。

功效：
　　本品具有凉血活血、化淤止痛的功效，适合月经不调、闭经、经色暗有血块的患者食用。

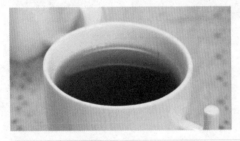

● 当归熟地烧羊肉

材料：
当归、熟地各 20 克，肥羊肉 500 克，干姜 10 克，盐、黄酒、酱油各适量

做法：
①将羊肉用清水冲洗，洗去血水。切成块状，放入砂锅中。
②放入当归、熟地、干姜、酱油、盐、黄酒等调味料，加入适量清水，没过材料即可。
③开大火煮沸，再改用小火煮至熟烂即可。

功效：
　　当归既补血又活血，对血淤或血虚引起的闭经均有疗效；熟地补血、养肝、补肾；羊肉温经祛寒，可改善寒凝血淤引起的闭经。三者搭配，能活血化淤、散寒止痛，改善月经不调、贫血、腹部冷痛、四肢冰凉、腰膝酸软等症状。

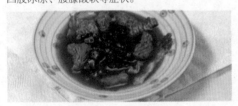

● 丹参赤芍饮

材料：
丹参 2 克，陈皮 1 克，赤芍 1 克，何首乌 2 克

做法：
①将丹参、陈皮、赤芍、何首乌用消毒纱布包起来。
②把做好的药包放入装有 500 毫升开水的茶杯内。
③盖好茶杯，5 分钟后即可饮用。

功效：
　　本品能调经理气、活血补血、疏肝解郁，适合月经不调、痛经闭经患者，胸腹刺痛、热痹疼痛、疮疡肿痛、心烦不眠、肝脾肿大、心绞痛患者。

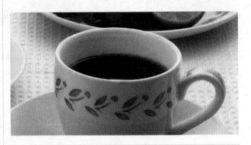

● 川芎桃仁青皮饮

材料：
川芎、香附、桃仁、吴茱萸、生地黄、白芍各 15 克，红花、青皮各 8 克

做法：
①将所有材料洗净，先将川芎、生地、桃仁、白芍、吴茱萸放入锅中，加水 700 毫升。
②大火煎煮开，转小火煮至药汁为 400 毫升，再放入牡丹皮、青皮、红花、香附续煮 5 分钟即可关火。
③再煎煮一次，滤去药渣，将两次的药汁对匀，分 2 次服用，每日 1 剂。

功效：
　　川芎、香附均能活血化淤，行气止痛，吴茱萸暖宫行气，白芍有较好的补血止痛效果，桃仁、红花活血化淤，青皮破气逐淤。以上几味配伍同用，既行气又活血，对治疗气滞血淤型闭经有很好的疗效。

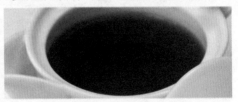

● 黄芪猪肝汤

材料：

当归1片，黄芪15克，丹参、生地黄各25克，姜5片、米酒半碗、香油1汤匙、猪肝200克、菠菜1/3把，水3碗

做法：

①当归、黄芪、丹参、生地黄洗净，加水，熬取药汁备用。

②香油加葱爆香后，放入猪肝炒半熟，盛起备用。

③将米酒、药汁入锅煮沸，再放入猪肝煮沸，然后放入切好的菠菜煮沸，适度调味即可。

功效：

此汤有补益气血、益肝明目等功效。当归补血，黄芪补气，丹参活血，生地黄清热凉血，猪肝、菠菜补血。本品能用于治疗气血不足所致的闭经患者。

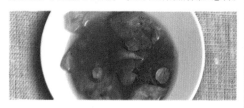

● 玫瑰调经茶

材料：

玫瑰花7～8朵，益母草10克

做法：

①将玫瑰花、益母草略洗，去除杂质。

②将玫瑰花及益母草放入锅中，加水600毫升，大火煮开后再煮5分钟。

③关火后倒入杯中即可饮用。

功效：

玫瑰具有疏肝解郁、活血通经的功效，对心情抑郁使卵巢功能紊乱而致闭经的患者有一定的食疗效果。益母草活血通经，可改善气滞血淤引起的月经紊乱、闭经、乳房胀痛等症状。

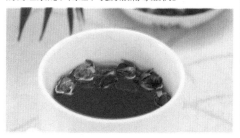

● 参归枣鸡汤

材料：

党参15克，当归15克，红枣8颗，鸡腿1只，盐2小匙

做法：

①鸡腿剁块，放入沸水中余烫，捞起冲净。

②鸡肉、党参、当归、红枣一起入锅，加7碗水以大火煮开，转小火续煮30分钟。

③起锅前加盐调味即可。

功效：

本品有补血活血、防治贫血并调经理带的作用，可改善因贫血造成闭经、月经稀薄、量少等症状。党参、当归配伍可补气养血，促生红细胞，增强机体的造血功能，红枣可补益中气、养血补虚。

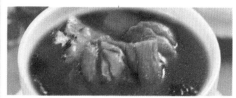

● 丹参桃红乌鸡汤

材料：

丹参15克，红枣10颗，红花2.5克，桃仁5克，乌鸡腿1只，盐4克

做法：

① 将红花、桃仁装在棉布袋内，扎紧；将鸡腿洗净剁块，余烫后捞出；将红枣、丹参冲净。

②将所有材料盛入锅中，加6碗水煮沸后，转小火炖约20分钟，待鸡肉熟烂，加盐调味即成。

功效：

本品可疏肝解郁、活血化淤、益气补虚，对气滞血淤型月经量少、闭经、痛经的患者有很好的食疗作用。

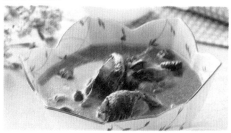

第八章 灸一灸更『性』福

69

带下病

带下病是指带下的期、量、色、质、气味发生异常，并伴有局部或全身症状的疾病。

带下病与脾、肾及冲、任、带脉关系密切。多由于饮食、劳倦、外感湿毒；或肝郁犯脾，脾胃损伤，脾虚湿盛，湿郁化热，湿热下注，损伤任脉；或素体肾虚，及房劳、多产，伤及下元，肾虚不固，任带失约所致。

● 对症施灸

● 白带

脾肾阳虚，带下清稀，小腹冷坠，腰膝酸软，便溏溲清；若肾阴虚火旺则带下赤白，黏稠无臭秽，五心烦热，失眠多梦。

	灸法	选穴	灸治时间／次数	疗程	材料	主治
	艾炷灸	脾俞、肾俞、白环俞、次髎、气海、关元、带脉、足三里、三阴交、地机、中极、太溪	3～5壮，每日1次	10次	艾炷若干	白带
	艾炷隔附子饼灸	气海	10～20壮，每日1次	10次	艾炷若干，附子饼若干	白带
	艾条温和灸	脾俞、肾俞、白环俞、次髎、气海、关元、带脉、足三里、三阴交、地机、中极、太溪	20～30分钟，每日1次	15次	艾条若干	白带

● 黄带

带下色黄量多，有异味，甚则状如腐渣，或赤白相兼，或黄绿如脓，或混浊如米泔，或有血液，阴部瘙痒，伴胸闷纳呆，小腹痛，尿黄赤，口干。

	灸法	选穴	灸治时间／次数	疗程	材料	主治
	艾炷隔黄柏细辛饼灸	中极、带脉、阴陵泉、三阴交、行间	5～7壮，每日1次	7次	黄柏细辛饼若干	黄带
	温针灸	中极、带脉、阴陵泉、三阴交、行间	3壮（或5~10分钟），每日1次	7次	毫针若干	黄带

艾灸疗法主穴与配穴

精确取穴

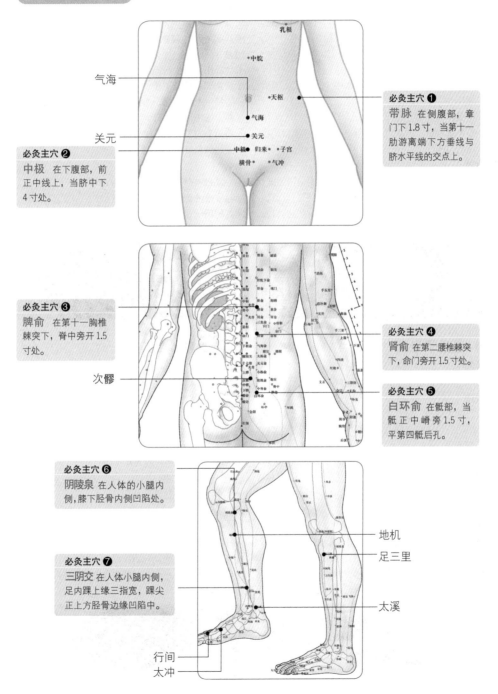

气海

关元

必灸主穴❷
中极 在下腹部，前正中线上，当脐中下4寸处。

必灸主穴❶
带脉 在侧腹部，章门下1.8寸，当第十一肋游离端下方垂线与脐水平线的交点上。

必灸主穴❸
脾俞 在第十一胸椎棘突下，脊中旁开1.5寸处。

次髎

必灸主穴❹
肾俞 在第二腰椎棘突下，命门旁开1.5寸处。

必灸主穴❺
白环俞 在骶部，当骶正中嵴旁1.5寸，平第四骶后孔。

必灸主穴❻
阴陵泉 在人体的小腿内侧，膝下胫骨内侧凹陷处。

地机

足三里

必灸主穴❼
三阴交 在人体小腿内侧，足内踝上缘三指宽，踝尖正上方胫骨边缘凹陷中。

太溪

行间
太冲

带下病的对症药膳

● 芡实莲子薏苡仁汤

材料：

芡实 100 克，茯苓 50 克，山药 50 克，薏苡仁 100 克，猪小肠 500 克，干品莲子 100 克，盐 2 小匙，米酒 30 克

做法：

①将猪小肠处理干净，放入沸水中余烫，捞出剪成小段。

②将芡实、茯苓、山药、莲子、薏苡仁洗净，与猪小肠一起入锅，加水至盖过所有材料，煮沸后用小火炖约 30 分钟，快熟时加盐调味，淋上米酒即可。

功效：

芡实药性平和，为药食两用佳品，能益肾健脾、收敛固涩、除湿止带，茯苓、山药、莲子、薏苡仁均可健脾祛湿止带。以上几味配伍，对脾虚或肾虚型带下过多症有较好的食疗作用。

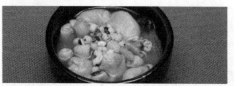

● 覆盆子米粥

材料：

粳米 100 克，覆盆子 20 克，盐适量

做法：

①将粳米洗净，泡发半小时后捞出沥干水分；覆盆子洗净，用纱布包好，置于锅中，加适量清水煎取药液备用。

②锅置火上，倒入清水，放入粳米，大火煮至米粒开花。

③再倒入覆盆子药液同煮片刻，再以小火煮至浓稠状，调入盐拌匀即可。

功效：

覆盆子可滋补肝肾、固涩止带；粳米健脾补气。两者合用，对肾虚型带下量多，质稀如水，淋漓不断，伴有腰酸腰痛，小腹冷感，尿频或夜尿多者有较好的食疗效果。

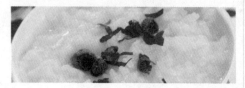

● 白果煲猪肚

材料：

猪肚 300 克，白果 30 克，葱 15 克，姜 10 克，高汤 600 毫升，盐 20 克，料酒 10 毫升，生粉 30 克

做法：

①猪肚用盐和生粉抓洗干净，重复 2~3 次后冲洗干净切条，葱切段、姜去皮切片。

②将猪肚和白果放入锅中，加入适量水煮 20 分钟至熟，捞出沥干水分。

③将所有材料一同放入瓦罐内，加入高汤及料酒，小火烧煮至肚条软烂时，加入调味料即可。

功效：

猪肚补气健脾、利湿止带；白果收涩而固下焦，能除湿浊浊，收涩止带，为治疗带下白浊之常用药。两者配伍同用，对脾虚型带下量多质稀、绵绵不断、小腹空坠者有较好的食疗效果。

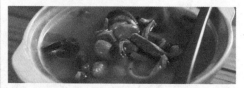

● 狗脊熟地乌鸡汤

材料：

狗脊、熟地、花生各 30 克，红枣 6 颗，乌鸡 1 只，盐 5 克

做法：

①狗脊、熟地、花生分别洗净；红枣去核，洗净；乌鸡去内脏，洗净，余水。

②将清水 2 000 毫升放入瓦煲中，煮沸后放入狗脊、熟地、花生、红枣、乌鸡，以大火煮开，改用小火煲 3 个小时，加盐调味即可。

功效：

熟地具有滋补肝肾、滋阴补血的功效；乌鸡补肾养血、滋养卵巢；花生、红枣益气补虚；狗脊具有补肾益血、强筋壮骨的功效，以上几位搭配炖汤食用，对肝肾亏虚引起的带下过少症有一定的食疗作用。

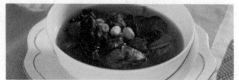

● 枸杞桂圆白木耳汤

材料：

枸杞根 500 克，白木耳 50 克，枸杞子 20 克，桂圆 10 克，姜 1 片，盐 5 克

做法：

①桂圆、枸杞子洗净。

②白木耳泡发，洗净，煮 5 分钟，捞起沥干水。

③下油爆香姜，白木耳略炒后盛起。另加适量水煲滚，放入枸杞梗、桂圆、枸杞子、白木耳、姜再煲滚，小火煲 1 个小时，下盐调味即成。

功效：

枸杞子滋阴补肾、养肝明目；白木耳滋阴养巢、益气补虚；桂圆补血养心。以上几位配伍，对肝肾亏虚引起的带下过少、阴道干涩等症均有改善作用。

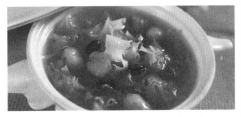

● 绿豆苋菜枸杞粥

材料：

粳米、绿豆各 40 克，苋菜 100 克，枸杞子 5 克，冰糖 10 克

做法：

①粳米、绿豆均泡发洗净，苋菜洗净，切碎，枸杞子洗净，备用。

②锅置火上，倒入清水，放入粳米、绿豆、枸杞子煮至开火。

③待煮至浓稠状时，加入苋菜、冰糖稍煮即可。

功效：

绿豆清热解毒、利尿通淋，可辅助治疗阴道炎、阴道瘙痒以及尿频、尿急、尿痛等尿路感染症状；苋菜可清热利湿、凉血止血，对湿热下注引起的带下过多、阴道炎、阴道瘙痒等均有较好的食疗作用。

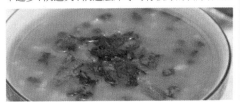

● 山药益智仁扁豆粥

材料：

山药 30 克，扁豆 15 克，粳米 100 克，益智仁 10 克，冰糖 10 克

做法：

①粳米、益智仁均泡发洗净；扁豆洗净，切段；山药去皮，洗净切块。

②锅置火上，注水后放入粳米、山药、益智仁，用旺火煮至米粒开花。

③再放入扁豆，改用小火煮至粥成，放入冰糖煮至融化后即可食用。

功效：

山药、粳米、益智仁几味同用，可改善阴道干涩、带下过少症状。

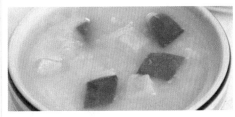

● 首乌红枣熟地粥

材料：

粳米 60 克，薏苡仁 30 克，何首乌、熟地黄、腰果、红枣各适量，冰糖少许

做法：

①粳米、薏苡仁均泡发洗净；红枣洗净，切片；腰果洗净；何首乌、熟地黄均洗净，加水煮好，取汁待用。

②锅置火上，倒入煮好的汁，放入粳米、薏苡仁，以大火煮开。

③加入红枣、腰果、冰糖煮至浓稠状即可食用。

功效：

何首乌、熟地黄均是滋补肝肾、养血生津的佳品；腰果补肾强腰；红枣益气养血；粳米、薏苡仁健脾益气、美容养颜。以上几味同用，对卵巢功能减退引起的带下过少、阴道干涩症状有食疗效果。

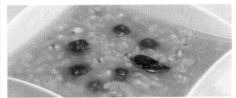

产后乳汁不足

产后乳汁不足是指产后及哺乳期乳汁分泌少，不能满足婴儿需要，甚至无乳汁分泌。中医称"产后缺乳""乳少"。

中医认为，乳汁不足多因产妇体质素弱，产后气血耗损，或脾胃失于健运，生化乏源，不能化生乳汁；或因情志不舒，肝失疏泄，气机不畅，以致经脉阻滞，乳汁分泌障碍。

● 对症施灸

● 气血虚弱

产后乳汁极少，甚至全无，乳汁清稀，乳房虚软，无胀痛感，纳呆食少，冲疲气短，面色少华。

	灸法	选穴	灸治时间／次数	材料	主治
	艾炷灸	脾俞、膻中、乳根、少泽、足三里	3～5壮，每日1次	艾炷若干	气血虚弱
	艾条温和灸	脾俞、少泽	10～15分钟，每日1次	艾炷若干	气血虚弱
	温盒灸	膻中、乳根	10～20分钟，每日1次	艾绒若干	气血虚弱

● 肝郁气滞

产后乳少，或因恼怒使乳汁顿无，胸胁胀满，乳房胀痛，按之饱满，烦躁易怒。

	灸法	选穴	灸治时间／次数	材料	主治
	艾炷隔姜灸	大陵、太冲	3～5壮，每日1次	艾炷若干，姜片若干	肝郁气滞
	艾条温和灸	膻中、少泽、大陵、太冲	10～15分钟，每日1次	艾条若干	肝郁气滞

艾灸疗法主穴与配穴

精确取穴

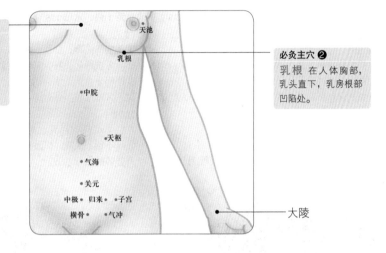

必灸主穴 ❶
膻中 在人体的胸部，人体正中线上，两乳头之间连线的中点。

天池

乳根

必灸主穴 ❷
乳根 在人体胸部，乳头直下，乳房根部凹陷处。

中脘

天枢

气海

关元

中极 归来 子宫
横骨 气冲

大陵

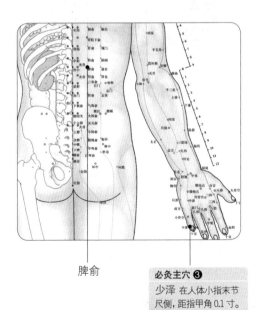

脾俞

必灸主穴 ❸
少泽 在人体小指末节尺侧，距指甲角0.1寸。

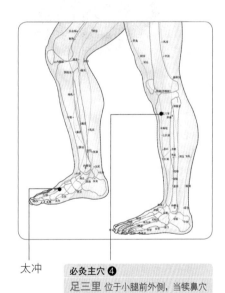

太冲

必灸主穴 ❹
足三里 位于小腿前外侧，当犊鼻穴下3寸，距胫骨前后一横指（中指）处。

健康贴士

（1）哺乳期妇女应保持心情舒畅，提倡早期喂乳、定时喂乳，以促进乳汁的分泌。

（2）多食富含蛋白质食物，新鲜蔬菜和汤汁特别要多食猪蹄、鲫鱼汤。

71

产后乳汁不足的对症药膳

● 川芎当归鸡

材料：

鸡腿 150 克，熟地黄 25 克，当归 15 克，川芎 15 克，炒白芍 10 克，盐 3 克

做法：

①将鸡腿剁块，放入沸水中余烫，捞出冲净；药材用清水快速冲净。

②将鸡腿和所有药材放入炖锅，加 6 碗水以大火煮开，转小火续炖 40 分钟。

③起锅前加盐调味即可。

功效：

补血活血，调经止痛，可治疗女性月经不调、痛经、闭经。

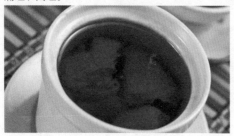

● 通草丝瓜对虾汤

材料：

对虾 2 只，丝瓜 10 克，通草 6 克，葱段、盐、蒜末各适量

做法：

①将对虾处理干净，用盐腌渍；丝瓜去皮，洗净，切条状；通草洗净。

②将鸡腿和所有药材放入炖锅，加 6 碗水以大火煮开，转小火。

③最后加盐调味即可。

功效：

本品具有通经下乳的功效，适合乳房经络不通、乳汁淤滞引起的乳汁不行的患者食用。

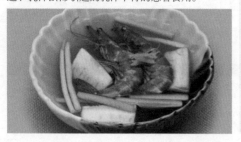

● 木瓜猪蹄汤

材料：

猪蹄 1 只，木瓜 175 克，盐 6 克

做法：

①将猪蹄洗净，切块，余水。

②木瓜洗净，去籽，切块，备用。

③净锅上火倒入水，调入盐，下入猪蹄煲至快熟时再下入木瓜煲至熟烂即可。

功效：

本品具有通乳、美容、丰胸的作用，对产妇乳汁不行、缺乳，以及少女乳房发育迟缓等症患者有显著的食疗功效。

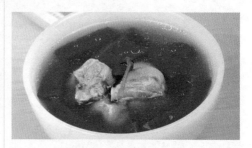

● 红枣莲藕猪蹄汤

材料：

红枣、当归各 20 克，莲藕、猪蹄各 150 克，黑豆、清汤适量，盐 6 克，姜片 3 克

做法：

①将莲藕洗净切成块；猪蹄洗净斩块。

②黑豆、红枣洗净浸泡 20 分钟备用。

③净锅上火倒入清汤，下入姜片、当归，调入盐烧开，下入猪蹄、莲藕、黑豆、红枣煲至熟即可。

功效：

此汤补血、活血、通乳，对气血不足导致的缺乳有很好的食疗作用。

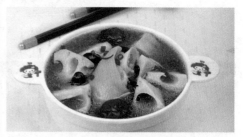

● 墨鱼干节瓜煲猪蹄

材料：

猪蹄 500 克，墨鱼干、节瓜、红枣各少许，盐 3 克，鸡精 2 克

做法：

①猪蹄洗净，斩成大块；墨鱼干、红枣均洗净，浸水片刻；节瓜去皮，洗净切厚片。

②热锅上水烧沸，将猪蹄放入，煮尽血水，捞起洗净。

③将猪蹄、墨鱼干、节瓜、红枣放入炖盅，注水后用大火烧开，改小火炖煮 2 小时，加盐、鸡精调味即可。

功效：

本品滋阴补血、通络通乳，对阴血亏虚引起的缺乳有很好的食疗效果。

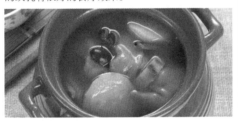

● 金针黄豆煲猪蹄

材料：

猪蹄 300 克，金针菇、黄豆、红枣、枸杞子各少许，盐 3 克，葱花适量

做法：

①猪蹄洗净，斩块；金针菇、黄豆均洗净泡发；红枣去蒂，洗净泡发；枸杞子洗净泡发。

②净锅上水烧开，下猪蹄余透，捞起洗净。

③将猪蹄、黄豆、红枣、枸杞子放进瓦煲，注入清水，大火烧沸，改小火煲 1.5 个小时，加盐调味即可。

功效：

一般多用来催乳，治产后气血不足，乳汁缺乏症。黄豆、红枣均有补气健脾、养血补虚的功效，可助猪蹄通乳汁。

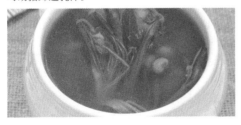

● 虾仁豆腐汤

材料：

鱿鱼、虾仁各 100 克，豆腐 125 克，鸡蛋 1 个，盐少许，香菜段 3 克

做法：

①将鱿鱼、虾处理干净；豆腐洗净切条；鸡蛋打入盛器搅匀备用。

②净锅上火倒入水，下入鱿鱼、虾、豆腐烧开至熟后，倒入鸡蛋，煮开后即可食用。

功效：

虾的通乳作用较强，并且富含磷、钙，对小儿、孕妇尤有补益功效；虾营养丰富，所含蛋白质是鱼、蛋、奶的几倍到几十倍；对身体虚弱以及产后妇女是极好的食物。

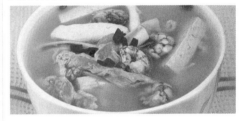

● 黑木耳红枣猪蹄汤

材料：

黑木耳 20 克，红枣 15 颗，猪蹄 300 克，盐 5 克

做法：

①黑木耳洗净浸泡；红枣去核，洗净；猪蹄去净毛，斩件，洗净后余水。

②锅置火上，将猪蹄干爆 5 分钟。

③将清水 2 000 毫升放入瓦煲内，煮沸后加入以上材料，大火煲开后改用小火煲 3 个小时，加盐调味即可。

功效：

本品具有通乳、丰胸的作用，对产妇乳汁不行、缺乳等症的患者有显著的食疗功效。

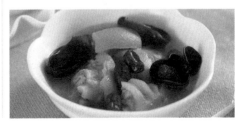

子宫脱垂

子宫脱垂是指子宫从正常位置沿阴道下移，子宫颈外口达坐骨棘水平以下，或脱出阴道口。

子宫脱垂是由于子宫的主韧带及子宫旁组织受损引起，与分娩损伤、卵巢功能衰退、先天性子宫和盆腔组织发育不良或异常、某些慢性疾病使腹内压力增加、营养不良引起全身器官退行性变、肌肉松弛等因素有关。

● 对症施灸

● 脾虚

子宫下脱阴道口外，劳则加剧面色苍白，神疲懒言，带下量多。

灸法	选穴	灸治时间／次数	疗程	材料	主治
艾炷灸	气海、关元、维胞、子宫	5壮，每日1次	10次，休息5日	艾炷若干	脾虚型子宫脱垂
艾条温和灸	百会、脾俞、肾俞、气海俞、关元、气海、维胞、足三里、子宫	10～15分钟，每日1次	15次	艾条若干	脾虚型子宫脱垂

● 肾虚

子宫下脱阴道口外，劳则加剧面色苍白，腰酸腿软，头晕耳鸣，小便频数。

灸法	选穴	灸治时间／次数	疗程	材料	主治
艾炷隔姜灸	百会、脾俞、肾俞、气海俞、关元、气海、维胞、足三里、子宫	10壮，每日1次	10次，休息5日	艾炷若干姜片若干	肾虚型子宫脱垂
艾条温和灸	百会、脾俞、肾俞、气海俞、关元、气海、维胞、足三里、子宫	10～15分钟，每日1次	15次	艾条若干	肾虚型子宫脱垂

艾灸疗法主穴与配穴

精确取穴

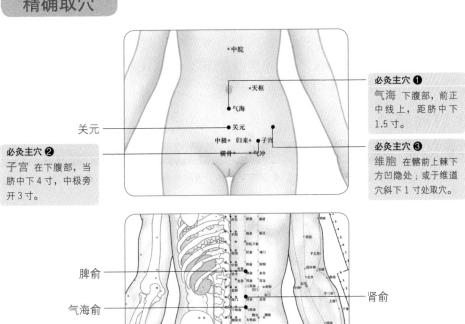

必灸主穴 ❶
气海 下腹部，前正中线上，距脐中下1.5寸。

必灸主穴 ❷
子宫 在下腹部，当脐中下4寸，中极旁开3寸。

必灸主穴 ❸
维胞 在髂前上棘下方凹隐处；或于维道穴斜下1寸处取穴。

关元

脾俞

气海俞

肾俞

必灸主穴 ❹
足三里 位于小腿前外侧，当犊鼻穴下3寸，距胫骨前后一横指（中指）处。

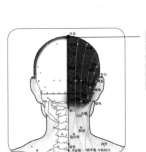

必灸主穴 ❺
百会 位于人体头部，在头顶正中线与两耳尖端连线的交点处。

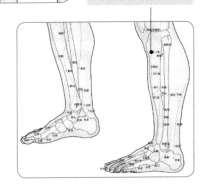

健康贴士

（1）用艾灸治疗的同时可服用补中益气丸提高疗效。

（2）积极治疗慢性疾病，如咳嗽、便秘，防止腹压增加导致子宫垂脱。

（3）加强锻炼，保持盆底肌肉的功能。

72

外阴瘙痒症

外阴瘙痒症是指妇女外阴或阴道内盛痒，甚则瘙痒难忍的疾病。

引起外阴瘙痒的病因复杂，可能与阴道排出液和尿液的长期慢性局部刺激有关，与原发于外阴的皮肤病变及全身等因素有关。中医认为生活不洁，感染虫蚀，侵蚀阴部，发为阴痒。亦有肝肾不足，精气耗损，化燥生风，阴器失与濡养而发病。

● 对症施灸

● 肝经湿热

外阴瘙痒或灼热疼痛，坐卧不安。兼见带下量多，黄稠臭秽，心烦少寐，胸闷不适，口干苦，尿黄赤。

灸法	选穴	灸治时间／次数	疗程	材料	主治
艾炷化脓灸	大肠俞、中膂、中极、足三里、三阴交	灸 5 ~ 7 壮，每月 1 次	3 次	艾炷若干	肝经湿热
艾炷隔姜灸	气海俞、中膂、大肠俞、中极、会阴、阴廉、血海、三阴交、阴陵泉、蠡沟、太冲	灸 3 ~ 5 壮，隔日 1 次	15 次	艾炷若干，姜片若干	肝经湿热

● 肝肾阴虚

外阴瘙痒或灼热疼痛，坐卧不安。兼见带下量少，色黄腥臭，头晕目眩，腰酸耳鸣，五心烦热，口干咽燥。

灸法	选穴	灸治时间／次数	疗程	材料	主治
艾条温和灸	气海俞、中膂、大肠俞、中极、会阴、阴廉、血海、三阴交、阴交、太溪	5 ~ 10 分钟，每日 1 次	15 日	艾炷若干	肝肾阴虚
艾炷隔姜灸	气海俞、中膂、大肠俞、中极、会阴、阴廉、血海、三阴交、阴交、太溪	灸 3 ~ 5 壮，隔日 1 次	15 次	艾炷若干，姜片若干	肝肾阴虚

艾灸疗法主穴与配穴

精确取穴

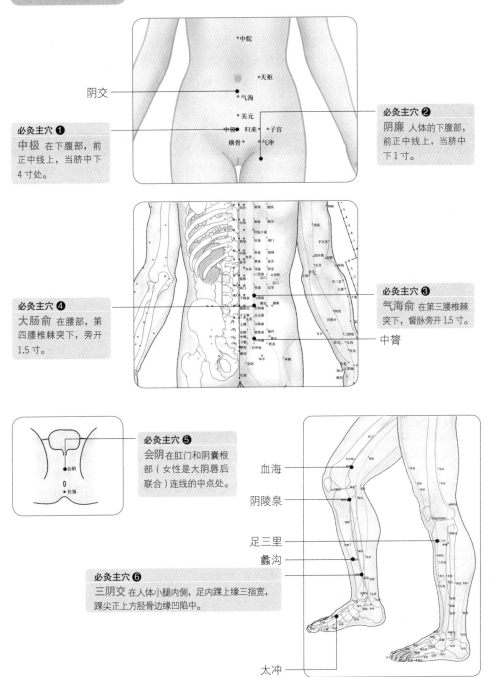

必灸主穴 ❶
中极 在下腹部，前正中线上，当脐中下4寸处。

必灸主穴 ❷
阴廉 人体的下腹部，前正中线上，当脐中下1寸。

阴交

必灸主穴 ❸
气海俞 在第三腰椎棘突下，督脉旁开1.5寸。

必灸主穴 ❹
大肠俞 在腰部，第四腰椎棘突下，旁开1.5寸。

中膂

必灸主穴 ❺
会阴 在肛门和阴囊根部（女性是大阴唇后联合）连线的中点处。

必灸主穴 ❻
三阴交 在人体小腿内侧，足内踝上缘三指宽，踝尖正上方胫骨边缘凹陷中。

血海

阴陵泉

足三里

蠡沟

太冲

女性不孕症

女子婚后，夫妻同居2年以上，有正常性生活，配偶生殖功能正常，未采用避孕措施而未怀孕者，称为不孕症。中医称"无嗣""全不产""绝产"等。

女方不孕有卵巢、输卵管、子宫、子宫颈、外阴阴道、免疫及精神等因素，还有性器官以外因素，部分妇女血清中富含抗精抗体，都也会导致不孕。

● 对症施灸

● 肾精亏虚，血虚宫寒

婚后不孕，月经后期，量少色淡。肾阳虚者兼面色晦暗，腰膝酸软，小腹冷坠，性欲冷漠，大便不实，小便清长；若肾阴不足，则月经先期，量少色赤，头晕耳鸣，心悸失眠，五心烦热，咽干口渴；血虚者，兼面色萎黄，形体消瘦，头目昏晕，神疲乏力。

灸法	选穴	灸治时间／次数	疗程	材料	主治
艾炷隔盐灸	神阙	灸3～5壮，隔日1次	10次	艾炷若干，盐若干	肾精亏虚，血虚宫寒
艾条温和灸	命门、气户、神阙、阴交、关元、中极、子宫、足三里、三阴交	15～20分钟，每日1次	10次	艾条若干	肾精亏虚，血虚宫寒

● 气结痰浊，淤阻胞脉

婚后多年不孕。肝气郁结者，经行先后无定期，经行不畅腹痛，量少色暗或有血块，经前胸胁，乳房胀痛，精神抑郁，烦躁而怒；淤阻胞脉者，月经后期，量少色紫夹有血块，小腹胀坠隐痛；痰浊者，形体肥胖，月经不调或闭经，带下量多质粘，面色苍白，头晕心悸，胸闷泛恶。

灸法	选穴	灸治时间／次数	疗程	材料	主治
艾条温和灸	中极、合谷、三阴交、气户、阴廉、阴陵泉、丰隆、归来、次髎、子宫、太冲	15～20分钟，每日1次	10次	艾条若干	气结痰浊，淤阻胞脉

艾灸疗法主穴与配穴

精确取穴

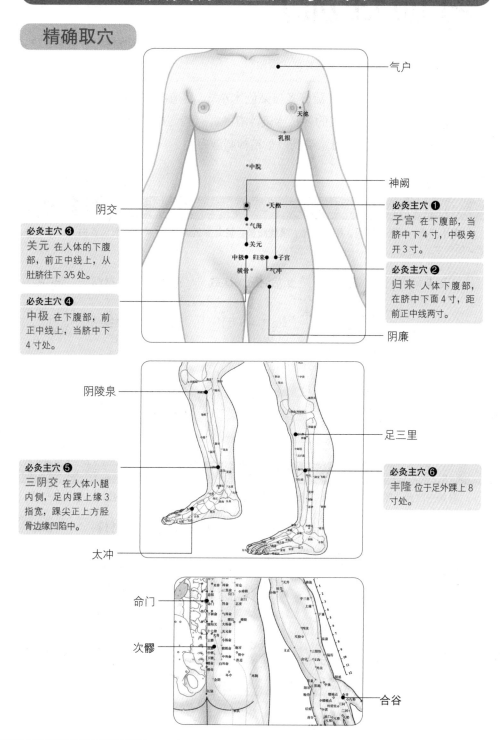

气户

天池

乳根

中脘

神阙

阴交

必灸主穴 ❶
子宫 在下腹部，当脐中下4寸，中极旁开3寸。

必灸主穴 ❸
关元 在人体的下腹部，前正中线上，从肚脐往下 3/5 处。

天枢

气海

关元

中极 归来 子宫

横骨 气冲

必灸主穴 ❷
归来 人体下腹部，在脐中下面4寸，距前正中线两寸。

必灸主穴 ❹
中极 在下腹部，前正中线上，当脐中下4寸处。

阴廉

阴陵泉

足三里

必灸主穴 ❺
三阴交 在人体小腿内侧，足内踝上缘3指宽，踝尖正上方胫骨边缘凹陷中。

必灸主穴 ❻
丰隆 位于足外踝上8寸处。

太冲

命门

次髎

合谷

习惯性流产

流产是指妊娠不到 28 周，胎儿体重不足 1000 克而终止妊娠。当自然流产连续发生 3 次以上时则称为习惯性流产。中医称之"滑胎"。

现代医学认为，习惯性流产多与染色体异常、生殖器官发育不良、免疫失调、内分泌功能紊乱、子宫内膜的各种感染等有关。有些与母子血型不合、羊水中前列腺素增多、胎盘异常、母亲受到严重精神刺激有关。

● 对症施灸

● 气血虚弱

有小产史，妊娠三四月，胎动下坠，腰酸腹坠，阴道少量流血；伴神疲，面色苍白，心悸气短，活动后加中。

灸法	选穴	灸治时间／次数	疗程	材料	主治
艾炷隔姜灸	气海、关元、中极、肾俞、足三里、膈俞、隐白	灸 3～5 壮，隔日 1 次	10 次	艾炷若干，盐若干	气血虚弱
艾条温和灸	气海、关元、中极、肾俞、足三里、膈俞、隐白	15 分钟，每日 1 次	10 次，间隔 3 天	艾条若干	气血虚弱

● 肾阴亏虚

妊娠三四月，胎动下坠，腰酸腹坠，曾屡次堕胎，伴头晕耳鸣，小便频数。

灸法	选穴	灸治时间／次数	疗程	材料	主治
艾炷隔姜灸	气海、关元、中极、肾俞、命门、腰阳关、关元俞、百会	灸 3～5 壮，隔日 1 次	10 次	艾炷若干，盐若干	肾阴亏虚
艾条温和灸	气海、关元、中极、肾俞、命门、腰阳关、关元俞、百会	15 分钟，每日 1 次	10 次，间隔 3 天	艾条若干	肾阴亏虚

艾灸疗法主穴与配穴

精确取穴

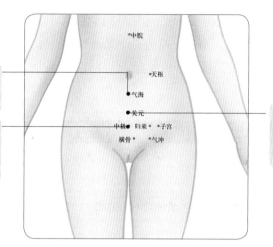

必灸主穴 ❶
气海 下腹部，前正
中线上，脐中下 1.5 寸。

必灸主穴 ❸
中极 在下腹部，前
正中线上，当脐中下
4 寸处。

必灸主穴 ❷
关元 在人体的下腹
部，前正中线上，从
肚脐往下 3/5 处。

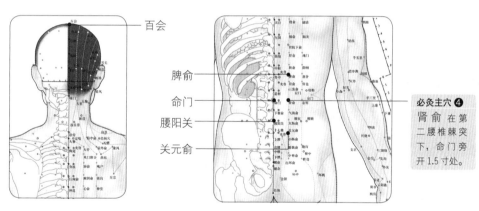

百会

脾俞

命门

腰阳关

关元俞

必灸主穴 ❹
肾俞 在第
二腰椎棘突
下，命门旁
开 1.5 寸处。

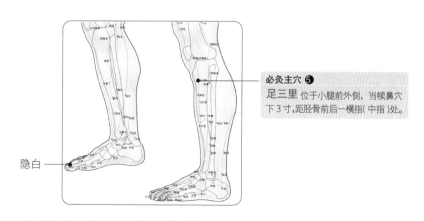

隐白

必灸主穴 ❺
足三里 位于小腿前外侧，当犊鼻穴
下 3 寸，距胫骨前后一横指 (中指)处。

75

性冷淡

性冷淡是指性欲缺乏，通俗地讲即对性生活无兴趣，也有说是性欲减退。

性冷淡很大程度上是心理原因造成的。中医认为，先天肾气不足，天癸匮乏，冲任二脉不盛；肝气郁结，情欲不能疏泄；又因男女交合，阳痿、早泄不合女意或女意不遂，久而久之，女方性欲亦难唤起。此外有其他疾病，身体虚弱，亦可导致。

● 对症施灸

● 虚证

性欲淡漠，性感不足，厌恶性事；伴阴冷肢凉，小腹虚冷，时或经闭，面色无华，失眠健忘，腰膝酸软。

灸法	选穴	灸治时间／次数	疗程	材料	主治
艾炷隔附子饼灸	大巨、膻中、乳根、气海、次髎、命门、肾俞、太溪、脾俞、足三里	3～5壮，每日1次	10次	艾炷若干，附子饼若干	虚证性冷淡
艾条温和灸	大巨、膻中、乳根、气海、次髎、命门、肾俞、太溪、脾俞、足三里	15分钟，每日1次	10次，间隔3天	艾条若干	虚证性冷淡

● 肝气郁结

性欲淡漠，性感不足，厌恶性事；伴有郁闷不乐，胸胁胀满，月经不调。

灸法	选穴	灸治时间／次数	疗程	材料	主治
艾炷直接灸	大巨、膻中、乳根、气海、次髎、命门、太冲	3～5壮，每日1次	10次	艾炷若干	肝气郁结

● 痰湿邪抑

性欲淡漠，性感不足，厌恶性事；形体肥胖，食欲不振，四肢沉重，白带黏稠。

灸法	选穴	灸治时间／次数	疗程	材料	主治
艾条温和灸	大巨、膻中、乳根、气海、次髎、命门、丰隆	15分钟，每日1次	10次，间隔3天	艾条若干	痰湿邪抑

超简单艾灸消百病全书

艾灸疗法主穴与配穴

精确取穴

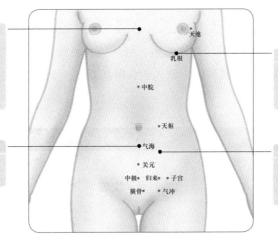

必灸主穴 ❶
膻中 在人体的胸部，人体正中线上，两乳头之间连线的中点。

必灸主穴 ❷
乳根 在人体胸部，乳头直下，乳房根部凹陷处。

必灸主穴 ❸
气海 下腹部，前正中线上，脐中下1.5寸。

必灸主穴 ❹
大巨 在下腹部，当脐中下2寸，距前正中线2寸。

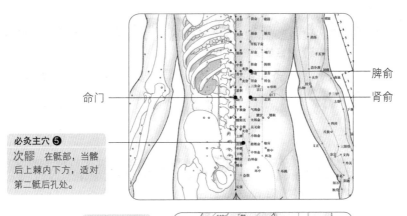

命门

脾俞

肾俞

必灸主穴 ❺
次髎 在骶部，当髂后上棘内下方，适对第二骶后孔处。

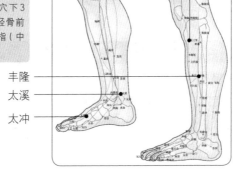

必灸主穴 ❻
足三里 位于小腿前外侧，当犊鼻穴下3寸，距胫骨前后一横指（中指）处。

丰隆
太溪
太冲

第八章 灸—灸更『性』福

76

245

子宫肌瘤

女性子宫肌瘤主要是由子宫平滑肌细胞增生而形成的良性肿瘤。属中医的"癥瘕""痞块"范畴。

临床症状主要表现为月经周期缩短，经期延长，经量增多等，小腹部触诊发现包块。中医认为，子宫肌瘤因七情内伤、脏腑功能失调、气滞血淤而成。

● 对症施灸

● 气滞

小腹胀满，痛无定处，情志抑郁。

	灸法	选穴	灸治时间／次数	疗程	材料	主治
	艾炷直接灸	阿是穴、气海、关元、子宫、太冲	5壮，每日1次	10次	艾炷若干	气滞型子宫肌瘤

● 血淤

伴见疼痛拒按，伴有面色晦暗，月经量多或经期延后。

	灸法	选穴	灸治时间／次数	疗程	材料	主治
	艾炷直接灸	阿是穴、气海、关元、子宫、血海、三阴交	5壮，每日1次	10次	艾炷若干	血淤型子宫肌瘤

● 痰湿

伴见小腹包块时有作痛，按之柔软，带下较多，胸脘满闷。

	灸法	选穴	灸治时间／次数	疗程	材料	主治
	艾炷直接灸	阿是穴、气海、关元、子宫、丰隆	5壮，每日1次	10次	艾炷若干	痰湿型子宫肌瘤

● 气血虚

下腹隐痛，面色无华，头晕眼花。

	灸法	选穴	灸治时间／次数	疗程	材料	主治
	艾炷直接灸	阿是穴、气海、关元、子宫、足三里	5壮，每日1次	10次	艾炷若干	气血虚型子宫肌瘤

艾灸疗法主穴与配穴

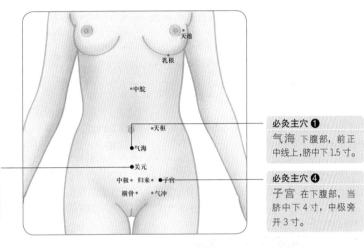

必灸主穴 ❶

气海 下腹部，前正中线上，脐中下1.5寸。

必灸主穴 ❷

关元 在人体的下腹部，前正中线上，从肚脐往下3/5处。

必灸主穴 ❹

子宫 在下腹部，当脐中下4寸，中极旁开3寸。

图中标注：天池、乳根、中脘、天枢、气海、关元、中极、归来、子宫、横骨、气冲

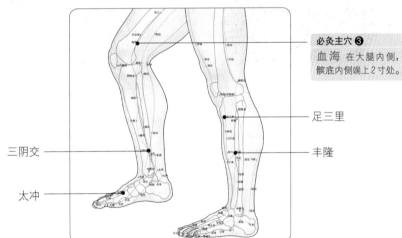

必灸主穴 ❸

血海 在大腿内侧，髌底内侧端上2寸处。

足三里

三阴交

丰隆

太冲

健康贴士

（1）饮食宜清淡，不食羊肉、虾、蟹、鳗鱼、咸鱼、黑鱼等发物；忌食辣椒、麻椒、生葱、生蒜、白酒等刺激性食物及饮料。

（2）用手掌搓热后，放置小腹部，沿顺时针方向摩腹36圈后，改逆时针方向摩腹36圈。最后用手掌自上而下平推腰背部10～15次，以酸胀为度。每日按摩1次，有助于子宫肌瘤的治疗。

第八章 灸一灸更『性』福

⑦⑦

子宫肌瘤的对症药膳

● 桂枝土茯苓鳝鱼汤

材料：

鳝鱼、蘑菇各 100 克，土茯苓 30 克，桂枝 10 克，赤芍 10 克，盐 5 克，米酒 10 毫升

做法：

①将鳝鱼洗净，切小段；蘑菇洗净，撕成小朵；当归、土茯苓、赤芍洗净备用。

②将当归、土茯苓、赤芍先放入锅中，以大火煮沸后转小火续煮 20 分钟。

③再下入鳝鱼煮 5 分钟，最后下入蘑菇炖煮 3 分钟，加盐、米酒调味即可。

功效：

土茯苓除湿解毒、消肿敛疮，赤芍清热凉血、散淤止痛，桂枝活血化淤，蘑菇可益气补虚、防癌抗癌，鳝鱼通络散结。以上几味搭配，可辅助治疗湿热淤结型子宫肌瘤。

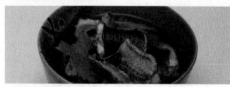

● 三术粥

材料：

莪术 15 克，白术 10 克，苍术 10 克，三棱 9 克，车前草 8 克，粳米 100 克

做法：

①将莪术、白术、苍术、三棱、车前草均洗净，用纱布袋包成药包备用。

②先将药包入瓦锅中，加适量的水大火煮开后转小火煎煮 30 分钟，去渣取汁。

③再加入洗净的粳米煮成粥即可。

功效：

三棱、莪术是行气破血、散结止痛的良药；莪术属于破消之品，配合三棱治子宫肌瘤、盆腔包块、卵巢囊肿时，常需与等量党参或白术或黄芪等同用，使在破淤之中不致损伤元气。

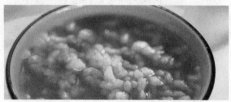

● 当归猪手汤

材料：

猪手 200 克，当归 30 克，黄芪 10 克，红枣 5 颗，黄豆、花生米各 10 克，盐 5 克，白糖 2 克，八角 1 个

做法：

①猪手洗净切块，余水；红枣、黄豆、花生米、当归、黄芪洗净浸泡。

②汤锅上火倒入水，下入所有材料煲熟。

③调入盐、白糖即可。

功效：

当归可补血调经、活血化淤；黄芪补中益气；猪脚补气养血；红枣、黄豆益气补虚、增强免疫力。以上几味配伍同用，既补气又活血，对气虚血淤型子宫肌瘤患者有很好的食疗效果。

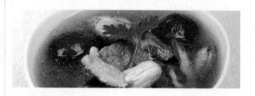

● 当归川芎鱼头汤

材料：

当归 15 克，川芎 10 克，鳙鱼头 1 个，生姜 5 片，盐适量

做法：

①将鱼头洗净，去鳃，起油锅，下鱼头煎至微黄，取出备用；川芎、当归、生姜洗净。

②把鱼头、川芎、当归、生姜一起放入炖锅内，加适量开水，炖锅加盖，小火隔水炖 2 个小时。

③以盐调味即可。

功效：

川芎性温，有行气活血、化淤散结的作用；当归既补血又活血，还能调经止痛。两者配伍同用，既能消结肿，还能改善子宫出血现象，调理月经周期；对子宫肌瘤患者也有较好的疗效。

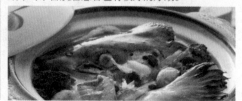

红花木香饮

材料：

青皮 10 克，红花 10 克，木香 10 克

做法：

① 先将木香洗净入锅，加水 700 毫升，大火将水烧开，转小火煎煮 15 分钟，青皮晾干后切成丝，与红花同入锅，再煮 5 分钟，最后过滤，去渣，取汁即成。

②当茶频频饮用，或早晚 2 次分服。

功效：

红花可活血化淤、散结止痛；青皮、木香均可行气止痛，"气行则血行，血行则淤易散"。因此，以上三味配伍同用，对气滞血淤型子宫肌瘤有较好的疗效。

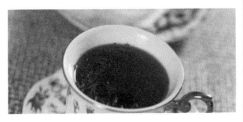

三七木耳乌鸡汤

材料：

乌鸡 150 克，三七 5 克，黑木耳 10 克，盐 2 克

做法：

①乌鸡处理干净，斩件；三七浸泡，洗净，切成薄片；黑木耳泡发，洗净，撕成小朵。

②锅中注入适量清水烧沸，放入乌鸡汆去血水后捞出洗净。

③用瓦煲装适量清水，煮沸后加入乌鸡、三七、黑木耳，大火煲沸后改用小火煲 2 个小时，加盐调味即可食用。

功效：

三七可化淤定痛、活血止血，乌鸡可调补气血、滋阴补肾，黑木耳可补肾阴、凉血止血。三者搭配炖汤食用，对肾虚血淤型子宫肌瘤的患者有较好的食疗效果，还可改善患者贫血症状。此汤还非常适合月经期的女性食用。

清炖甲鱼

材料：

甲鱼 1 只，红枣 10 克，枸杞子 5 克，葱 15 克，姜 10 克，味精、盐、鸡精各适量

做法：

①甲鱼宰杀洗净，葱择洗干净切段，姜去皮切片。

②锅中注入水烧开，放入甲鱼汆去血水，捞出后放入煲中，加入姜片、红枣、枸杞子煲开。

③继续煲 1 个小时至甲鱼熟烂，调入调味料即可。

功效：

甲鱼具有益气补虚、滋阴益肾、净血散结等食疗作用，对各种肿瘤、盆腔包块、癌症均有很好的食疗作用。红枣益气补虚；枸杞子滋补肝肾。三者合用，对子宫肌瘤症有较好的食疗效果。

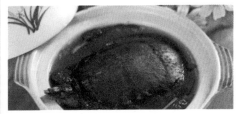

赤芍白木耳饮

材料：

赤芍 5 克，柴胡 5 克，黄芩 5 克，夏枯草 5 克，麦冬 5 克，牡丹皮 3 克，玄参 3 克，梨 1 个，白木耳罐头 300 克，白糖 120 克

做法：

①将所有的药材洗净，梨洗净、切块，备用。

②锅中加入所有药材，加上适量的清水煎煮成药汁，去渣取汁后加入梨、白木耳罐头、白糖，煮至滚后即可。

功效：

赤芍可治血滞经闭、痛经、子宫肌瘤、癌症腹痛。本品适用于肝火旺盛所见的目赤肿痛、烦躁易怒、头晕头痛者；肺热所见的干咳、咯血、咽喉干燥、鼻干口渴、酒糟鼻者；胃热所见的口臭、便秘、口舌生疮、面生痤疮、胃灼热者；高血压患者。

更年期综合征

更年期综合征系指由于更年期精神心理、神经内分泌和代谢变化，所引起的各器官系统的症候群。

临床症状可表现为月经周期的改变；雌激素缺乏导致血管舒缩症状，如烘热汗出，眩晕，心悸等；精神神经症状，如情绪易于激动、抑郁、忧愁、失眠，甚或情志异常。

● 对症施灸

● 肝肾阴虚

经期推迟、量少，平时带下少，阴道干涩，失眠多梦，皮肤瘙痒或如虫行，烘热汗出，情绪易于激动。

灸法	选穴	灸治时间／次数	疗程	材料	主治
艾条温和灸	肾俞、三阴交、中极、足三里、子宫、太溪、志室、太冲、肝俞	10～15分钟，每日1次	10次	艾条若干	肝肾阴虚
艾炷隔姜灸	肾俞、三阴交、中极、足三里、子宫、太溪、志室、太冲、肝俞	5壮，每日1次	10次	艾炷若干，姜片若干	肝肾阴虚

● 脾肾阳虚

月经过多、崩漏或闭经，面目肢体水肿，形寒肢冷；心肾不交见失眠、心悸、心烦、腰酸头晕等。

灸法	选穴	灸治时间／次数	疗程	材料	主治
艾条温和灸	肾俞、三阴交、中极、足三里、子宫、关元、命门、章门、脾俞、血海	10～15分钟，每日1次	10次	艾条若干	脾肾阳虚
艾炷隔姜灸	肾俞、三阴交、中极、足三里、子宫、关元、命门、章门、脾俞、血海	5壮，每日1次	10次	艾炷若干，姜片若干	脾肾阳虚

艾灸疗法主穴与配穴

精确取穴

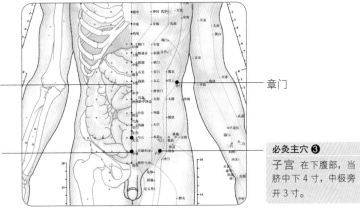

必灸主穴 ❶

关元 在人体的下腹部，前正中线上，从肚脐往下 3/5 处。

必灸主穴 ❷

中极 在下腹部，前正中线上，当脐中下 4 寸处。

章门

必灸主穴 ❸

子宫 在下腹部，当脐中下 4 寸，中极旁开 3 寸。

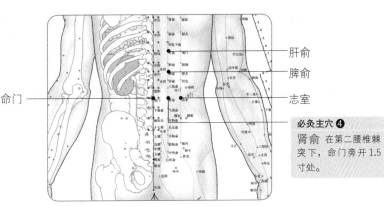

命门

肝俞

脾俞

志室

必灸主穴 ❹

肾俞 在第二腰椎棘突下，命门旁开 1.5 寸处。

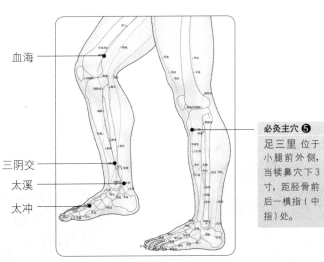

血海

三阴交

太溪

太冲

必灸主穴 ❺

足三里 位于小腿前外侧，当犊鼻穴下 3 寸，距胫骨前后一横指（中指）处。

第八章 灸一灸更『性』福

78

251

更年期综合征的对症药膳

● 白芍排骨汤

材料：

白芍 10 克，蒺藜 10 克，莲藕 300 克，小排骨 250 克，棉布袋 1 个，盐 2 小匙，姜适量

做法：

①白芍、蒺藜装入棉布袋扎紧；莲藕用清水洗净，切块。

②小排骨洗净，余烫后捞起，再用凉水冲洗，沥干，备用。

③将上述材料放进煮锅，加 6～7 碗水，大火烧开后转小火约 30 分钟，加盐调味即可。

功效：

本药膳能清热凉血，平肝解郁，缓解更年期气血淤滞引起的胸胁胀痛、焦虑烦躁、乳房疼痛等症状。莲藕有很好的清热祛火解毒的功效，搭配蒺藜，能有效地消除更年期肿胀。

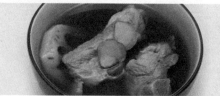

● 西洋参炖土鸡

材料：

西洋参 5 克，莲子、芡实各 25 克，枸杞子 5 克，土鸡 1/4 只，红枣 5 颗，老姜 10 克，米酒半杯、盐适量

做法：

①将西洋参、莲子、芡实、枸杞子洗净备用。

②土鸡用微火去掉细毛，用水洗净，切块，再余烫一下，沥干，备用。

③将药材用大火煮沸，接着放切好的鸡块、姜片，待再次煮沸时，放入米酒，搅拌均匀后，用小火炖煮 30 分钟即可。

功效：

本药膳具有温中理气、暖胃健脾、补气养阴的功效。对孕妇以及中年妇女具有很好的保健养颜作用。

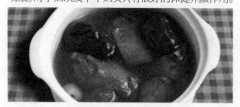

● 麦枣甘草萝卜汤

材料：

甘草 15 克，红枣 10 颗，小麦 100 克，白萝卜 15 克，排骨 250 克，盐少许

做法：

①小麦洗净，以清水浸泡 1 小时，沥干。

②排骨余烫，捞起，冲净；白萝卜削皮、洗净、切块；红枣、甘草冲净。

③将所有材料盛入煮锅，加 8 碗水煮沸，转小火炖约 40 分钟，加盐即成。

功效：

甘草味道很甜，是名副其实的"甜草"。具有补脾益气，清热解毒的功效，用于祛痰止咳，缓急止痛，能调和诸药毒性。对气虚引起的脾胃虚弱、倦怠乏力、心悸气短，以及脘腹挛痛疗效很好。

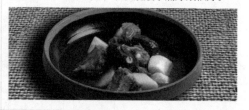

● 地黄乌鸡汤

材料：

生地黄 10 克、红枣 10 颗、乌骨鸡 1 只，猪肉 100 克，姜 20 克，葱和盐各 5 克、味精 3 克、料酒 5 毫升，高汤 500 毫升

做法：

①将生地黄浸泡 5 个小时后取出切成薄片，红枣洗净沥干水分，猪肉切片。

②乌骨鸡去内脏及爪尖，切成小块，用热水余烫去除血水。

③将高汤倒入净锅中，放入乌鸡块、猪肉片、地黄片、红枣、姜，烧开后加入盐、料酒、味精、葱调味即可。

功效：

此汤品具有补虚损、益气血、生津安神等功效。

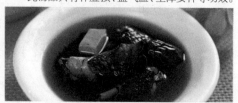

超简单艾灸消百病全书

● 猪肚炖莲子

材料：

莲子 40 颗，猪肚 1 副，香油、盐、葱、姜、蒜各适量

做法：

①猪肚洗净，刮除残留在猪肚里的余油；莲子用清水泡发，去除苦心，装入猪肚内，用线将猪肚的口缝合。

②将猪肚放入沸水中余烫一下，接着清炖至猪肚完全熟烂。

③捞出洗净，将猪肚切成丝，与莲子一起装入盘中，加各种调味料拌匀，即可。

功效：

这道药膳具有补脾益肺、养心益肾和固肠等作用，能够治疗心悸、失眠、体虚、遗精、慢性腹痛。

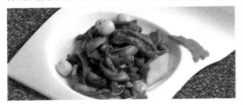

● 甘草红枣炖鹌鹑

材料：

鹌鹑 3 只，甘草 10 克，瘦肉 30 克，红枣 10 克，生姜 3 克，盐 4 克，味精 2 克

做法：

①甘草、红枣入清水中润透，洗净。

②瘦肉洗净，切成小方块；鹌鹑洗净与瘦肉一起入沸水中余去血沫后，捞出。

③将备好的所有材料装入炖盅内，加适量水，入锅炖 40 分钟后，调入盐、味精即可。

功效：

鹌鹑具有补肾阳、补气血、增强性欲的功效；红枣具有补血益气的功效；甘草调和药性；以上几味配伍同用，对肾阳亏虚型更年期综合征均有疗效，可缓解性欲减退、腰膝酸软、面色暗沉等症状。

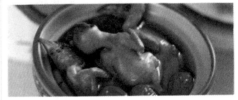

● 熟地当归鸡

材料：

熟地 25 克，当归 20 克，白芍 10 克，鸡腿 1 只，盐适量

做法：

①鸡腿洗净剁块，放入沸水中余烫，捞起冲净；药材用清水快速冲净。

②将鸡腿和所有药材放入炖锅中，加水 6 碗以大火煮开，转小火续炖 30 分钟；

③起锅后，加盐调味即成。

功效：

熟地具有滋阴补肾、补血生津的功效，当归补血活血，白芍养肝血，鸡腿益气补虚。

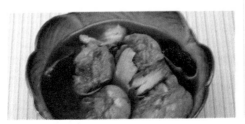

● 金针百合鸡丝

材料：

鸡胸脯肉 20 克，金针菇 200 克，新鲜百合 1 瓣，盐 1 匙，黑胡椒粉少许

做法：

①将鸡胸脯肉洗净去血水，切丝备用；百合剥瓣，处理干净；金针菇去蒂，洗净备用。

②热锅入油，陆续放入鸡丝、金针菇、百合、盐、黑胡椒、清水一起翻炒。

③炒至百合呈半透明状即可。

功效：

鸡肉具有温中健脾、养血补肝的功效，金针菇补肝，百合清火润肺，三者搭配食用可调理肝脾，降火清热，缓解更年期多见的烦躁不安情绪。

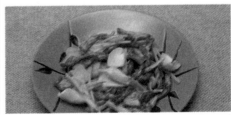

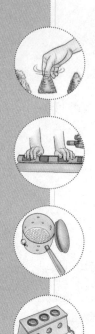

本章看点

- 肥胖 **必灸主穴**：天枢、上巨墟、三阴交、足三里、关元、阴陵泉

- 皱纹 **必灸主穴**：阳白、印堂、颧髎、下关、翳风、足三里

- 黄褐斑 **必灸主穴**：肝俞、肾俞、曲池、血海、三阴交、神阙、足三里

- 雀斑 **必灸主穴**：颧髎、颊车、下关、三阴交

- 斑秃 **必灸主穴**：风池、肝俞、脾俞、肾俞、膈俞、三阴交

- 酒渣鼻 **必灸主穴**：印堂、素髎、迎香、合谷、曲池

- 面色苍白 **必灸主穴**：足三里、血海、膈俞、脾俞、肾俞

- 面部疖肿 **必灸主穴**：曲池、合谷、大椎、血海

- 上眼睑下垂 **必灸主穴**：中脘、脾俞、足三里、三阴交、阳白

- 带状疱疹 **必灸主穴**：大椎、夹脊、肝俞、曲池、太冲

- 湿疹 **必灸主穴**：大椎、曲池、神门、血海、足三里、三阴交

- 神经性皮炎 **必灸主穴**：膈俞、风池、曲池、合谷、血海、三阴交

- 硬皮病 **必灸主穴**：大椎、肺俞、膈俞、脾俞、气海、关元

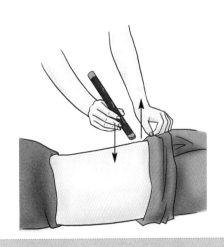

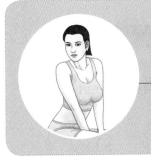

第九章
灸一灸更美丽

　　"爱美之心，人皆有之。"现代女性把美容护肤作为日常生活的必修课。与其把大量时间、金钱浪费在美容院，不如轻轻松松在家里用艾灸实现美丽愿望。本章介绍了肥胖、皱纹、黄褐斑、雀斑、斑秃、酒渣鼻、面部疔肿、上睑下垂、带状疱疹、湿疹、神经性皮炎、硬皮病等病症的美容灸法。

肥胖

肥胖是由于人体代谢失调而造成脂肪组织过多。肥胖是健康的杀手，容易引发冠心病、糖尿病等疾病。

肥胖除部分与遗传因素有关外，主要是饮食中过多摄入高蛋白、高脂肪及高糖类食物，并缺乏运动，从而引起体内热能的摄入与消耗不平衡，形成脂肪堆积而发胖。

● 对症施灸

● 脾虚湿盛

饮食不多，形体肥胖，肌肉组织松弛，嗜睡倦怠，少气懒言，动则汗出，大便溏薄。

灸法	选穴	灸治时间／次数	疗程	材料	主治
艾条悬起灸	天枢、上巨虚、三阴交、曲池、足三里、脾俞、阴陵泉、丰隆、中脘、关元	25～30分钟，隔日灸1次	1个月，间隔3～5天	艾条若干	脾虚湿盛
艾炷隔姜灸	天枢、上巨虚、三阴交、曲池、足三里、脾俞、阴陵泉、丰隆、中脘、关元	5～7壮，每日或隔日1次	1个月，间隔3～5天	艾炷若干，姜片若干	脾虚湿盛

● 胃强脾弱

饮食倍增，形体肥胖，肌肉组织结实，胸脘痞闷，口渴口臭，便秘溲赤。

灸法	选穴	灸治时间／次数	疗程	材料	主治
艾炷隔姜灸	三焦俞、阳池、大椎、命门、三阴交、地机	5～6壮，每日1次	30次	艾炷若干，姜片若干	胃强脾弱
艾炷隔蒜灸	三焦俞、阳池、大椎、命门、三阴交、地机	5～6壮，每日1次	30次	艾炷若干，蒜片若干	胃强脾弱

艾灸疗法主穴与配穴

精确取穴

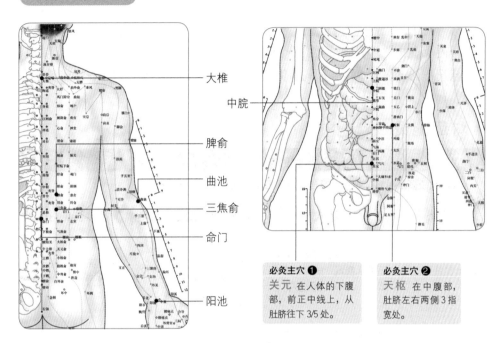

大椎

脾俞

曲池

三焦俞

命门

阳池

中脘

必灸主穴 ❶
关元 在人体的下腹部，前正中线上，从肚脐往下 3/5 处。

必灸主穴 ❷
天枢 在中腹部，肚脐左右两侧 3 指宽处。

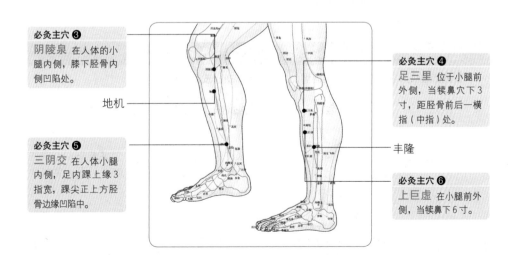

必灸主穴 ❸
阴陵泉 在人体的小腿内侧，膝下胫骨内侧凹陷处。

地机

必灸主穴 ❺
三阴交 在人体小腿内侧，足内踝上缘 3 指宽，踝尖正上方胫骨边缘凹陷中。

必灸主穴 ❹
足三里 位于小腿前外侧，当犊鼻穴下 3 寸，距胫骨前后一横指（中指）处。

丰隆

必灸主穴 ❻
上巨虚 在小腿前外侧，当犊鼻下 6 寸。

皱纹

皱纹是指皮肤受到外界环境影响，形成游离自由基，自由基破坏正常细胞膜组织内的胶原蛋白、活性物质，氧化细胞而形成的小细纹。

体内及皮肤水分不足、经常闷闷不乐、急躁、孤僻、长期睡眠不足、过度曝晒、营养状况不佳、洗脸水温度过高、化妆品使用不当、过度吸烟和饮酒都容易长生皱纹。

● 对症施灸

● 血虚

面额皱纹多且明显，兼气短懒言，面色无华，纳呆身重，腰膝酸软。

灸法	选穴	灸治时间／次数	疗程	材料	主治
艾炷隔姜灸	百会、阳白、印堂、颧髎、下关、翳风、扶突、膈俞、肾俞、神阙、阿是穴	灸 3～5 壮，隔日晚上睡前	30 次	艾炷若干，姜片若干	血虚所致皱纹
艾条温和灸	体型虚胖加肝俞、脾俞、膀胱俞；体型瘦弱加胃俞、小肠俞、大肠俞；体型正常加气海、关元、足三里	10 分钟，每日或隔日 1 次	30 次	艾条若干	血虚所致皱纹

● 血淤

面颈部皱纹深显，伴四肢、头面偶发或继发老年斑，皮肤干燥脱屑。

灸法	选穴	灸治时间／次数	疗程	材料	主治
艾炷隔姜灸	百会、阳白、印堂、颧髎、下关、翳风、膈俞、肾俞、神阙、阿是穴	灸 3～5 壮，隔日晚上睡前	30 次	艾炷若干，姜片若干	血淤所致皱纹
艾条温和灸	体型虚胖加肝俞、脾俞、膀胱俞；体型瘦弱加胃俞、小肠俞、大肠俞；体型正常加气海、关元、足三里	10 分钟，每日或隔日 1 次	30 次	艾条若干	血淤所致皱纹

超简单艾灸消百病全书

艾灸疗法主穴与配穴

精确取穴

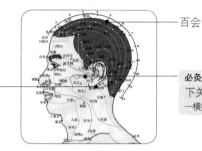

百会

必灸主穴 ❶

下关 头部侧面，耳前一横指，颧弓下陷处。

必灸主穴 ❷

翳风 在耳垂后，当乳突与下颌骨之间凹陷处。

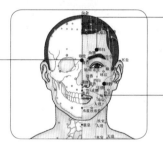

必灸主穴 ❹

阳白 在人体面部，瞳孔的直上方，距离眉毛上缘约2厘米处。

必灸主穴 ❸

印堂 在面额部，在两眉头连线的中点。

必灸主穴 ❺

颧髎 位于人体面部，颧骨尖处的下缘凹处。

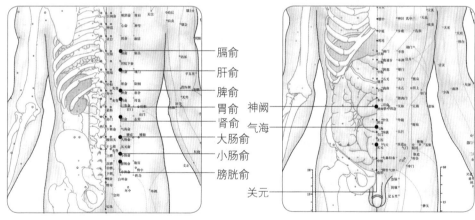

膈俞
肝俞
脾俞
胃俞
肾俞
大肠俞
小肠俞
膀胱俞

神阙
气海

关元

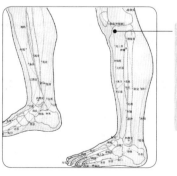

必灸主穴 ❻

足三里 位于小腿前外侧，当犊鼻穴下3寸，距胫骨前后一横指（中指）处。

80

黄褐斑

黄褐斑也称为肝斑，是发生在颜面的色素沉着斑，为面部黑变病的一种。属中医的"面尘""黧黑"范畴。

黄褐斑主要因女性内分泌失调，精神压力大，各种疾病如肝肾功能不全、妇科病、糖尿病等，以及体内缺少维生素、外用化学药物刺激引起。

● 对症施灸

● 肝郁

胸脘痞闷，两胁胀痛，心烦易怒，腹胀便溏，妇人月经不调。

灸法	选穴	灸治时间／次数	疗程	材料	主治
艾炷无瘢痕灸	四白、迎香、肝俞、脾俞、肾俞、气海、足三里、三阴交、太溪、褐斑局部	3～7壮，隔日1次	7次	艾炷若干	肝郁型黄褐斑
艾条雀啄灸	四白、迎香、肝俞、脾俞、肾俞、气海、足三里、三阴交、太溪、褐斑局部	5～10分钟，隔日1次	7次	艾条若干	肝郁型黄褐斑

● 脾虚

面色萎黄，气短乏力，腹胀纳差，月经量少。

灸法	选穴	灸治时间／次数	疗程	材料	主治
艾条温和灸	曲池、血海、三阴交、肝俞、脾俞、肾俞、神阙、关元	15～20分钟，每日或隔日1次	7次	艾条若干	脾虚型黄褐斑

● 肾亏

面色黧黑，头晕耳鸣，腰膝酸软，五心烦热。

灸法	选穴	灸治时间／次数	疗程	材料	主治
艾条温和灸	曲池、血海、三阴交、肝俞、脾俞、肾俞、神阙、关元	15～20分钟，每日或隔日1次	7次	艾条若干	肾亏型黄褐斑

超简单艾灸消百病全书

艾灸疗法主穴与配穴

精确取穴

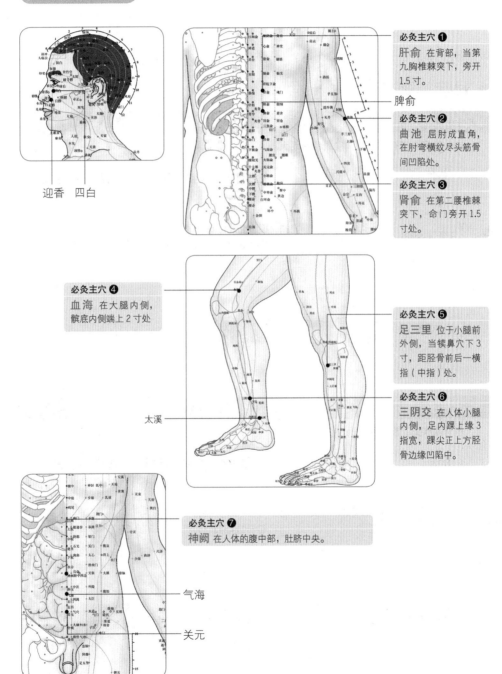

迎香　四白

必灸主穴 ❶

肝俞　在背部，当第九胸椎棘突下，旁开1.5寸。

脾俞

必灸主穴 ❷

曲池　屈肘成直角，在肘弯横纹尽头筋骨间凹陷处。

必灸主穴 ❸

肾俞　在第二腰椎棘突下，命门旁开1.5寸处。

必灸主穴 ❹

血海　在大腿内侧，髌底内侧端上2寸处

必灸主穴 ❺

足三里　位于小腿前外侧，当犊鼻穴下3寸，距胫骨前后一横指（中指）处。

必灸主穴 ❻

三阴交　在人体小腿内侧，足内踝上缘3指宽，踝尖正上方胫骨边缘凹陷中。

太溪

必灸主穴 ❼

神阙　在人体的腹中部，肚脐中央。

气海

关元

雀斑

雀斑是一种黑色素增多,在鼻面部形成褐色斑点的皮肤病。

中医认为,雀斑多因禀赋肾水不足,或虚火上炎,日晒热毒内部蕴结为斑,或腠理不密,外卫不同,风邪外搏,肌肤失了荣润而成雀斑。

● 对症施灸

● 肾水不足

自幼发病,多有家族史,皮损色深而大。

灸法	选穴	灸治时间/次数	疗程	材料	主治
艾条温和灸	雀斑局部、大椎、曲池、三阴交	10～20分钟,每日或隔日1次	10次	艾条若干	肾水不足
艾炷隔姜灸	雀斑局部、大椎、曲池、三阴交	3～4壮,每日或隔日1次	10次	艾炷若干,姜片若干	肾水不足

● 风邪外搏

多无家族史,皮损色浅而小。

灸法	选穴	灸治时间/次数	疗程	材料	主治
艾条温和灸	颧髎、颊车、下关、曲池、印堂	10～15分钟,每日或隔日1次	10次	艾条若干	风邪外搏
艾炷隔姜灸	颧髎、颊车、下关、曲池、印堂	3～4壮,每日或隔日1次	10次	艾炷若干,姜片若干	风邪外搏

艾灸疗法主穴与配穴

精确取穴

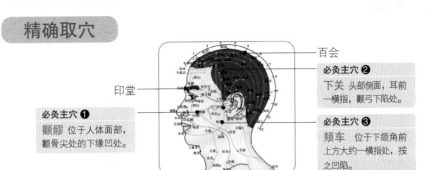

百会

必灸主穴 ❷
下关 头部侧面，耳前一横指，颧弓下陷处。

印堂

必灸主穴 ❶
颧髎 位于人体面部，颧骨尖处的下缘凹陷处。

必灸主穴 ❸
颊车 位于下颌角前上方大约一横指处，按之凹陷。

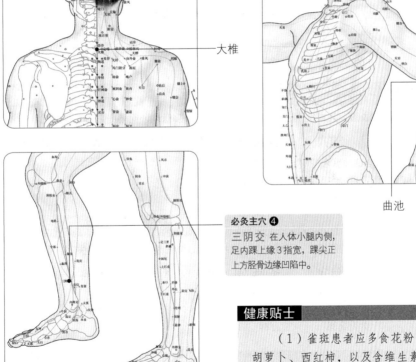

大椎

曲池

必灸主穴 ❹
三阴交 在人体小腿内侧，足内踝上缘3指宽，踝尖正上方胫骨边缘凹陷中。

健康贴士

（1）雀斑患者应多食花粉、柠檬、胡萝卜、西红柿，以及含维生素A、维生素C，烟酸和氨基酸丰富的食物，少食含有大量色素的食品和饮料。

（2）不用劣质化妆品和含高浓度酒精的香水。

（3）尽量减少太阳暴晒，外出最好戴帽子、打伞或在面部涂防晒霜。

82

斑秃

斑秃是一种以头发突然成片脱落,局部皮肤正常,无明显自觉症状的皮肤病。中医称"油风"。

斑秃可能与中枢神经系统功能紊乱及自身免疫性疾病有关。往往在过度劳累、睡眠不足、精神紧张或受刺激后发病;内分泌障碍、局部病灶感染、肠道寄生虫病或其他内脏疾病等,也可成为诱因。

● 对症施灸

● 血热

多见于青年人或肥胖者,发落肤痒,头皮油质分泌物较多,伴心绪烦乱,口渴,便秘溲赤,或纳差便溏。

灸法	选穴	灸治时间／次数	疗程	材料	主治
艾炷隔姜灸	风池、肝俞、脾俞、肾俞、曲池、气海、斑秃局部	5～7壮,每日1～2次	10次	艾炷若干,姜片若干	血热斑秃

● 血淤

头发大片或全部脱落,甚或发生普脱,日久不长,伴头痛寐差,胸胁胀痛,面色黯晦。

灸法	选穴	灸治时间／次数	疗程	材料	主治
艾条温和灸	风池、肝俞、脾俞、肾俞、膈俞、太冲、斑秃局部	5～10分钟,斑秃局部灸10～20分钟.每日1次	10次	艾条若干	血淤斑秃

● 血虚

多发于病后、产后,头发细软,干燥少华,成片脱落,渐进性加重,伴头晕失眠,心悸健忘。

灸法	选穴	灸治时间／次数	疗程	材料	主治
艾条温和灸	风池、肝俞、脾俞、肾俞、足三里、斑秃局部	5～10分钟,斑秃局部灸10～20分钟.每日1次	10次	艾条若干	血虚斑秃

● 肝肾不足

患者年龄多数较大,平素头发焦黄或花白,头发大片脱落,甚至全脱或普脱,伴头晕耳鸣,腰酸膝软,畏寒肢冷,面色苍白等。

灸法	选穴	灸治时间／次数	疗程	材料	主治
艾炷隔姜灸	风池、肝俞、脾俞、肾俞、三阴交、太溪、斑秃局部	5～7壮,每日1～2次	10次	艾炷若干,姜片若干	肝肾不足

艾灸疗法主穴与配穴

精确取穴

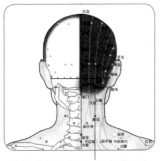

必灸主穴 ❶

风池 位于人体的后颈部，后头骨下，两条大筋外缘陷窝中。

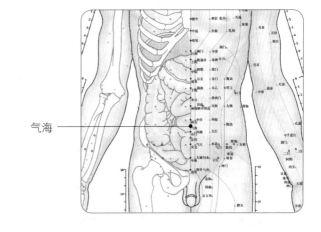

气海

必灸主穴 ❸

肝俞 在背部，当第九胸椎棘突下，旁开1.5寸。

必灸主穴 ❹

脾俞 在第十一胸椎棘突下，脊中旁开1.5寸处。

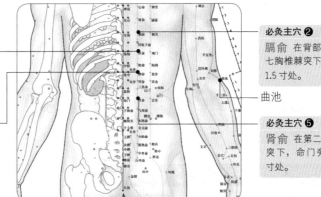

必灸主穴 ❷

膈俞 在背部，当第七胸椎棘突下，旁开1.5寸处。

曲池

必灸主穴 ❺

肾俞 在第二腰椎棘突下，命门旁开1.5寸处。

必灸主穴 ❻

三阴交 在人体小腿内侧，足内踝上缘3指宽，踝尖正上方胫骨边缘凹陷中。

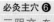

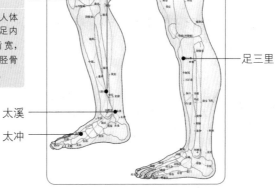

足三里

太溪

太冲

酒渣鼻

酒渣鼻是一种以鼻面部皮肤弥漫性潮红，上起丘疹、结节或脓疱及毛细血管扩张，最后形成鼻赘为特征的慢性皮肤病。中医称"酒糟鼻"。

酒渣鼻是在皮脂溢出的基础上，由于寒湿、饮食、精神等多种刺激因素，以及内分泌失调、胃肠功能紊乱、病灶感染等，引起患处血管舒缩神经失调、毛细血管长期扩张所致。

● 对症施灸

● 初期

鼻部以红斑为主，属肺胃积热，进食刺激性食物或激动时明显，渐出现丘疹、脓疱，伴口渴，便秘，小便溲赤。

灸法	选穴	灸治时间／次数	疗程	材料	主治
艾炷无瘢痕灸	素髎、迎香、鼻通、天府	5～7壮，每日1次	15次	艾炷若干	酒渣鼻初期
艾条悬起灸	印堂、素髎、迎香、合谷、曲池	10～15分钟，隔日或3日1次	10次	艾条若干	酒渣鼻初期

● 后期

鼻部皮肤紫黯或紫褐，皮肤增厚，结节隆起，表面凹凸不平，终致淤血结聚形成鼻赘。

灸法	选穴	灸治时间／次数	疗程	材料	主治
艾炷无瘢痕灸	素髎、迎香、鼻通、天府	5～7壮，每日1次	15次	艾炷若干	酒渣鼻后期
艾条悬起灸	印堂、素髎、迎香、合谷、曲池	10～15分钟，隔日或3日1次	10次	艾条若干	酒渣鼻后期

艾灸疗法主穴与配穴

精确取穴

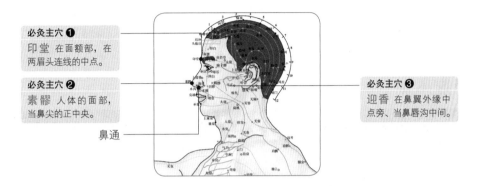

必灸主穴❶
印堂 在面额部，在两眉头连线的中点。

必灸主穴❷
素髎 人体的面部，当鼻尖的正中央。

鼻通

必灸主穴❸
迎香 在鼻翼外缘中点旁、当鼻唇沟中间。

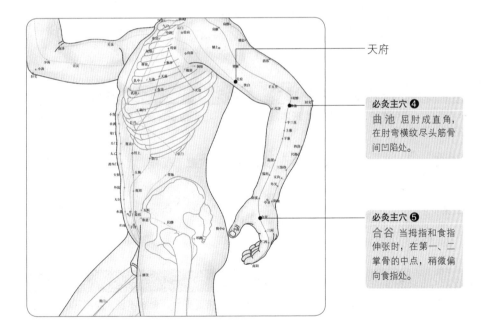

天府

必灸主穴❹
曲池 屈肘成直角，在肘弯横纹尽头筋骨间凹陷处。

必灸主穴❺
合谷 当拇指和食指伸张时，在第一、二掌骨的中点，稍微偏向食指处。

健康贴士

（1）鼻子周围要避免刺激，防止出血与感染。

（2）忌辛辣食物及烟、酒等物，饮食宜清淡，多食新鲜蔬菜、水果，多饮开水。

（3）每日用温水清洗鼻部2~3次。

84

面色苍白

面色苍白指女性或男性面色无华、晦白或灰暗，肌肤粗糙、斑点多的状况。

面部是血脉最为丰富的部位，心脏功能盛衰都可以从面部的色泽上表现出来。心气旺盛，心血充盈，则面部红润光泽。若心气不足，心血少，面部供血不足，皮肤得不到滋养，脸色就会苍白晦滞或萎黄无华。

● 对症施灸

● 心脾两虚

面色苍白，体乏无力，头晕心慌，失眠多梦，难寐易醒，记忆力下降，手足发麻，月经量少，口唇淡白。

灸法	选穴	灸治时间／次数	疗程	材料	主治
艾条灸	足三里、血海、膈俞、脾俞、肾俞	3～5分钟，隔日1次	10次	艾条若干	心脾两虚

● 脾肾阳虚

面色苍白，可有浮肿，神疲乏力，形寒肢冷，自汗，小便清长，腰膝酸软。男子可有遗精，女子可有月经不调。

灸法	选穴	灸治时间／次数	疗程	材料	主治
艾条灸	足三里、血海、膈俞、脾俞、肾俞	3～5分钟，隔日1次	10次	艾条若干	脾肾阳虚

● 脾胃虚弱

面色苍白或淡白，可长期患有慢性疾患，头晕眼花，疲乏无力，食欲不振，腹胀恶心，皮肤干燥不华，便溏。

灸法	选穴	灸治时间／次数	疗程	材料	主治
温灸盒灸	中脘、气海、足三里	20～30分钟，隔日1次	10次	艾绒若干	脾胃虚弱

艾灸疗法主穴与配穴

精确取穴

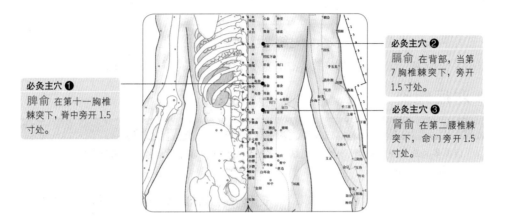

必灸主穴 ❶
脾俞 在第十一胸椎棘突下，脊中旁开1.5寸处。

必灸主穴 ❷
膈俞 在背部，当第7胸椎棘突下，旁开1.5寸处。

必灸主穴 ❸
肾俞 在第二腰椎棘突下，命门旁开1.5寸处。

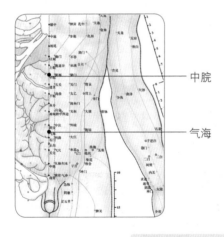

中脘

气海

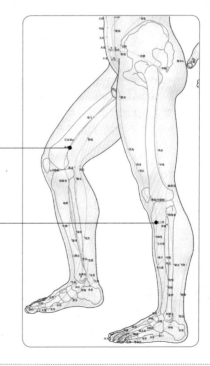

必灸主穴 ❹
血海 在大腿内侧，髌底内侧端上2寸处。

必灸主穴 ❺
足三里 位于小腿前外侧，当犊鼻穴下3寸，距胫骨前后一横指（中指）处。

85

面部疖肿

面部疖肿是一种急性化脓性毛囊和毛囊周围组织的炎症。多发及反复发作时称为疖病。中医的"疖"和"疔"则与其相似。

疖肿由细菌感染、空气或食物过敏、生活压力大、卫状况生不良、生病、抵抗力差、服用某些药物、吃过多高脂食物、伤口感染、血液中毒或甲状腺病变等因素引起。

● 对症施灸

● 热毒蕴结

皮损多为高出皮肤的圆形硬结，红肿热痛剧烈，根脚坚硬；后渐软化，有黄色脓头出现，破溃后流出黄脓，疼痛减轻。

灸法		选穴	灸治时间／次数	疗程	材料	主治
	艾炷隔蒜灸	曲池、合谷、大椎、血海、阿是穴	6～8壮，每日1次	10次	艾炷若干，蒜片若干	热毒蕴结
	艾条温和灸	曲池、合谷、外关、大椎、膈腧、手三里、至阳、阿是穴	10～15分钟，每日1次	10次	艾条若干	热毒蕴结

● 体弱毒侵

常见于体质虚弱或一些慢性病患者，疖肿多发生在一处或几处，此起彼伏，旷日持久，皮损色暗少泽，久不化脓；同时伴有少气乏力，体倦少劳，心烦不眠，口干舌燥，小便短赤，大便秘结。

灸法		选穴	灸治时间／次数	疗程	材料	主治
	艾炷隔蒜灸	曲池、合谷、大椎、血海、阿是穴	6～8壮，每日1次	10次	艾炷若干，蒜片若干	体弱毒侵
	艾条温和灸	曲池、合谷、外关、大椎、膈腧、手三里、至阳、阿是穴	10～15分钟，每日1次	10次	艾条若干	体弱毒侵

艾灸疗法主穴与配穴

精确取穴

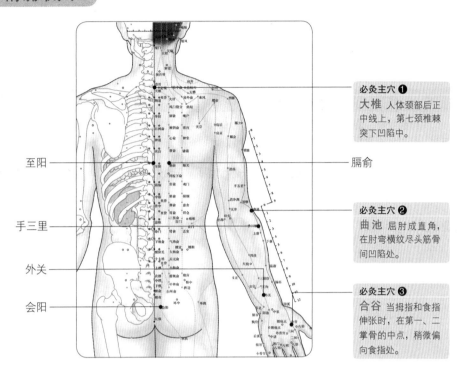

必灸主穴 ❶
大椎 人体颈部后正中线上,第七颈椎棘突下凹陷中。

至阳

膈俞

手三里

必灸主穴 ❷
曲池 屈肘成直角,在肘弯横纹尽头筋骨间凹陷处。

外关

会阳

必灸主穴 ❸
合谷 当拇指和食指伸张时,在第一、二掌骨的中点,稍微偏向食指处。

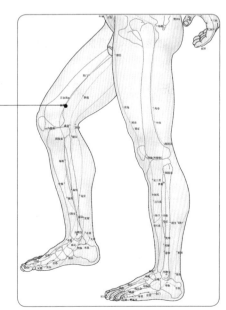

必灸主穴 ❹
血海 在大腿内侧,髌底内侧端上2寸处。

健康贴士

(1)切勿强行用力挤压疖肿。

(2)饮食注意清淡,多食蔬菜、水果,保持大便通畅。多饮温开水。

上眼睑下垂

上眼睑下垂，是指眼睛的上眼睑部分或全部不能自行抬起而下垂，掩盖部分或全部瞳孔，进而影响到视觉功能者。中医则称其为"上胞下垂""睢目"或"眼废"。

● 对症施灸

● 脾气不足

睑裂变窄，看人视物需用手分开眼睑或仰头而视，多在劳累后或午后加重，休息后或清晨减轻。同时伴有面色不华，体倦乏力，少气懒言，纳谷不香。

灸法	选穴	灸治时间／次数	疗程	材料	主治
艾条温和灸	足三里、三阴交、中脘、关元、脾俞、阳白	5～10分钟，每日1次	5次	艾条若干	睑裂变窄
艾炷隔姜灸	中脘、关元、足三里、三阴交	4～5壮，每日1次	10次为1个疗程	艾炷若干，姜片若干	睑裂变窄

● 风邪袭络

吹风扇或受到风邪袭扰，而令眼睑骤然下垂，开睁无力，一般多见病患单侧；同时伴有头痛、恶寒、发热。

灸法	选穴	灸治时间／次数	疗程	材料	主治
艾条温和灸	足三里、三阴交、中脘、关元、脾俞、阳白	5～10分钟，每日1次	5次	艾条若干	风邪袭络
艾炷隔姜灸	中脘、关元、足三里、三阴交	4～5壮，每日1次	10次为1个疗程	艾炷若干，姜片若干	风邪袭络

艾灸疗法主穴与配穴

精确取穴

必灸主穴❶
中脘 在上腹部，前正中线，据脐中上4寸处。

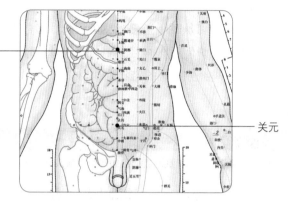

关元

必灸主穴❷
脾俞 在第十一胸椎棘突下，脊中旁开1.5寸处。

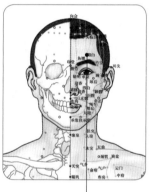

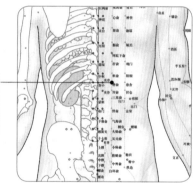

必灸主穴❸
阳白 在人体面部，瞳孔的直上方，距离眉毛上缘约2厘米处。

必灸主穴❹
足三里 位于小腿前外侧，当犊鼻穴下3寸，距胫骨前后一横指（中指）处。

必灸主穴❺
三阴交 在人体小腿内侧，足内踝上缘3指宽，踝尖正上方胫骨边缘凹陷中。

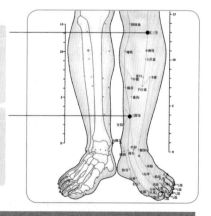

健康贴士

（1）合理安排工作、休息时间，每日不可过晚睡觉。

（2）注意劳逸结合，不可过于劳累。

87

带状疱疹

带状疱疹是一种呈带状分布的疱疹性皮肤病。常发生在一侧胸胁、腰肋及头面部。

本病是由带状疱疹病毒从呼吸道侵入感染引起。多数人被病毒感染后并不立即发生症状，而是潜伏在脊髓后根神经节中，当机体免疫功能下降，或感冒、过度疲劳时发病，出现该神经分布区的带状疱疹。

● 对症施灸

● 肝经火盛

多发生于腰肋部，疱壁紧张，基底潮红，痛如针扎，兼头痛口苦，烦躁易怒，小便溲赤。

灸法	选穴	灸治时间／次数	材料	主治
艾炷灸	大椎、夹脊、肝俞、曲池、太冲、合谷、足三里、内关、阳辅、阿是穴	3～5壮，每日1次	艾炷若干	肝经火盛
艾条温和灸	大椎、夹脊、肝俞、曲池、太冲、合谷、足三里、内关、阳辅、阿是穴	5～10分钟，每日1次	艾条若干	肝经火盛

● 脾经湿热

多发生于胸胁或面部，疱壁松弛易破，破后渗液糜烂或化脓，伴纳呆疲乏。

灸法	选穴	灸治时间／次数	材料	主治
艾炷灸	大椎、夹脊、肝俞、曲池、太冲、阴陵泉、公孙、支沟、期门、阿是穴	3～5壮，每日1次	艾炷若干	脾经湿热
艾条温和灸	大椎、夹脊、肝俞、曲池、太冲、阴陵泉、公孙、支沟、期门、阿是穴	5～10分钟，每日1次	艾条若干	脾经湿热

艾灸疗法主穴与配穴

精确取穴

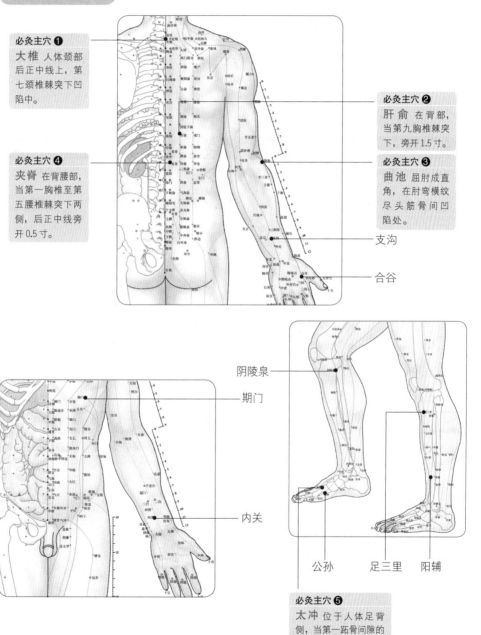

必灸主穴 ❶
大椎 人体颈部后正中线上，第七颈椎棘突下凹陷中。

必灸主穴 ❷
肝俞 在背部，当第九胸椎棘突下，旁开1.5寸。

必灸主穴 ❸
曲池 屈肘成直角，在肘弯横纹尽头筋骨间凹陷处。

必灸主穴 ❹
夹脊 在背腰部，当第一胸椎至第五腰椎棘突下两侧，后正中线旁开0.5寸。

支沟

合谷

阴陵泉

期门

内关

公孙　足三里　阳辅

必灸主穴 ❺
太冲 位于人体足背侧，当第一跖骨间隙的后方凹陷处。

88

湿疹

湿疹是一种常见的变态反应性炎症性皮肤病。

全身性疾病、精神神经因素、过度疲劳、慢性感染病灶、新陈代谢障碍和内分泌失调等，均可产生湿疹和加重病情；生活、工作环境中的各种物理、化学物质刺激及食物过敏，亦可诱发湿疹。

● 对症施灸

● 急性湿疹

多表现为湿热证，丘疹红肿成片，糜烂渗液，瘙痒剧烈，或伴发热，便秘，小便溲赤。

灸法	选穴	灸治时间／次数	材料	主治
艾炷灸	阿是穴、大椎、曲池、神门、血海、足三里、三阴交、肺俞、阴陵泉	3～5壮，每日1次	艾炷若干	急性湿疹
艾炷隔蒜灸	阿是穴、大椎、曲池、神门、血海、足三里、三阴交、肺俞、阴陵泉	5～7壮，隔日1次	艾炷若干，蒜片若干	急性湿疹

● 慢性湿疹

多见血虚风燥症，病程迁延，反复发作，皮疹增厚粗糙脱屑，呈苔藓样，间见抓痕血痂，色素沉着，伴头昏乏力。

灸法	选穴	灸治时间／次数	材料	主治
艾炷灸	阿是穴、大椎、曲池、神门、血海、足三里、三阴交、郄门、大都、合谷、膈俞	3～5壮，每日1次	艾炷若干	慢性湿疹
艾炷隔蒜灸	阿是穴、大椎、曲池、神门、血海、足三里、三阴交、郄门、大都、合谷、膈俞	5～7壮，隔日1次	艾炷若干，蒜片若干	慢性湿疹

艾灸疗法主穴与配穴

精确取穴

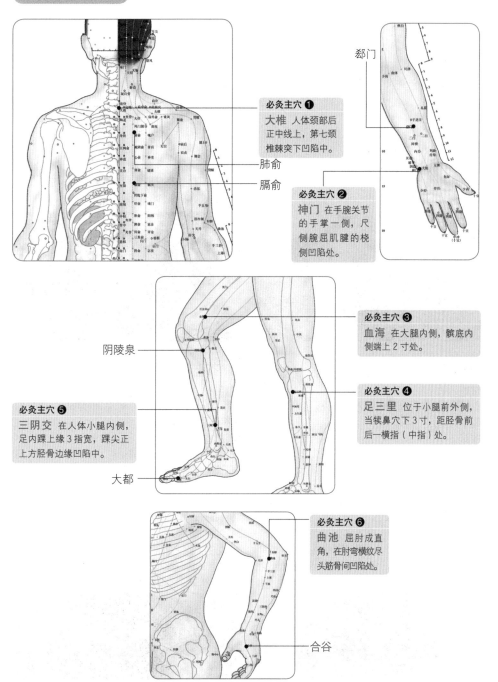

郄门

必灸主穴 ❶
大椎 人体颈部后正中线上，第七颈椎棘突下凹陷中。

肺俞

膈俞

必灸主穴 ❷
神门 在手腕关节的手掌一侧，尺侧腕屈肌腱的桡侧凹陷处。

阴陵泉

必灸主穴 ❸
血海 在大腿内侧，髌底内侧端上2寸处。

必灸主穴 ❹
足三里 位于小腿前外侧，当犊鼻穴下3寸，距胫骨前后一横指（中指）处。

必灸主穴 ❺
三阴交 在人体小腿内侧，足内踝上缘3指宽，踝尖正上方胫骨边缘凹陷中。

大都

必灸主穴 ❻
曲池 屈肘成直角，在肘弯横纹尽头筋骨间凹陷处。

合谷

89

湿疹的对症药膳

● 枳实薏苡仁冬瓜粥

材料：

薏苡仁、枳实各 50 克，猪瘦肉、冬瓜各适量，盐 2 克，绍酒 5 毫升，葱 8 克

做法：

①薏苡仁泡发洗净；枳实洗净；冬瓜去皮，洗净，切丁；猪瘦肉洗净，切丝；葱洗净，切花。

②锅置火上，倒入清水，放入薏苡仁，以大火煮至米粒开花。

③再加入冬瓜煮至浓稠状，下入猪肉丝、枳实煮熟，调入盐、绍酒，撒上葱花即可。

功效：

此粥可清热燥湿、消炎杀菌，适合湿热型湿疹、荨麻疹的患者食用。

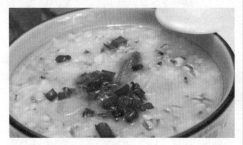

● 土茯苓绿豆老鸭汤

材料：

土茯苓 50 克，绿豆 200 克，陈皮 3 克，老鸭 500 克，盐少许

做法：

①先将老鸭洗净，斩件，备用。

②土茯苓、绿豆和陈皮用清水浸透，洗干净，备用。

③瓦煲内加入适量清水，先用大火烧开，然后放入土茯苓、绿豆、陈皮和老鸭，待水再开，改用小火继续煲 3 小时左右，以少许盐调味即可。

功效：

绿豆可清热解毒，土茯苓可解毒除湿，老鸭可清热毒、利小便。三者合用，对湿疹患者有较好的疗效。

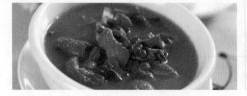

● 马蹄煲乳鸽

材料：

马蹄 200 克，桂圆肉 150 克，乳鸽 1 只，红枣 10 克，白芷 20 克，姜 10 克，鸡精、胡椒粉、香油、盐、高汤各适量

做法：

①马蹄、红枣、白芷、桂圆肉洗净；乳鸽去毛及内脏洗净；姜切片。

②锅上火，加水煮沸，放进乳鸽余烫去血水。

③将所有材料放入锅中，加水小火煲 2 小时至乳鸽熟烂即可。

功效：

本品清热祛风、利尿排毒的功效，适合风热型湿疹和荨麻疹患者食用。

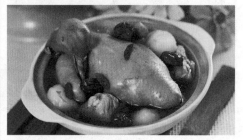

● 芥蓝黑木耳

材料：

芥蓝 200 克，水发黑木耳 80 克，红椒 5 克，盐 3 克，味精 2 克，醋 8 毫升

做法：

①芥蓝去皮，洗净，切成小片，入水中焯一下；红椒洗净，切成小片。

②水发黑木耳洗净，摘去蒂，晾干，撕小片，入开水中烫熟。

③将芥蓝、黑木耳、红椒装盘，淋上盐、味精、醋，搅拌均匀即可。

功效：

本品具有解毒祛风、滋阴润燥的功效，适合血虚风燥型湿疹患者食用。

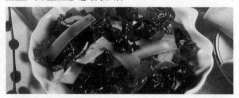

● 白芷防风青菜粥

材料：

白芷、防风各10克，青菜少许，粳米100克，盐2克

做法：

①将粳米泡发，洗净；白芷、防风洗净，用温水稍微泡至回软后，捞出沥干水分。

②锅置火上，倒入清水，放入粳米，以大火煮至米粒绽开。

③加入白芷、防风同煮至浓稠状，再下入青菜稍煮5分钟，调入盐拌匀入味即可。

功效：

此粥能祛风解表、祛湿止痒的功效，适合脾虚湿盛型湿疹患者食用。

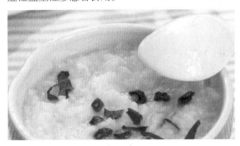

● 党参茯苓鸡汤

材料：

党参15克，炒白术5克，茯苓10克，炙甘草5克，鸡腿2只，姜片适量，盐少许

做法：

①将鸡腿洗净，剁成小块。

②党参、白术、茯苓、炙甘草均洗净浮尘。

③锅中入适量的水煮开，放入鸡腿及药材、姜片，转小火煮至熟，调入盐即可。冷却后放入冰箱冷藏效果更佳。

功效：

渗湿利水、益脾和胃。

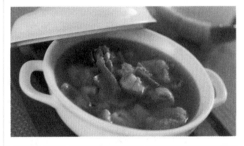

● 归芪防风瘦肉汤

材料：

当归、黄芪各20克，防风10克，猪瘦肉60克，盐适量

做法：

①将当归、黄芪、防风洗净；猪瘦肉洗净，切块。

②将当归、黄芪、防风与猪瘦肉一起炖熟。

③最后加盐调味即可。

功效：

本品具有补气活血、祛风透疹的功效，适合体质虚弱、反复发作的湿疹患者食用。

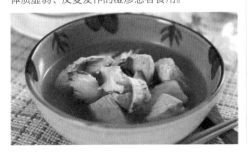

● 芦荟炒苦瓜

材料：

芦荟350克，苦瓜200克，盐、味精、香油各适量

做法：

①芦荟去皮，洗净切成条；苦瓜去瓤，洗净，切成条，做焯水处理。

②炒锅加油烧热，放苦瓜条煸炒，再加入芦荟条、盐、味精一起翻炒，炒至断生即可。

功效：

本品具有清热解毒、利湿止痒的功效，适合湿毒内蕴型湿疹患者食用。

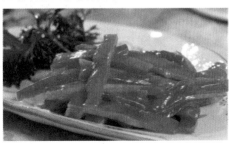

89

神经性皮炎

神经性皮炎是以阵发性皮肤瘙痒和患处皮肤肥厚呈苔藓样变为特征的慢性皮肤炎症，又称慢性苔藓。

神经性皮炎发病与神经因素及某些外在刺激因素有关。胃肠道功能障碍、内分泌功能失调和感染性病灶都可变成致病因素。此外，亦可继发于其他皮肤病。

● 对症施灸

● 湿热内蕴型

多表现为湿热证，丘疹红肿成片，糜烂渗液，瘙痒剧烈，或伴发热，便秘，溲赤。

灸法	选穴	灸治时间／次数	材料	主治
艾炷灸	阿是穴、膈俞、风池、曲池、合谷、血海、三阴交、行间、太渊、太白、阴陵泉	3~5壮，每日1次	艾炷若干	湿热内蕴型神经性皮炎
艾炷隔蜂房灸	阿是穴、膈俞、风池、曲池、合谷、血海、三阴交、行间、太渊、太白、阴陵泉	3~5壮，隔日1次	艾炷若干，炒蜂房末适量	湿热内蕴型神经性皮炎

● 血虚风燥型

多见于年老体弱者，病程较长，皮损色淡或灰白，干燥肥厚，粗糙脱屑，状如牛颈之皮，伴头晕目眩，失眠神疲。

灸法	选穴	灸治时间／次数	材料	主治
艾炷灸	阿是穴、膈俞、风池、曲池、合谷、血海、三阴交、行间、足三里、神门、照海	3~5壮，每日1次	艾炷若干	血虚风燥型神经性皮炎
艾炷隔蜂房灸	阿是穴、膈俞、风池、曲池、合谷、血海、三阴交、行间、足三里、神门、照海	3~5壮，隔日1次	艾炷若干，炒蜂房末适量	血虚风燥型神经性皮炎

艾灸疗法主穴与配穴

精确取穴

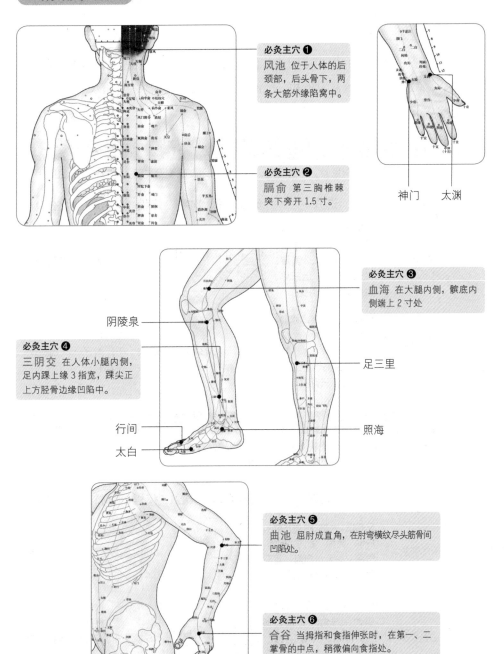

必灸主穴 ❶

风池 位于人体的后颈部，后头骨下，两条大筋外缘陷窝中。

必灸主穴 ❷

膈俞 第三胸椎棘突下旁开 1.5 寸。

神门　太渊

必灸主穴 ❸

血海 在大腿内侧，髌底内侧端上 2 寸处

阴陵泉

必灸主穴 ❹

三阴交 在人体小腿内侧，足内踝上缘 3 指宽，踝尖正上方胫骨边缘凹陷中。

足三里

行间

照海

太白

必灸主穴 ❺

曲池 屈肘成直角，在肘弯横纹尽头筋骨间凹陷处。

必灸主穴 ❻

合谷 当拇指和食指伸张时，在第一、二掌骨的中点，稍微偏向食指处。

90

硬皮病

硬皮病是一种结缔组织疾病，以局部皮肤硬化，萎缩为特点的疾病。可归属于中医盼瘥症中之"皮痹""肌痹"范畴。

中医认为，硬皮病的发生多因素体阳气衰微，气血不足，卫外不固，风寒湿邪侵袭，寒凝肌腠，以致营卫不和，气滞血瘀，血行不畅，络道闭塞不通所致。

● 对症施灸

● 气血淤阻

局部皮肤硬化，表面光滑发紧，不易捏起，日久硬化之皮肤萎缩变薄，呈黄白色，肌肤甲错。

灸法		选穴	灸治时间／次数	疗程	材料	主治
	艾炷隔姜灸	皮损区、大椎、肺俞、膈俞、脾俞、肾俞、命门、神阙、气海、关元、血海、足三里、阴陵泉、三阴交	3～5壮，每日或隔日1次	15次	艾炷若干，姜片若干	气血淤阻
	艾炷隔附子饼灸	皮损区、大椎、肺俞、膈俞、脾俞、肾俞、命门、神阙、气海、关元、血海、足三里、阴陵泉、三阴交	3壮，每周2次	30次	艾炷若干，附子饼若干	气血淤阻

● 肾阳衰微

皮肤顽硬而肿，继之变膨，光亮如蜡，多见于指端，重者泛发全身，手足发绀、厥冷，关节酸痛，活动不利，畏寒疲惫，胸满气急，吞咽困难。

灸法		选穴	灸治时间／次数	疗程	材料	主治
	艾条温和灸	皮损区、大椎、肺俞、膈俞、脾俞、肾俞、命门、神阙、气海、关元、血海、足三里、阴陵泉、三阴交	10～20分钟，每日1次	10次	艾炷若干	肾阳衰微
	艾炷隔姜灸	皮损区、大椎、肺俞、膈俞、脾俞、肾俞、命门、神阙、气海、关元、血海、足三里、阴陵泉、三阴交	3～5壮，每日或隔日1次	15次	艾炷若干，姜片若干	肾阳衰微

艾灸疗法主穴与配穴

精确取穴

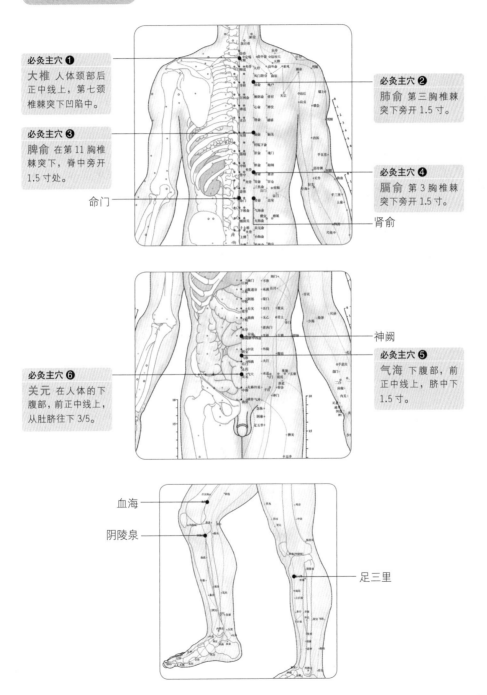

必灸主穴 ❶
大椎 人体颈部后正中线上,第七颈椎棘突下凹陷中。

必灸主穴 ❸
脾俞 在第 11 胸椎棘突下,脊中旁开 1.5 寸处。

命门

必灸主穴 ❷
肺俞 第三胸椎棘突下旁开 1.5 寸。

必灸主穴 ❹
膈俞 第 3 胸椎棘突下旁开 1.5 寸。

肾俞

必灸主穴 ❻
关元 在人体的下腹部,前正中线上,从肚脐往下 3/5。

神阙

必灸主穴 ❺
气海 下腹部,前正中线上,脐中下 1.5 寸。

血海

阴陵泉

足三里

91

本章看点

- 惊风 必灸主穴：人中、百会、印堂、十宣、太冲、合谷、足三里

- 百日咳 必灸主穴：大椎、肺俞、身柱、尺泽、足三里

- 流行性腮腺炎 必灸主穴：翳风、角孙、颊车、合谷

- 小儿腹泻 必灸主穴：大肠俞、中脘、天枢、足三里、上巨虚、胃俞、神阙

- 疳积 必灸主穴：脾俞、胃俞、四缝、中脘、关元、足三里、神阙

- 小儿遗尿 必灸主穴：脾俞、肾俞、膀胱俞、关元、中极、足三里、三阴交

- 鹅口疮 必灸主穴：地仓、合谷、劳宫、足三里

- 小儿肺炎 必灸主穴：大椎、肺俞、定喘、膻中、合谷、曲池

- 小儿哮喘 必灸主穴：定喘、膻中、天突、大杼、肺俞、脾俞、膏肓、足三里

- 小儿厌食症 必灸主穴：足三里、梁门、四缝、百会、中脘、下脘、身柱、脾俞、商丘

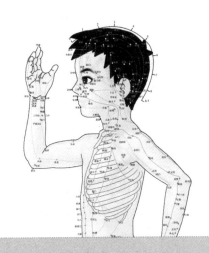

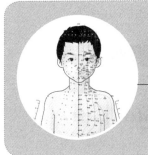

第十章
灸一灸宝宝笑

宝宝是父母的"心肝"，然而小儿免疫系统发育不完全，抗病能力差，容易被各种病毒侵害。用艾灸治疗小儿疾病不仅可以免除打针吃药的痛苦，还能提高宝宝免疫力。本章介绍惊风、百日咳、流行性腮腺炎、小儿腹泻、疳积、小儿遗尿、鹅口疮、小儿肺炎、小儿哮喘、小儿厌食症等几种小儿常见病症的灸法。父母可以据此为生病的宝宝进行治疗。

惊风

惊风又称惊厥，是病性发作的主要形式，以强直或阵挛等骨骼肌运动性发作为主要表现，常伴意识障碍。

中医将惊风分为两种：急惊风和慢惊风。急惊风的主要病因是外感时邪、内蕴痰热积滞、暴受惊恐。病变部位在于心脏、肝脏。慢惊风由于禀赋不足、久病正虚而致，以脾肾阳虚或肝肾阴虚为其主要发病原因。其病变部位在脾、肾、肝三脏。

● 对症施灸

● 急惊风

发病急骤，意识不清，两目直视，牙关紧闭，四肢抽搐，颈项强直，角弓反张，口角掣动。

	灸法	选穴	灸治时间／次数	材料	主治
	艾炷灸	发作时选人中、百会、十宣、合谷、太冲；缓解时加大椎、中脘、丰隆	3～5壮，每日1次	艾炷若干	急惊风

● 慢惊风

发病缓慢，抽搐无力，时发时止，手足瘛疭或震颤，形神疲惫，嗜睡露睛，面色萎黄，纳呆，便溏或完谷不化，四肢不温或厥冷，息冷唇青。

	灸法	选穴	灸治时间／次数	材料	主治
	艾炷灸	中脘、章门、天枢、气海、足三里、行间、印堂	3～5壮，每日1次	艾炷若干	慢惊风
	艾炷隔盐灸	神阙	3～5壮，每日1次	艾炷若干，盐若干	慢惊风
	艾条温和灸	发作时选人中、百会、十宣、合谷、太冲；间歇期加肝俞、脾俞、胃俞、肾俞、命门、气海、关元、章门、神阙、足三里、行间	5分钟，每日2次	艾条若干	慢惊风

艾灸疗法主穴与配穴

精确取穴

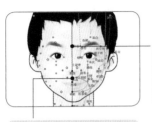

必灸主穴 ❶
印堂 在面额部，在两眉头连线的中点。

必灸主穴 ❷
人中 上嘴唇沟的上 1/3 与下 2/3 交界处。

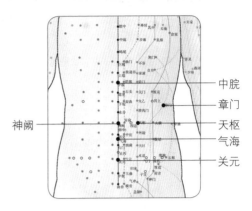

中脘
章门
神阙
天枢
气海
关元

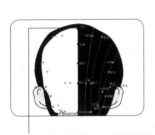

必灸主穴 ❸
百会 位于人体头部，在头顶正中线与两耳尖端连线的交点处。

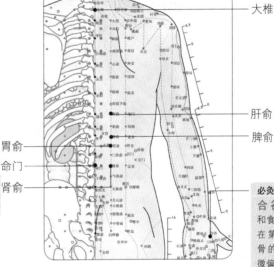

大椎
肝俞
脾俞
胃俞
命门
肾俞

必灸主穴 ❺
合谷 当拇指和食指伸张时，在第一、二掌骨的中点，稍微偏向食指处。

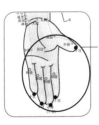

必灸主穴 ❹
十宣 位于十个手指尖端的正中，左右手共 10 个穴。

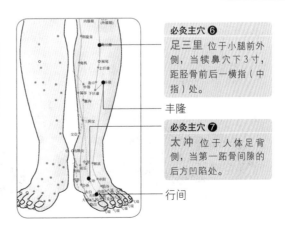

必灸主穴 ❻
足三里 位于小腿前外侧，当犊鼻穴下 3 寸，距胫骨前后一横指（中指）处。

丰隆

必灸主穴 ❼
太冲 位于人体足背侧，当第一跖骨间隙的后方凹陷处。

行间

惊风的对症药膳

● 天麻炖鸭

材料：

天麻片 10 克，鸭 2 只，生姜 3 克，盐适量

做法：

①将天麻洗净；生姜去皮，洗净，切片；鸭宰杀后去毛及内脏，洗净，斩件。

②将天麻片、姜片和鸭放入炖锅中，加适量清水，以大火煮沸，再改用小火炖至肉熟烂。

③加入盐调味即可。

功效：

本品具有补血和血、平肝息风的功效，可改善小儿惊风、神昏高热、夜啼等症。

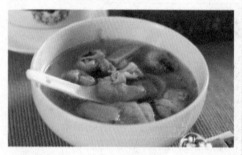

● 远志菖蒲鸡心汤

材料：

鸡心 300 克，胡萝卜 50 克，葱 2 根，远志 15 克，菖蒲 15 克

做法：

①将远志、菖蒲装入棉布袋内，扎紧。

②鸡心入开水中汆烫，捞出；葱洗净切段。

③胡萝卜洗净切片，与棉布袋下锅，加 1000 毫升水，中火滚沸至剩 600 毫升水，加鸡心煮沸，下葱段、盐调味即可。

功效：

本品具有益气镇惊、安神定志、交通心肾的功效，对惊风患者有食疗作用。

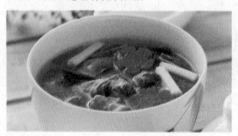

● 枣仁粳米羹

材料：

粳米 100 克，酸枣仁末 15 克，白糖适量

做法：

①将酸枣仁、粳米分别洗净，备用；酸枣仁用刀切成碎末。

②锅中倒入粳米，加水煮至将熟，加入酸枣仁末，搅拌均匀，再煮片刻。

③起锅前，加入白糖调好味即可。

功效：

本品具有益气镇惊，安神定志的功效，对小儿惊风、夜闹啼哭等患者有很好的食疗效果。

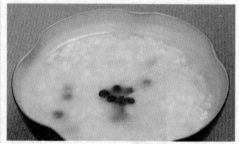

● 天麻地龙炖牛肉

材料：

天麻 10 克，地龙 8 克，牛肉 500 克，盐、胡椒粉、姜片、味精、酱油、料酒各适量

制作：

①牛肉洗净，切块，入锅中加水烧沸，略煮捞出，牛肉汤待用。

②天麻、地龙洗净，备用。

③油锅烧热，加葱段，姜片煸香，加酱油、料酒和牛肉汤烧沸，调入盐、胡椒粉、味精，再放入牛肉、天麻、地龙同炖至肉烂，拣去葱段、姜片即可。

功效：

本品清热止痉、利尿解毒，适合惊风患者食用。

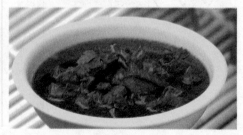

超简单艾灸消百病全书

● 石决明小米瘦肉粥

材料：

石决明 10 克，小米 80 克，猪瘦肉 150 克，盐 3 克，姜丝 10 克，葱花少许

做法：

①瘦肉洗净，切小块；小米淘净，泡半小时。

②油锅烧热，爆香姜丝，放入瘦肉过油，捞出备用。锅中加适量清水烧开，下入小米、石决明，大火煮沸，转中火熬煮。

③小火将粥熬出香味，再下入瘦肉煲 5 分钟，加盐调味，撒上葱花即可。

功效：

本品补虚益血、滋补强身、熄风止痉，可治疗小儿惊风症。

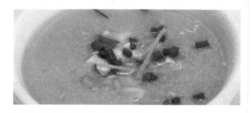

● 天麻钩藤饮

材料：

天麻、钩藤各 10 克

做法：

①天麻、钩藤洗净，备用。

②将天麻、钩藤放进锅内，加入适量水，煮至水开后续煮 8 分钟。

③滤去药渣后即可饮用。

功效：

本品具有平肝潜阳、熄风止痉的功效，可用于小儿惊风、老人中风、癫痫等症的辅助治疗。

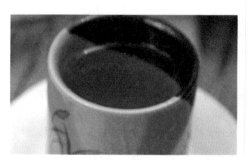

● 核桃鱼头汤

材料：

桂圆肉 20 克，青鱼头 1 个(约 400 克)，豆腐 200 克，核桃仁 10 克，姜片 5 克，葱段 5 克，胡椒粉及盐各适量

做法：

①将桂圆肉、核桃仁洗净；豆腐洗净，切成大块。

②鱼头去鳞，去内脏，洗净。

③将鱼头、豆腐、姜片、葱段、核桃仁、桂圆肉一同放入锅中，用大火煮沸后转小火煮 30 分钟，加盐、胡椒粉调味即可。

功效：

桂圆肉具有健脾养心之效，核桃仁具有活血化淤、通窍止痛的功效，本品适合气血淤滞所致的头痛、面部抽搐、惊风等症。

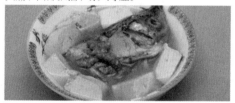

● 天麻川芎鱼头汤

材料：

鲢鱼头半个，天麻 5 克，川芎 5 克，盐 6 克

做法：

①将鲢鱼头处理干净，斩块；天麻、川芎洗净，浸泡备用。

②净锅上火倒入水，下入鲢鱼头、天麻、川芎煲至熟。

③最后调入盐调味即可。

功效：

本品具有息风止痉、祛风通络的作用，适合惊风患者、动脉硬化、中风半身不遂等患者食用。

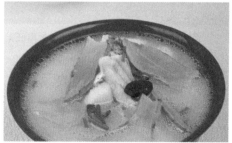

百日咳

百日咳是感染百日咳杆菌引起的一种呼吸道传染病。中医称"顿咳""鹭鸶咳""疫咳"等。

中医认为，百日咳的发病原因是：先天禀赋不足，后天调养失宜，肺脾气虚，伏痰内蕴，复感时行疫毒，自口鼻侵犯肺卫，内外相引，痰浊阻滞，肺失宣肃，胃失和降，气逆痰涌，痉咳阵作。

● 对症施灸

● 初咳期

类似感冒，咳嗽夜剧，发热恶寒，打喷嚏，流涕。偏风寒者，咳声重浊，痰稀白，畏寒无汗；偏风热者，发热汗出，咽红痛，痰黄。

灸法	选穴	灸治时间／次数	材料	主治
艾炷隔姜灸	大椎、风门、肺俞	3～5壮，每日1次	艾炷若干，姜片若干	百日咳初咳期

● 痉咳期

痉挛性咳嗽间歇发作，日轻夜重，反复发作，咳时面红憋气，涕泪俱出，引颈伸舌，颈脉怒张，弯腰弓背。咳出或呕吐大量痰液后才能暂时缓解，咳甚则大小便失禁，眼睑水肿，球结膜充血，鼻出血或咯血，便秘尿赤。

灸法	选穴	灸治时间／次数	材料	主治
艾炷隔姜灸	大椎、身柱、尺泽、丰隆	1～3壮，每日1～2次	艾炷若干，姜片若干	百日咳痉咳期
艾条温和灸	大椎、身柱、尺泽、丰隆	5分钟，每日2～3次	艾条若干	百日咳痉咳期

● 恢复期

顿咳渐减，哮鸣样吼声渐消，咳嗽声低无力，痰量减少或干咳，形体虚弱，神疲体倦，面色少华，食少便溏。

灸法	选穴	灸治时间／次数	材料	主治
艾炷灸	肺俞、脾俞、太渊、足三里、太白	3～5壮，每日1次	艾炷若干	百日咳恢复期

艾灸疗法主穴与配穴

精确取穴

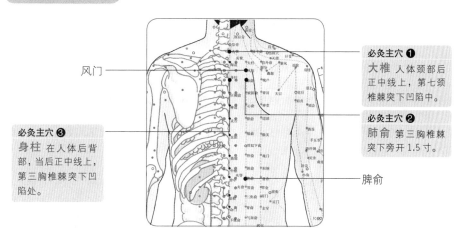

风门

必灸主穴 ❶
大椎 人体颈部后正中线上，第七颈椎棘突下凹陷中。

必灸主穴 ❷
肺俞 第三胸椎棘突下旁开1.5寸。

脾俞

必灸主穴 ❸
身柱 在人体后背部，当后正中线上，第三胸椎棘突下凹陷处。

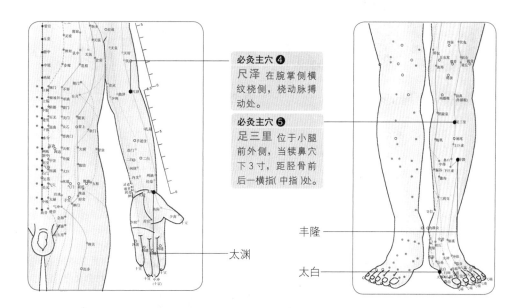

必灸主穴 ❹
尺泽 在腕掌侧横纹桡侧，桡动脉搏动处。

必灸主穴 ❺
足三里 位于小腿前外侧，当犊鼻穴下3寸，距胫骨前后一横指（中指）处。

太渊

丰隆

太白

健康贴士

（1）忌关门闭户，空气不畅。

（2）忌烟尘刺激。在孩子病期最好不要吸烟。

（3）忌卧床不动。让孩子在空气新鲜的地方适当做些活动和游戏往往会减轻咳嗽。

93

百日咳的对症药膳

● 桑白葡萄果冻

材料：
椰果 60 克，葡萄 200 克，鱼腥草、桑白皮各 10 克，果冻粉 20 克，红糖 25 克

做法：
①鱼腥草、桑白皮均洗净，放入锅中，加水煎取药汁备用。
②葡萄洗净，切半，取出籽，与椰果一起放入模型中。
③药汁、果冻粉、红糖放入锅中，以小火加热，同时搅拌，煮沸后关火。倒入模型中，待凉后移入冰箱中冷藏、凝固，即可食用。

功效：
本品清热化痰、滋阴润肺，适合咳嗽、咳吐黄痰的患者食用。

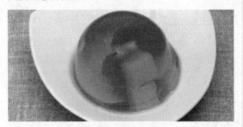

● 冬瓜白果姜粥

材料：
冬瓜 250 克，白果 30 克，粳米 100 克，姜末少许，盐、胡椒粉、葱少许，高汤半碗

做法：
①白果去壳、皮，洗净；冬瓜去皮洗净，切块；粳米洗净，泡发；葱洗净，切花。
②锅置火上，注入水后，放入粳米、白果，用大火煮至米粒完全开花。
③再放入冬瓜、姜末，倒入高汤，改用小火煮至粥成，调入盐、胡椒粉入味，撒上葱花即可。

功效：
此粥敛肺止咳、化痰利水，对于百日咳患儿有一定的食疗功效。

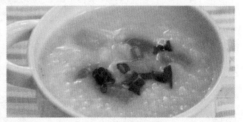

● 鹌鹑五味子陈皮粥

材料：
鹌鹑 3 只，茴香 3 克，粳米 80 克，肉桂 15 克，五味子、陈皮各 10 克，姜末、味精、盐、葱花各适量

做法：
①鹌鹑洗净切块，入沸水余烫；大米淘净；茴香、肉桂、五味子、陈皮煎汁备用。
②锅中放入鹌鹑、粳米、姜末、药汁，加沸水，熬煮成粥，加盐、味精调味，撒入葱花即可。

功效：
本粥健脾益气、补肺纳喘，对小儿百日咳后期有较好的食疗作用。

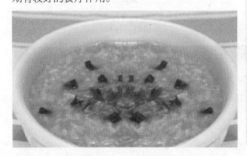

● 白果猪肚汤

材料：
猪肚 180 克，白果 40 克，胡椒粉、姜各适量，盐 10 克

做法：
① 猪肚用盐、生粉洗净后切片；白果去壳；姜洗净切片。
②锅中注水烧沸，入猪肚余去血沫，捞出备用。
③将猪肚、白果、姜放入砂煲，倒入适量清水，小火熬 2 个小时，调入胡椒粉和盐即可。

功效：
本品具有清热化痰、补肾纳气、定喘止咳的功效，适合热痰郁肺、肾虚不纳型的慢性肺炎患者食用。

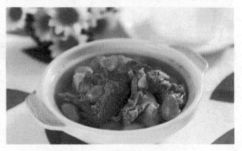

● 川贝蒸鸡蛋

材料：
川贝 6 克，鸡蛋 2 个，盐少许

做法：
①川贝洗净，备用。
②鸡蛋打入碗中，加入少许盐，搅拌均匀。
③将川贝放入鸡蛋中，入蒸锅蒸 6 分钟即可。

功效：
　　本品具有清热化痰、滋阴养肺的功效，适合肺虚咳嗽的患者食用。

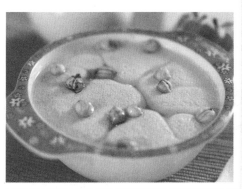

● 百合玉竹瘦肉汤

材料：
水发百合 100 克，猪瘦肉 75 克，玉竹 10 克，清汤适量，盐 6 克，白糖 3 克

做法：
①将水发百合洗净，猪瘦肉洗净切片，玉竹用温水洗净浸泡备用。
②净锅上火倒入清汤，调入盐、白糖，下入猪瘦肉烧开，打去浮沫，再下入玉竹、水发百合煲至熟即可。

功效：
　　本品具有补肺、益气、养阴的功效，适合肺气阴两虚的百日咳患者食用。

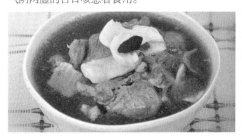

● 猪肺花生汤

材料：
猪肺 1 个，花生米 100 克，黄酒 2 匙，盐适量

做法：
①猪肺洗净，切块；花生米洗净。
②将猪肺、花生米共入锅内，小火炖 1 个小时。
③去浮沫，加入盐、适量黄酒，再炖 1 个小时即可。

功效：
　　本品具有润肺止咳、补益肺脏的功效，适合肺气虚弱的慢性支气管炎、百日咳、肺炎等患者食用。

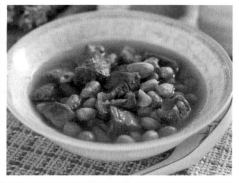

● 霸王花猪肺汤

材料：
霸王花 20 克，猪肺 750 克，瘦肉 300 克，红枣 3 颗，南杏、北杏各 10 克，盐 5 克，姜 2 片

做法：
①霸王花、红枣浸泡，洗净；猪肺洗净，切片；瘦肉洗净，切块。
②烧热油锅，放入姜片，将猪肺爆炒 5 分钟左右。
③将清水煮沸后加入所有原材料，用小火煲 3 个小时，加盐调味即可。

功效：
　　本品具有宣肺散寒、化痰平喘的功效，适合冷哮型的哮喘患者及百日咳患者食用。

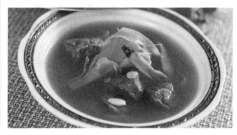

93

流行性腮腺炎

流行性腮腺炎是由腮腺炎病毒引起的急性呼吸道传染病。中医称为"痄腮",俗称"蛤蟆瘟"。

腮腺炎病毒通过患者的飞沫传染,首先侵犯腮腺,以后随血液循环,可使其他腺体及中枢神经系统也受累。中医认为,时行毒气夹风热之邪侵袭阳明、少阳经脉,邪毒痰火壅滞颊腮而发病。足少阳与足厥阴互为表里,厥阴经脉环绕阴器,少阳移热厥阴,则睾丸肿痛。

● 对症施灸

腮部硬肿,咀嚼困难,或伴发热恶寒,苔黄脉细数,若温毒炽盛,可并发睾丸肿痛,亦可出现壮热、惊厥、神昏等。

● 艾灸法

	灸法	选穴	灸治时间／次数	材料	主治
	艾炷隔蒜灸	翳风、角孙、颊车、曲池、合谷、外关	5～10壮,每日1次	艾炷若干,姜片若干	流行性腮腺炎
	艾条温和灸	翳风、角孙、颊车、曲池、合谷、外关	5～10分钟,每日2次	艾条若干	流行性腮腺炎

● 敷灸法

	灸法	材料	部位	次数	主治
	大蒜敷灸	取去皮大蒜适量,捣烂用醋调成糊状	敷灸患处	每日1～2次	流行性腮腺炎
	青黛敷灸	取青黛、活蚯蚓、鲜侧柏叶各等份,共捣烂,加梅片(或薄荷末)少许	敷灸患处	每日1次	流行性腮腺炎
	蒲公英敷灸	鲜蒲公英洗净捣烂,加醋调成糊状	敷灸患处	每日数次,3～4日	流行性腮腺炎

艾灸疗法主穴与配穴

精确取穴

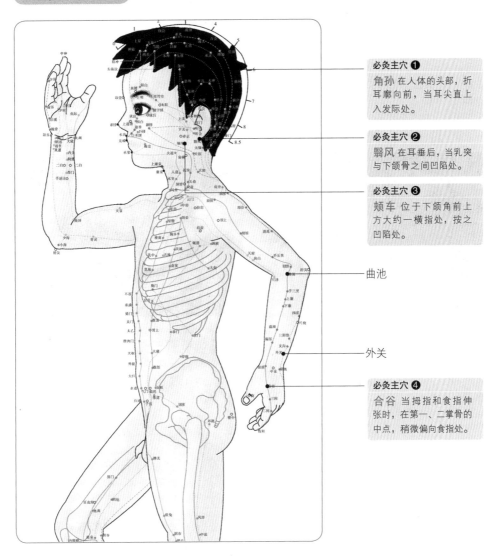

必灸主穴❶
角孙 在人体的头部，折耳廓向前，当耳尖直上入发际处。

必灸主穴❷
翳风 在耳垂后，当乳突与下颌骨之间凹陷处。

必灸主穴❸
颊车 位于下颌角前上方大约一横指处，按之凹陷处。

曲池

外关

必灸主穴❹
合谷 当拇指和食指伸张时，在第一、二掌骨的中点，稍微偏向食指处。

健康贴士

（1）灸法对治疗腮腺炎有特效，早期治疗效果更佳。

（2）治疗期间宜多食蔬菜、瓜果，保持大便通畅。

94

流行性腮腺炎的对症药膳

● 绿豆黄豆饮

材料：
蒲公英 15 克，绿豆、黄豆各 50 克，糖适量

做法：
①蒲公英洗净，备用。
②绿豆、黄豆洗净备用。
③将绿豆、黄豆、蒲公英放入榨汁机打成汁即可。

功效：
　　本品具有清热解毒、散结消肿的功效，对流行性腮腺炎以及化脓性腮腺炎均有疗效。

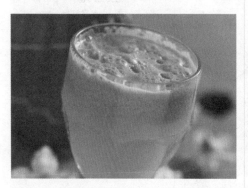

● 丹参黄芪饮

材料：
丹参 10 克，黄芪 15 克，白糖适量

做法：
①将丹参、黄芪洗净。
②将丹参、黄芪浸泡，切薄片，一同放入锅内，加入水，置大火上烧沸，再用小火煮 25 分钟，关火，去渣取汁。
③最后加入白糖调味即可。

功效：
　　本品具有抑制腮腺病毒、凉血化淤的功效，可缓解腮腺肿胀、疼痛的症状。

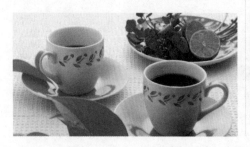

● 清热苦瓜汤

材料：
苦瓜 300 克，盐适量

做法：
①苦瓜洗净，去籽。
②净锅上火，加入适量水。
③放入苦瓜煮成汤，再调入盐即可。

功效：
　　本品具有清热泻火、凉血解毒的功效，适合热毒内蕴型的腮腺炎患儿食用。

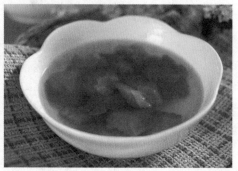

● 马齿苋薏苡仁橘皮粥

材料：
新鲜马齿苋 15 克，薏苡仁 20 克，橘皮 8 克，粳米 50 克

做法：
①粳米、薏苡仁均泡发洗净；橘皮洗净，切丝；马齿苋洗净，切丝。
②锅置火上，倒入清水，放入粳米、薏苡仁，以大火煮开。
③加入橘皮、马齿苋煮至浓稠状，调入盐拌匀即可。

功效：
　　此粥能清热解毒、消肿排脓的功效，适合肠胃湿热以及湿毒内蕴的腮腺炎患者食用。

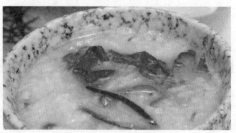

● 黄连冬瓜鱼片汤

材料：
鲷鱼 100 克，冬瓜 150 克，黄连 8 克，大青叶 10 克，嫩姜丝 10 克，盐 2 小匙

做法：
①鲷鱼洗净，切片；冬瓜去皮洗净，切片；黄连、大青叶放入棉布袋。
②鲷鱼、冬瓜和棉布袋放入锅中，加入清水，以中火煮至熟。
③取出棉布袋，加入姜丝、盐，关火即可食用。

功效：
本品具有发散风热、泻火排毒、消肿止痛的功效，适合急性腮腺炎患者食用。

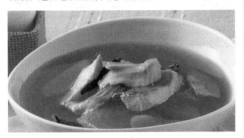

● 金银板蓝根饮

材料：
金银花 6 克，板蓝根 10 克，白糖适量

做法：
①将金银花、板蓝根洗净。
②将金银花、板蓝根一同放入锅内，加入水，置大火上烧沸，再用小火煮 25 分钟，关火，去渣取汁。
③最后加入白糖调味即可。

功效：
此品具有清热解毒、消炎止痛的功效，适用于腮腺炎、流感、流脑、痢疾等传染性疾病。

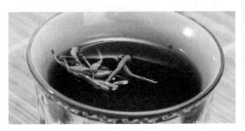

● 板蓝根排毒茶

材料：
板蓝根、甘草各 5 克，小麦牧草粉 2 克，柠檬汁 5 毫升，蜂蜜适量

做法：
① 板蓝根、甘草洗净，沥干水，备用。
②砂锅洗净，加入适量清水，放入板蓝根和甘草，以大火煮沸后转入小火，续煮 30 分钟左右。
③加入小麦牧草粉续煮，去渣取汁待凉，加入柠檬汁、蜂蜜，拌匀即可饮用。

功效：
本品清热解毒、消炎止痛，适合流行性腮腺炎、流感及流脑患者食用。

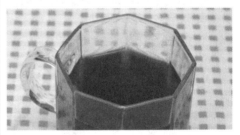

● 苦瓜酿三丝

材料：
猪肉 50 克，笋 80 克，香菇 10 克，苦瓜 1 条，葱、盐、味精、白糖、湿淀粉各适量

做法：
①猪肉、笋、香菇洗净切成丝，入锅中爆香后，加入水、盐、白糖烧至酥烂备用。
②苦瓜洗净切成筒状，余水；葱洗净切段，与三丝混合塞入苦瓜中。
③将材料并排放盘中，放进微波炉中用高火蒸约 3 分钟后取出；锅烧热，放入油及适量的水、盐、味精，调入湿淀粉勾芡，淋在苦瓜上即可。

功效：
本品具有清热、泻火、解毒的功效，适合热毒型的腮腺炎患儿食用。

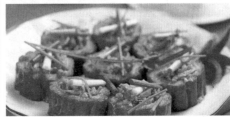

95 小儿腹泻

小儿腹泻是由多病原、多因素引起的以腹泻为主的一组临床综合征。发病年龄多在 2 岁以下，1 岁以内者约占 50%。

1 ~ 2 岁的宝宝生长发育特别迅速，身体需要的营养及热能较多。然而，消化器官却未完全发育成熟，分泌的消化酶较少。由于消化能力较弱，容易发生腹泻。饮食的质或量不当、环境温度剧变、食物过敏、药物反应等亦可引起腹泻。

● 对症施灸

● 风寒腹泻

便稀泡沫多，兼恶寒发热。

灸法	选穴	灸治时间／次数	材料	主治
艾炷隔姜灸	大肠俞、中脘、天枢、足三里、上巨虚	3 ~ 5 壮，每日 1 次	艾炷若干，姜片若干	风寒腹泻
艾炷隔盐灸	神阙	3 ~ 5 壮，每日 1 次	艾炷若干，姜片若干	风寒腹泻

● 脾虚腹泻

腹泻久延，时泻时止，腹胀便溏或完谷不化，面色萎黄，形瘦神疲，四肢不温。

灸法	选穴	灸治时间／次数	材料	主治
艾炷隔姜灸	大肠俞、中脘、天枢、足三里、上巨虚、脾俞、胃俞、三阴交	3 ~ 5 壮，每日 1 次	艾炷若干，姜片若干	脾虚腹泻
艾条回旋灸	大肠俞、中脘、天枢、足三里、上巨虚、脾俞、胃俞、三阴交	5 分钟，每日 1 次	艾炷若干	脾虚腹泻

● 肾阳虚腹泻

久泻不止或五更泄泻，便溏或完谷不化，面目虚浮，畏寒肢冷，面色苍白。

灸法	选穴	灸治时间／次数	材料	主治
艾炷隔姜灸	大肠俞、中脘、天枢、足三里、上巨虚、肾俞、命门、关元、气海	3 ~ 5 壮，每日 1 次	艾炷若干，姜片若干	肾阳虚腹泻

超简单艾灸消百病全书

艾灸疗法主穴与配穴

精确取穴

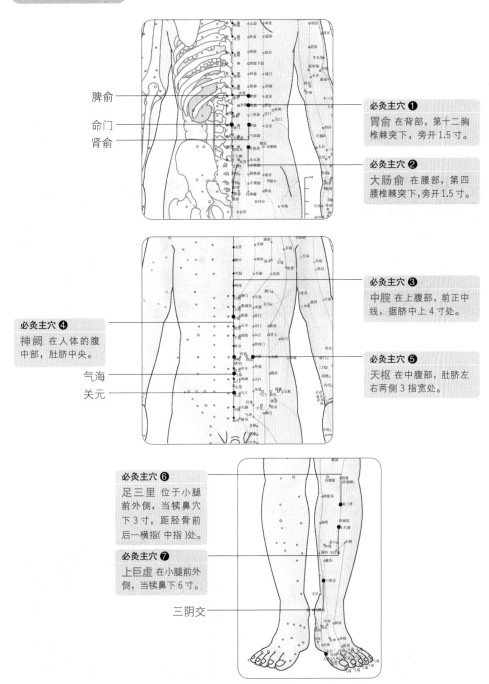

脾俞

命门

肾俞

必灸主穴 ❶

胃俞 在背部，第十二胸椎棘突下，旁开1.5寸。

必灸主穴 ❷

大肠俞 在腰部，第四腰椎棘突下，旁开1.5寸。

必灸主穴 ❸

中脘 在上腹部，前正中线，据脐中上4寸处。

必灸主穴 ❹

神阙 在人体的腹中部，肚脐中央。

气海

关元

必灸主穴 ❺

天枢 在中腹部，肚脐左右两侧3指宽处。

必灸主穴 ❻

足三里 位于小腿前外侧，当犊鼻穴下3寸，距胫骨前后一横指（中指）处。

必灸主穴 ❼

上巨虚 在小腿前外侧，当犊鼻下6寸。

三阴交

第十章 灸一灸宝宝笑

95

小儿腹泻的对症药膳

● 山药糯米粥

材料：

山药 15 克，糯米 50 克，红糖适量，胡椒末少许。

做法：

①将山药去皮，洗净，备用。

②先将糯米洗净，沥干，略炒，与山药共煮粥。

③粥将熟时，加胡椒末、红糖，再稍煮即可。

功效：

本品具有健脾暖胃、温中止泻的功效，适合小儿慢性腹泻患者食用，可连续数日当主食食用。

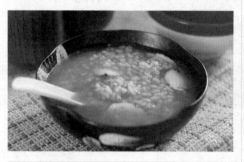

● 四神沙参猪肚汤

材料：

猪肚半个，茯苓 50 克，沙参 15 克，莲子、芡实各 100 克，新鲜山药 200 克，盐 2 小匙

做法：

①猪肚洗净余烫切块；芡实淘洗干净，用清水浸泡，沥干；山药削皮，洗净切块；莲子、茯苓、沙参洗净。

②将所有材料一起放入锅中，煮沸后，再转小火炖 2 个小时，煮熟烂后，加盐调味即可。

功效：

本品健脾渗湿、涩肠止泻，适合脾虚久泻或久泻脱肛的小儿食用。

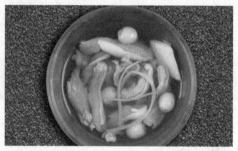

● 石榴芡实红豆浆

材料：

红豆 30 克，石榴 15 克，芡实 8 克

做法：

①红豆加水浸泡 6 个小时，捞出洗净；石榴去皮，掰成颗粒；芡实洗净。

②将上述材料放入豆浆机中，添水搅打成豆浆，并煮熟。

③去渣取汁饮用。

功效：

本品具有益气健脾、涩肠止泻的功效，适合脾胃气虚型的腹泻患者。

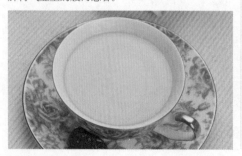

● 芡实莲子薏苡仁汤

材料：

芡实、薏苡仁、干品莲子各 100 克，茯苓及山药各 50 克，猪小肠 500 克，肉豆蔻 10 克，盐 2 小匙

做法：

①将猪小肠洗净，入沸水余烫，剪成小段。

②将芡实、茯苓、山药、莲子、薏苡仁、肉豆蔻洗净，与备好的小肠一起放入锅中，加水适量。

③大火煮沸，转小火炖煮至熟烂后加入盐调味即可。

功效：

本品温补脾阳、固肾止泻，适合慢性小儿腹泻的患者食用。

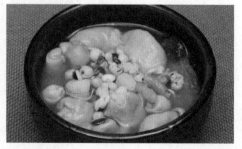

● 茯苓粥

材料：

粳米 70 克，薏苡仁 20 克，红枣 3 颗，白茯苓 10 克，白糖 3 克

做法：

①粳米、薏苡仁、红枣均泡发洗净；白茯苓洗净。

②锅置火上，倒入清水，放入粳米、薏苡仁、白茯苓、红枣，以大火煮开。

③待煮至浓稠状时，调入白糖拌匀即可。

功效：

本品具有清热利湿、健脾止泻的功效，适合湿热型的慢性肠炎患者食用。

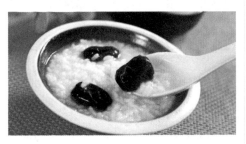

● 苹果红糖饮

材料：

鲜苹果 1 个，红糖适量

做法：

①将苹果洗净，去皮，切块。

②苹果块放入碗内，加入适量水，入锅蒸熟。

③最后再加入红糖即可。

功效：

本品具有健脾止泻、开胃消食的功效，适合脾虚型腹泻，日久不愈的患者食用，还可改善小儿食欲不振、食积腹胀等症状。

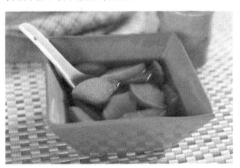

● 栗子桂圆粥

材料：

栗子肉、桂圆肉各 15 克，粳米 70 克，白糖 5 克，葱少许

做法：

①栗子肉、桂圆肉洗净；粳米泡发洗净。

②锅置火上，注入清水后，放入粳米，用大火煮至米粒开花。

③放入栗子肉、桂圆肉，用中火煮至粥成，调入白糖入味，撒上葱花即可。

功效：

本品具有温补脾阳、补肾健脾的功效，适合脾肾阳虚、脾胃气虚型的慢性腹泻患儿。

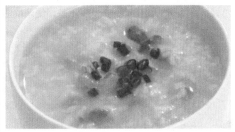

● 柿子醋

材料：

青柿子 2 个，醋 150 毫升，糖、盐各适量

做法：

①将青柿子蒸一会儿，取出后剥皮，切小块，放入榨汁机中搅碎。

②倒入适量醋、糖、盐等，盛入窄口瓶中，密封，放入冰箱，5~10 天后即可食用。

功效：

本品具有健脾和胃、涩肠止泻的功效，适合脾胃气虚型腹泻的小儿食用。

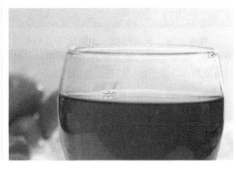

疳积

疳积是指小儿因食欲不振而面黄肌瘦，毛发干枯，头大颈细，肚腹胀大，青筋暴露，皮肤皱瘪，大便不调等。多发生于 3 岁左右小儿。

疳积是由于小儿摄入食物绝对量不足，或食物营养不能吸收及消耗增加，以致皮下脂肪减少，肌肉消瘦，体重不增，生长发育停滞，甚至并发其他营养缺乏性或感染性疾病。

● 对症施灸

● 食滞伤脾

患儿体重不增或减轻，形体瘦弱，面色不泽，毛发稀疏，食欲不振或厌食，精神欠佳，性情急躁，好发脾气，夜寐不安，头汗多，便溏或便秘。

	灸法	选穴	灸治时间／次数	材料	主治
	艾炷灸	脾俞、胃俞、中脘、天枢、足三里	3 ~ 5 壮，每日 1 次	艾炷若干	食滞伤脾
	艾条温和灸	脾俞、胃俞、中脘、天枢、足三里	5 ~ 10 分钟，每日 1 次	艾条若干	食滞伤脾

● 脾虚夹积

形体明显消瘦，腹大脐突，青筋暴露，面色无华或苍白，面容憔悴，目无光彩，毛发干枯，稀黄结穗，精神不振，困倦嗜睡，懒动少语或睡眠不安，烦躁夜啼，哭声不扬，腹痛，纳呆厌食或不知饥饱，多食多便，便溏溲清。

	灸法	选穴	灸治时间／次数	材料	主治
	艾炷灸	膏肓俞、脾俞、胃俞、章门、中脘、关元、公孙、足三里、四缝	3 ~ 5 壮，每日 1 次	艾炷若干	脾虚夹积

● 气血亏耗

极度消瘦，大骨枯槁，大肉陷下，形瘦骨立，头大颈细，骨瘦如柴，面部呈老人貌，皮肤干瘪起皱，精神萎靡，啼哭无力，毛发干枯，嗜卧露睛，腹凹如舟，不思饮食，大便稀溏或秘结，时有低热，口唇干燥，甚则全身出现紫斑，突然暴脱。

	灸法	选穴	灸治时间／次数	材料	主治
	艾炷灸	脾俞、胃俞、章门、关元、长强	5 ~ 10 分钟，每日 1 次	艾炷若干	气血亏耗

艾灸疗法主穴与配穴

精确取穴

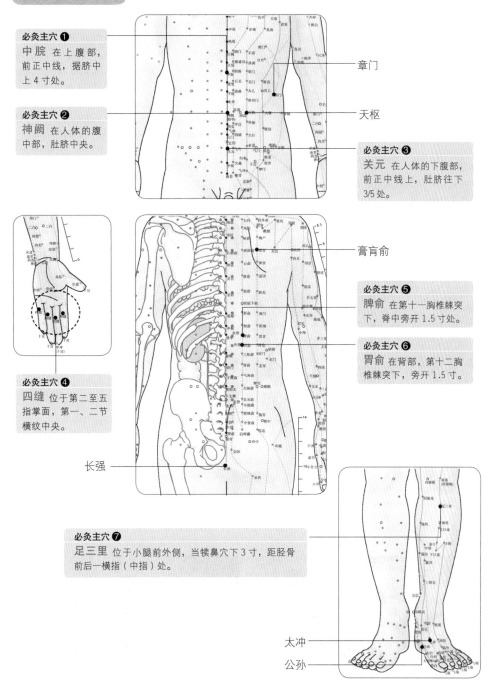

必灸主穴❶
中脘 在上腹部，前正中线，据脐中上4寸处。

必灸主穴❷
神阙 在人体的腹中部，肚脐中央。

章门

天枢

必灸主穴❸
关元 在人体的下腹部，前正中线上，肚脐往下3/5处。

膏肓俞

必灸主穴❺
脾俞 在第十一胸椎棘突下，脊中旁开1.5寸处。

必灸主穴❻
胃俞 在背部，第十二胸椎棘突下，旁开1.5寸。

必灸主穴❹
四缝 位于第二至五指掌面，第一、二节横纹中央。

长强

必灸主穴❼
足三里 位于小腿前外侧，当犊鼻穴下3寸，距胫骨前后一横指（中指）处。

太冲

公孙

疳积的对症药膳

● 佛手薏苡仁粥

材料：

红枣、薏苡仁各 20 克，佛手 15 克，粳米 70 克，白糖 3 克，葱 5 克

做法：

①粳米、薏苡仁均泡发，洗净；红枣洗净，去核，切成小块；葱洗净，切成葱花；佛手洗净，备用。

②锅置火上，倒入清水，放入粳米、薏苡仁、佛手，以大火煮开。

③加入红枣煮至浓稠状，撒上葱花，调入白糖拌匀即可。

功效：

此粥能促进新陈代谢、减少肠胃负担，可缓解小儿疳积症状。

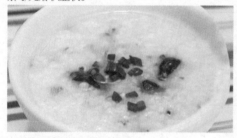

● 牛奶山药麦片粥

材料：

牛奶 100 毫升，豌豆 30 克，麦片 50 克，莲子 20 克，白糖 3 克，葱 5 克，山药适量

做法：

①豌豆、莲子、山药均洗净；葱洗净，切成葱花。

②锅置火上，加入适量清水，放入麦片，以大火煮开。

③加入豌豆、莲子、山药同煮至浓稠状，再倒入牛奶煮 5 分钟后，撒上葱花，调入白糖拌匀即可。

功效：

此粥含有多种营养素，可补充体质，并且还有促进睡眠的作用，可用于小儿疳积、营养不良等症。

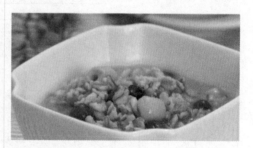

● 姜橘鲫鱼汤

材料：

生姜片 30 克，鲫鱼 250 克，橘皮 10 克，胡椒粉 3 克，盐适量

做法：

①将鲫鱼宰杀，去内脏，洗净，橘皮洗净备用。

②锅中加适量水，放入鲫鱼，用小火煨熟。

③加生姜片、橘皮，稍煨一会，再加胡椒粉、盐调味即可。

功效：

此汤可健脾化湿、开胃消食，适用于小儿偏食、食欲不振等症。

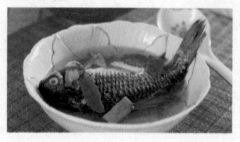

● 党参佛手猪心汤

材料：

猪心 200 克，党参片 8 克，青菜叶 50 克，佛手 10 克，清汤、盐、姜末各适量

做法：

①将猪心洗净，余水，切片备用。

②党参片、佛手洗净；青菜叶洗净，备用。

③汤锅上火，倒入清汤，调入盐、姜末，下入猪心、人参片、佛手煮至熟，撒入青菜叶即可。

功效：

本品具有益气健脾、行气消积食的功效，可用于小儿疳积、腹胀食积、食欲不振等症。

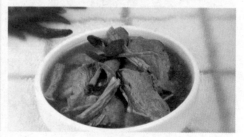

厚朴谷芽消食汁

材料：

葡萄柚2颗，柠檬1颗，谷芽10克，厚朴、天门冬8克，蜂蜜1大匙

做法：

①谷芽、厚朴、天门冬放入锅中，加入适量清水，以小火煮沸，约1分钟后关火，滤取药汁降温备用。

②葡萄柚和柠檬切半，利用榨汁机榨出果汁，倒入杯中。

③加入蜂蜜、药汁搅拌均匀，即可饮用。

功效：

厚朴具有温中下气、燥湿行气之效，谷芽、柠檬善于消食化积，蜂蜜有健胃和中的功效。合用能有效治疗小儿疳积，症见不思饮食、脘腹胀满、饮食不化等。

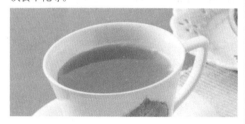

菊花山楂饮

材料：

红茶包1袋，菊花10克，山楂15克，白糖少许

做法：

①菊花、山楂用水洗净，沥干，备用。

②烧锅洗净，倒入适量清水，烧开后，加入菊花、山楂，待水开后，将大火转为小火，续煮10分钟。

③加入红茶包，待红茶入味时，用滤网将茶汁里的药渣滤出，起锅前，加入适量白糖，搅拌均匀即可。

功效：

本品具有消食导滞的功效，适合疳积的小儿患者食用。山楂具有消食化积、理气散淤、收敛止泻、杀菌等功效，其所含的大量维生素C和酸类物质，可促进胃液分泌，从而促进消化，改善疳积症状。

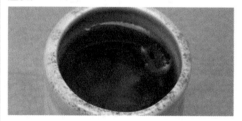

山楂麦芽猪腱汤

材料：

猪腱、山楂、麦芽各适量，盐2克，鸡精3克

做法：

①山楂洗净，切开去核；麦芽洗净；猪腱洗净，斩块。

②锅上水烧开，将猪腱余去血水，取出洗净。

③瓦煲内注水用大火烧开，下入猪腱、麦芽、山楂，改小火煲2.5小时，加盐、鸡精调味即可。

功效：

本品具有益气健脾、消食化积的功效，对小儿疳积有很好的食疗作用。

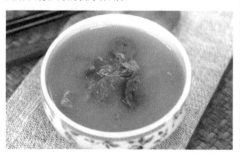

红豆牛奶汤

材料：

红豆40克，低脂牛奶150毫升

做法：

①将红豆洗净，用清水浸泡20分钟。

②将红豆放入锅中，开中火煮约30分钟，再用小火焖煮约30分钟，备用。

③将红豆、低脂鲜牛奶放入锅内，搅拌均匀即可。

功效：

本品具有养血补虚、健脾益胃等功效，适合脾胃虚弱、气血不足的疳积患儿食用。

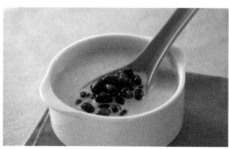

小儿遗尿

小儿遗尿是指 3 岁以上儿童夜间不能控制排尿，在睡眠中小便自遗，醒后方知，称"遗溺"，俗称"尿床"。

正常排尿活动需在大脑皮质和排尿中枢及膀胱功能完善的前提下才能完成。绝大多数小儿遗尿与大脑皮质及排尿中枢功能失调，或尚未建立起排尿反射有关。

● 对症施灸

● 肾阳虚遗尿

遗尿量多，每夜 1 次或数次，呼之不易醒，兼见面色苍白，小便清长而频数，形寒肢冷。

灸法	选穴	灸治时间／次数	疗程	材料	主治
艾炷灸	百会、命门、脾俞、肾俞、膀胱俞、次髎、气海、关元、中极、神门、足三里、三阴交、太溪	3 ~ 5 壮，每日 1 次	7 次	艾炷若干	肾阳虚遗尿
艾条温和灸	百会、命门、脾俞、肾俞、膀胱俞、次髎、气海、关元、中极、神门、足三里、三阴交、太溪	5 ~ 10 分钟，每日 1 次	7 次	艾条若干	肾阳虚遗尿

● 脾肺气虚遗尿

多发生于病后或体弱者，遗尿量少而次数多，兼见神疲体倦，纳呆便溏，面色萎黄或淡白无华。

灸法	选穴	灸治时间／次数	疗程	材料	主治
艾炷隔姜灸	百会、命门、脾俞、肾俞、膀胱俞、次髎、气海、关元、中极、神门、足三里、三阴交、太溪	3 ~ 5 壮，每日 1 次	7 次	艾炷若干，姜片若干	脾肺气虚遗尿
艾条温和灸	百会、命门、脾俞、肾俞、膀胱俞、次髎、气海、关元、中极、神门、足三里、三阴交、太溪	5 ~ 10 分钟，每日 1 次	7 次	艾条若干	脾肺气虚遗尿

艾灸疗法主穴与配穴

精确取穴

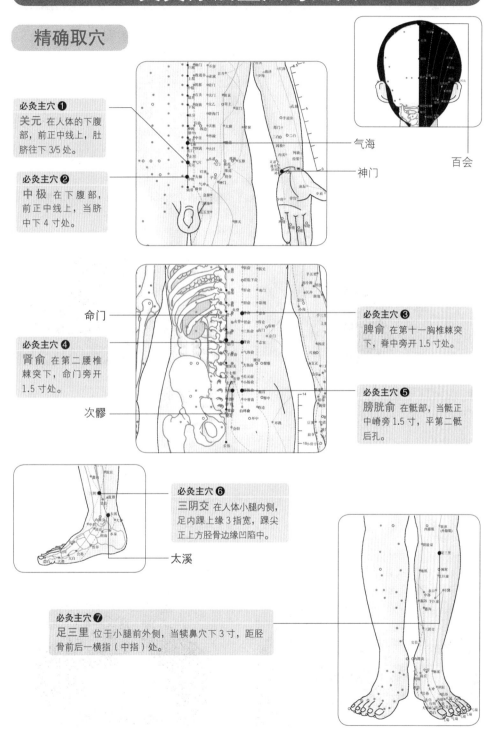

必灸主穴 ❶
关元 在人体的下腹部，前正中线上，肚脐往下 3/5 处。

必灸主穴 ❷
中极 在下腹部，前正中线上，当脐中下 4 寸处。

气海

神门

百会

命门

必灸主穴 ❸
脾俞 在第十一胸椎棘突下，脊中旁开 1.5 寸处。

必灸主穴 ❹
肾俞 在第二腰椎棘突下，命门旁开 1.5 寸处。

次髎

必灸主穴 ❺
膀胱俞 在骶部，当骶正中嵴旁 1.5 寸，平第二骶后孔。

必灸主穴 ❻
三阴交 在人体小腿内侧，足内踝上缘 3 指宽，踝尖正上方胫骨边缘凹陷中。

太溪

必灸主穴 ❼
足三里 位于小腿前外侧，当犊鼻穴下 3 寸，距胫骨前后一横指（中指）处。

97

小儿遗尿的对症药膳

● 猪腰枸杞粥

材料：

猪腰 80 克，枸杞子 10 克，粳米 120 克，盐 3 克，鸡精 2 克，葱花 5 克

做法：

①猪腰洗净，去腰臊，切花刀；枸杞子洗净；粳米淘净，泡好。

②粳米放入锅中，加水，以大火煮沸，下入枸杞子，以中火熬煮。

③待米粒开花后放入猪腰，转小火，待猪腰变熟，加盐、鸡精调味，撒上葱花即可。

功效：

此粥具有补肾强腰、缩尿止遗的功效，常食可改善小儿遗尿症状。

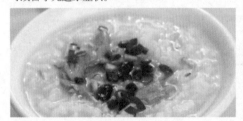

● 山茱萸覆盆子奶酪

材料：

山茱萸 10 克，覆盆子果酱 30 克，鱼胶片 12 克，鲜奶 350 毫升，鲜奶油 150 毫升，细粒冰糖 15 克

做法：

①山茱萸洗净，加 300 毫升水，煮至 100 毫升，去渣。鱼胶片用冰水泡软。

②将鲜奶和鲜奶油加热至 80℃，加入鱼胶拌至溶化，隔冰水冷却到快要凝结时，倒入模型中，冷藏凝固。

③将备好的汤汁和果酱、冰糖一起煮匀，淋在制作好的奶酪上即可。

功效：

本品可改善小儿尿床。

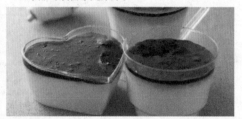

● 山药莲子羹

材料：

山药 30 克，胡萝卜、莲子各 15 克，粳米 90 克，盐、味精、葱花各适量

做法：

①山药去皮，洗净切块；莲子洗净泡发；胡萝卜去皮，切丁；粳米洗净。

②锅内注水，放入粳米、莲子、胡萝卜、山药。

③改用小火煮至浓稠熟烂时，放入盐、味精调味，撒上葱花即可。

功效：

本品具有健脾补虚、缩尿止遗的功效，适合脾肾虚弱所致的遗尿、盗汗等症患者食用。

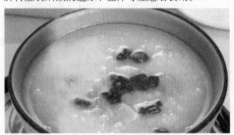

● 归芪猪肝汤

材料：

当归 6 克，黄芪 30 克，猪肝 150 克，盐 4 克，味精、香油各 3 克

做法：

①猪肝洗净，切片，用盐稍腌渍。

②当归、黄芪洗净，用 200 毫升水煎 2 次，煎半个小时，将两次的汁混合。

③药汁继续烧开，加入腌好的猪肝，煮熟，调入盐、味精，淋香油即可。

功效：

本品具有益气升举、补气养血的功效，适合中气不足所致的遗尿患儿食用。

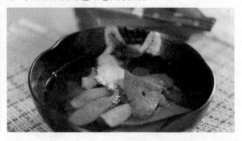

● 薏苡仁猪肠汤

材料：

薏苡仁 20 克，猪小肠 120 克，金樱子、山茱萸各 10 克，盐适量

做法：

①薏苡仁洗净，用热水泡 1 个小时；猪小肠洗净，放入开水中余烫至熟，切小段。

②将金樱子、山茱萸装入纱布袋中，扎紧，与猪小肠、薏苡仁放入锅中，加水煮沸，转中火续煮 2 个小时。

③煮至熟烂后，将药袋捞出，加入盐调味即可。

功效：

本品具有补肾健脾、缩尿止遗的功效，适合遗尿的小孩食用。

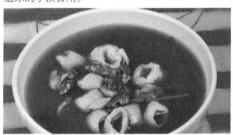

● 山药薏苡仁白菜粥

材料：

山药、薏苡仁各 15 克，白菜 20 克，粳米 50 克，盐 2 克

做法：

①粳米、薏苡仁均泡发洗净；山药洗净；白菜洗净，切丝。

②锅置火上，倒入清水，放入粳米、薏苡仁、山药，以大火煮开。

③加入白菜煮至浓稠状，调入盐拌匀即可。

功效：

本品具有健脾补胃、补中益气的功效，适合脾胃气虚所致的遗尿患儿食用。

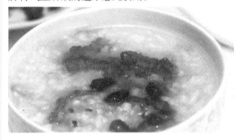

● 白果煲猪小肚

材料：

猪小肚 100 克，白果 5 枚，覆盆子 10 克，盐 3 克，味精 2 克

做法：

①猪小肚洗净，切丝；白果炒熟，去壳。

②将猪小肚、白果、覆盆子一起放入砂锅，加适量水，煮沸后改小火炖煮 1 个小时。

③调入盐、味精即可。

功效：

本品具有益气健脾、补肾固精、缩尿止遗的功效，适合肾气亏虚所致的小儿遗尿患者食用。

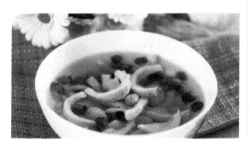

● 白果莲子乌鸡汤

材料：

新鲜莲子 60 克；罐头装白果 15 克、乌骨鸡腿 1 只、盐 5 克

做法：

①鸡腿洗净、剁块，余烫后捞起，用清水冲净。

②盛入煮锅加水至盖过材料，以大火煮开转小火煮 20 分钟。

③莲子洗净放入煮锅中续煮 15 分钟，再加入白果煮开，加盐调味即可。

功效：

本药膳可促进消化、清心宁神、涩带止遗，可用于治疗小儿遗尿症。

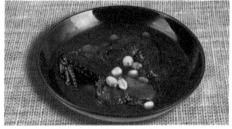

鹅口疮

鹅口疮即小儿口腔炎,是初生儿、悸弱年幼儿最常见的一种口腔疾病。又称"口疮""口疳"等,因为小儿口腔舌上满布白屑,状如鹅口,故名。

鹅口疮是因由于口腔不洁,感染单纯疱疹病毒或白色念珠菌所致。中医认为鹅口疮的病因是由先天胎热内留,或口腔不洁,感染秽毒之邪所致。与孕妇过食辛辣炙博,胎热内蕴,遗患胎儿,心脾积热有关。

● 对症施灸

● 心脾积热引起的鹅口疮

症见口舌白屑堆积,周围红晕掀痛,伴发热,面赤唇红,烦躁哭扰,流涎,口臭,拒食,大便干结,小便短赤。

灸法	选穴	灸治时间／次数	材料	主治
艾条雀啄灸	地仓、合谷、劳宫、足三里、三阴交、涌泉	5～10分钟,每日1～2次	艾条若干	心脾积热引起的鹅口疮
五倍子敷灸	地仓、合谷、劳宫、足三里、三阴交、涌泉	涂敷患处,每日2次	取五倍子30克,炒黄后入白糖2克,再炒至糖完全溶化,取出晾干,加枯矾20克,共研细末,用香油凋成糊状	心脾积热引起的鹅口疮

● 虚火上浮引起的鹅口疮

则白屑稀散较淡,周围红晕不着,面白颧红,形瘦神疲,食欲不振,便溏溲清。

灸法	选穴	灸治时间／次数	材料	主治
艾条温和灸	地仓、合谷、劳宫、足三里、三阴交、涌泉	5～10分钟,每日1～2次	艾条若干	虚火上浮引起的鹅口疮
南星敷灸	足心	敷灸3日	取南星1个,去皮研末,用米醋调成糊状	虚火上浮引起的鹅口疮

艾灸疗法主穴与配穴

精确取穴

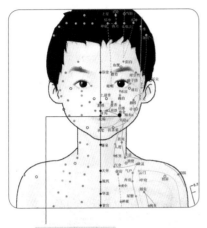

必灸主穴 ❶
地仓 位在口角外侧旁开约四分处。

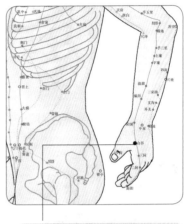

必灸主穴 ❷
合谷 当拇指和食指伸张时，在第一、二掌骨的中点，稍微偏向食指处。

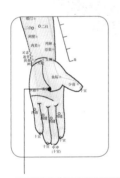

必灸主穴 ❸
劳宫 位于人体的手掌心，即握拳屈指时，中指尖所在的部位。

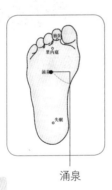

涌泉

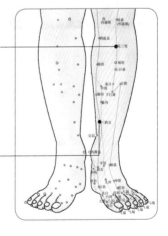

必灸主穴 ❹
足三里 位于小腿前外侧，当犊鼻穴下3寸，距胫骨前后一横指（中指）处。

三阴交

健康贴士

（1）鹅口疮是传染性疾病病因此要保持餐具和食品的清洁，奶瓶、奶嘴、碗勺等专人专用，使用后用碱水清洗，煮沸消毒。

（2）母乳喂养者，每次喂奶前母亲应先洗手，并清洁乳头。

98

鹅口疮的对症药膳

● 赤小豆薏苡仁汤

材料：

赤小豆 100 克，薏苡仁 100 克

做法：

①赤小豆、薏苡仁分别洗净，浸泡数个小时。

②置锅于火上，加水 500 毫升，大火煮开，再倒入赤小豆、薏苡仁用小火煮烂即可。

③可分 3 次食用。

功效：

本品具有清热解毒、健脾利尿的功效，适合口腔溃疡、鹅口疮、小便涩痛、目赤肿痛等热性病症的患者食用。

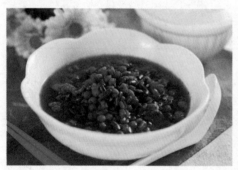

● 莲子萝卜汤

材料：

莲子 30 克，白萝卜 250 克，白糖适量

做法：

①将莲子去心，洗净；白萝卜洗净，切片，备用。

②锅内加适量水，放入莲子，大火烧沸，改用小火煮 10 分钟，再放入萝卜片，小火煮沸 5 分钟。

③最后调入白糖即成。

功效：

本品具有抑制口腔细菌，宽中下气、清热润肺、解毒的功效。适合口腔溃疡、鹅口疮、胃肠食积的患者食用。

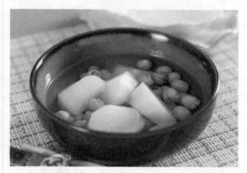

● 粳米决明子粥

材料：

粳米 100 克，决明子适量，盐 2 克，葱 8 克

做法：

①粳米泡发，洗净；决明子洗净；葱洗净，切花。

②锅置火上，倒入清水，放入粳米，以大火煮至米粒开花。

③加入决明子煮至粥呈浓稠状，调入盐拌匀，再撒上葱花即可。

功效：

此粥具有抑制口腔细菌的作用，对口腔溃疡及鹅口疮有食疗作用。此粥还有润肠通便的功效。

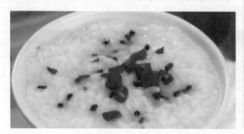

● 蒲公英小米绿豆浆

材料：

绿豆 60 克，小米、蒲公英各 20 克，蜂蜜 10 克

做法：

①绿豆泡软，洗净；小米洗净，浸泡 2 个小时；蒲公英煎汁，去渣留汁。

②将绿豆、小米放入豆浆机中，添水搅打成豆浆，烧沸后滤出豆浆，待豆浆温热时加入蜂蜜即可。

功效：

本品具有清热泻火、利尿解毒、润肠通便的功效，适合火毒炽盛、热毒蕴结型的口腔溃疡者食用。

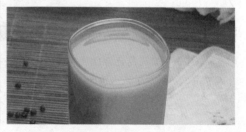

● 黄连甘草饮

材料：

黄连 8 克，甘草、连翘、玄参、玉竹各 5 克，白糖适量

做法：

①将上述黄连、甘草、连翘、玄参、玉竹洗净，放入炖盅内，然后加入适量的清水，用小火蒸煮大约5分钟。

②取汁倒入杯中加入适量糖水，搅拌均匀等稍凉后即可饮用。每日 3 次，温热服食。

功效：

本品清热泻火、生津止渴，可辅助治疗口腔溃疡、鹅口疮、目赤肿痛、热泻腹痛、肺结核、咽喉肿痛等症。

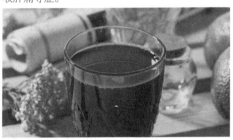

● 蒜蓉菠菜

材料：

菠菜 500 克，蒜蓉 50 克，香油 20 毫升，盐 4 克

做法：

①将菠菜洗净，切段，焯水，捞出装盘待用。

②炒锅注油烧热，放入蒜蓉炒香，倒在菠菜上。

③加入香油和适量盐充分搅拌均匀即可。

功效：

本品具有消炎杀菌、补充 B 族维生素的功效，可有效防治口腔溃疡、鹅口疮。

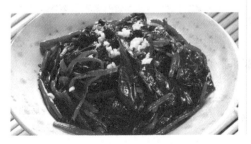

● 栗子桂圆粥

材料：

栗子肉、桂圆肉各 20 克，粳米 100 克，白糖 6 克，葱少许

做法：

①栗子肉、桂圆肉洗净；粳米泡发洗净。

②锅置火上，注入清水后，放入粳米，用大火煮至米粒开花。

③放入栗子肉、桂圆肉，用中火煮至粥成，调入白糖入味，撒上葱花即可。

功效：

本品具有温补脾阳、补肾健脾的功效。

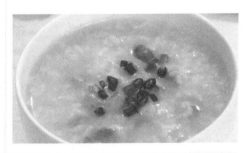

● 黄芩生地连翘饮

材料：

黄芩 10 克，生地、连翘各 8 克

做法：

①将黄芩、生地、连翘分别洗净，放入锅中，加水400 毫升。

②用大火煮开后转小火续煮 5 分钟即可关火。

③滤去药渣，将药汁倒入杯中饮用即可。

功效：

黄芩清热泻火，生地清热凉血、连翘清热解毒。本品具有清热解毒、凉血止痛的功效，适合邪热内蕴所致的咽喉痒痛、目赤肿痛、口腔溃疡等患者食用。

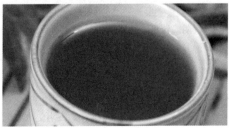

小儿肺炎

小儿肺炎是不同病原体所致的肺部炎症，是小儿常见病之一。秋末及冬季是发病高峰。属中医"咳喘"范畴。

小儿肺炎主要病原为病毒，其次为细菌、支原体、衣原体、真菌等。由于小儿呼吸道的解剖生理特点，绝大多数小儿患的是支气管肺炎。中医认为本病是由于外感六淫之邪，肺失宣畅，肃降失常，而致咳逆、气急、鼻煽、痰鸣等证。

● 对症施灸

● 初期

风寒者伴见无汗，流涕；风热者伴见发热自汗，鼻流浊涕，口渴湿热伴见发热自汗，痰多，恶心呕吐。

灸法	选穴	灸治时间／次数	疗程	材料	主治
艾条温和灸	大椎、肺俞、定喘、膻中、合谷、曲池、列缺、外关、尺泽、孔最	5～10分钟，每日1次	3日	艾条若干	小儿肺炎初期
艾炷灸	大椎、肺俞、定喘、膻中、合谷、曲池、列缺、外关、尺泽、孔最	3～4壮，每日1次	3日	艾炷若干	小儿肺炎初期

● 中期

阳明腑实见壮热、烦渴、大便秘结。

灸法	选穴	灸治时间／次数	疗程	材料	主治
艾条温和灸	大椎、肺俞、定喘、膻中、合谷、曲池、上巨虚、陷谷、腹结、人中、十宣	5～10分钟，每日1次	3日	艾条若干	小儿肺炎中期

● 后期

气阴虚伴见咳喘轻微，神疲，纳呆，常出虚汗，潮热盗汗，咽干。

灸法	选穴	灸治时间／次数	疗程	材料	主治
艾条温和灸	大椎、肺俞、定喘、膻中、合谷、曲池、足三里、百会、章门、三阴交	5～10分钟，每日1次	3日	艾条若干	小儿肺炎后期

艾灸疗法主穴与配穴

精确取穴

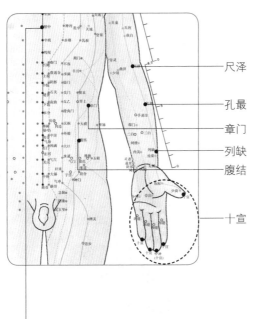

尺泽

孔最

章门

列缺

腹结

十宣

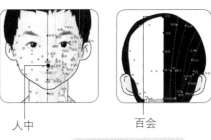

人中

百会

必灸主穴❷
定喘 后正中线上，第七颈椎棘突下定大椎穴，旁开0.5寸处。

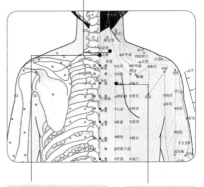

必灸主穴❶
膻中 在人体的胸部，人体正中线上，两乳头之间连线的中点。

必灸主穴❸
大椎 人体颈部后正中线上，第七颈椎棘突下凹陷中。

必灸主穴❹
肺俞 第三胸椎棘突下旁开1.5寸。

必灸主穴❺
曲池 屈肘成直角，在肘弯横纹尽头筋骨间凹陷处。

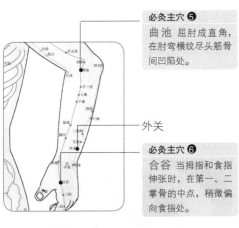

外关

必灸主穴❻
合谷 当拇指和食指伸张时，在第一、二掌骨的中点，稍微偏向食指处。

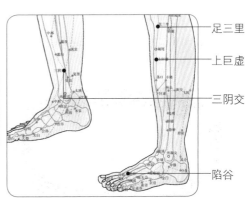

足三里

上巨虚

三阴交

陷谷

99

小儿肺炎的对症药膳

● 白前扁豆猪肺汤

材料：

白前9克，扁豆10克，猪肺300克，葱25克，盐3克

做法：

①白前、扁豆择净后用清水漂洗，再用纱布包起来备用。

②猪肺冲洗干净，挤净血污，同白前、扁豆一起放入砂锅内，再将葱洗净放入，注入清水约2000毫升。

③先用大火烧沸，改用小火炖1个小时，至猪肺熟透，加少许盐调味即可。

功效：

本品祛痰降逆，宣肺平喘，适合痰浊阻肺型的慢性肺炎患者食用。

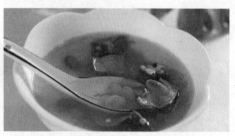

● 白果炖鸭

材料：

白果20克，鸭1只，生姜10克，盐5克，味精3克，鸡精5克，胡椒粉3克

做法：

①鸭洗净斩小块，生姜切片。

②净锅上火，加水烧沸，把鸭下入沸水中余烫。

③锅中加油烧热，下入姜片爆香，加入适量清水，放入鸭、白果煲30分钟，加入盐、味精、鸡精、胡椒粉即可。

功效：

此汤具有清热宣肺、化痰止咳的功效，适合慢性肺炎患者食用。

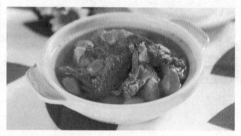

● 四仁鸡蛋糊

材料：

核桃、花生40克，鸡蛋2个，白果仁、甜杏各20克，糖适量

做法：

①白果洗净，去壳、去皮；甜杏仁、核桃、花生洗净。

②将白果、甜杏、核桃、花生共研成粉末，用干净、干燥的瓶罐收藏，放于阴凉处。

③每次取20克加水煮沸，冲鸡蛋，成一小碗，加糖搅拌均匀即可。

功效：

本品补气敛肺、止咳化痰，适合肺气虚弱，久病不愈的肺炎患者食用。

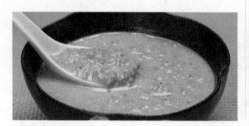

● 白果扒草菇

材料：

白果15克，草菇450克，陈皮6克，姜丝10克，葱花、花生油、盐、味精、香油各适量

做法：

①将草菇洗净，切片；白果去皮发好；陈皮泡后切成丝。

②锅内加少许底油，下葱花、姜丝爆香后，下入陈皮和草菇炒。

③最后加入白果，调入盐、味精、香油、翻炒均匀即可。

功效：

本品补气健脾，止咳化痰，适用于咳吐白痰或咳嗽痰少的肺炎患者食用。

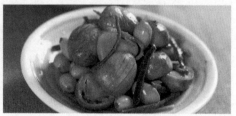

● 复方菊花茶

材料：

金银花 21 克，菊花、桑叶各 9 克，杏仁 6 克，芦根 30 克（鲜的加倍），蜂蜜适量

做法：

①将金银花、菊花、桑叶、杏仁、芦根用水略冲洗。

②放入锅中用水煮，将汤盛出。

③待凉后再加入蜂蜜即可。

功效：

本品具有清热润肺、止咳化痰的功效，可用于咳嗽、咳吐黄痰、发热、小便发黄的肺炎患者食用。

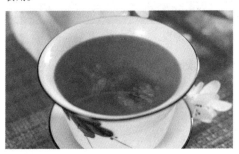

● 杏仁白萝卜炖猪肺

材料：

猪肺 250 克，南杏仁 30 克，白萝卜 200 克，花菇 50 克，上汤、生姜、盐、味精各适量

做法：

①猪肺反复冲洗干净，切成大件；南杏、花菇浸透洗净；白萝卜洗净，带皮切成中块。

②将以上用料连同 1.5 碗上汤、姜片放入炖盅，盖上盅盖，隔水炖煮，先用大火炖 30 分钟，再用中火炖 50 分钟，后用小火炖 1 个小时即可。

③炖好后加盐、味精调味即可。

功效：

杏仁可止咳平喘，白萝卜可生津清热，猪肺治肺虚咳嗽，三者搭配，可敛肺定喘、止咳化痰、增强体质，适合肺炎患者食用。

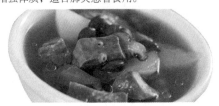

● 五味子炖肉

材料：

五味子 50 克，黄芩 15 克，猪瘦肉 200 克，白果 30 克，盐适量

做法：

①猪瘦肉洗净，切片，备用。

②五味子、白果、黄芩洗净，备用。

③将五味子、白果、黄芩与瘦肉一起放入炖锅，炖至肉熟，加入盐调味即可。

功效：

本品具有补肺益肾、止咳平喘、清热化痰，适宜于肺肾气虚伴热证的肺炎患者食用。

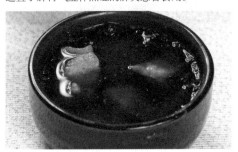

● 苹果雪梨煲牛腱

材料：

甜杏、苦杏、红枣各 25 克，苹果、雪梨各 1 个，牛腱 90 克，姜、盐各适量

做法：

①苹果、雪梨洗净，去皮，切薄片；牛腱洗净，切块，余烫后捞起备用。

②甜杏、苦杏、红枣和姜洗净，红枣去核备用。

③将上述材料加水，以大火煮沸后，再以小火煮 1.5 个小时，最后加盐调味即可。

功效：

本品止咳定喘，滋阴润肺。适合咽喉发痒干痛，音哑，急、慢性肺炎，肺结核患者食用。

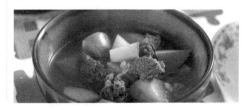

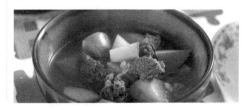

小儿哮喘

小儿哮喘是常见的一种以发作性哮鸣气促、呼气延长为特征的肺部疾患。春秋两季的发病率较高，常反复发作。

现代医学认为，哮喘是呼吸道变态反应性疾病，由各种不同的抗原所引起，常在幼儿期起病。患儿中男多于女。毛细支气管痉挛、黏膜水肿和黏液分泌增多，致使毛细支气管腔狭窄，造成呼吸困难，是发病的病理基础。气候变化及情绪激动也常能诱发症状。

● 对症施灸

● 热性哮喘

症见咳喘哮鸣，痰稠色黄。发热面红，胸闷膈满，渴喜冷饮，声高息涌，呼吸延长。

灸法	选穴	灸治时间／次数	疗程	材料	主治
艾条雀啄灸	发作期：定喘、膻中、天突、大杼、丰隆、大椎、合谷、涌泉	5 ~ 10 分钟，每日 1 次	6 日	艾条若干	热性哮喘
	缓解期：肺俞、脾俞、肾俞、膏肓、气海、足三里、大椎、合谷、涌泉	5 ~ 10 分钟，每日 1 次	6 日	艾条若干	热性哮喘

● 寒性哮喘

证见咳嗽气促，喉间哮鸣声，咳痰清稀色白，呈黏沫状，形寒无汗，面色晦滞，四肢不温。缓解期可有肺气虚弱、脾气虚弱、肾虚不纳等型表现。

灸法	选穴	灸治时间／次数	疗程	材料	主治
艾炷隔姜灸	发作期：定喘、膻中、天突、大杼、丰隆、风门	3 ~ 5 壮，每日 1 次	6 日	艾炷若干，姜片若干	寒性哮喘
	缓解期：肺俞、脾俞、肾俞、膏肓、气海、足三里、风门	3 ~ 5 壮，每日 1 次	6 日	艾炷若干，姜片若干	寒性哮喘

艾灸疗法主穴与配穴

精确取穴

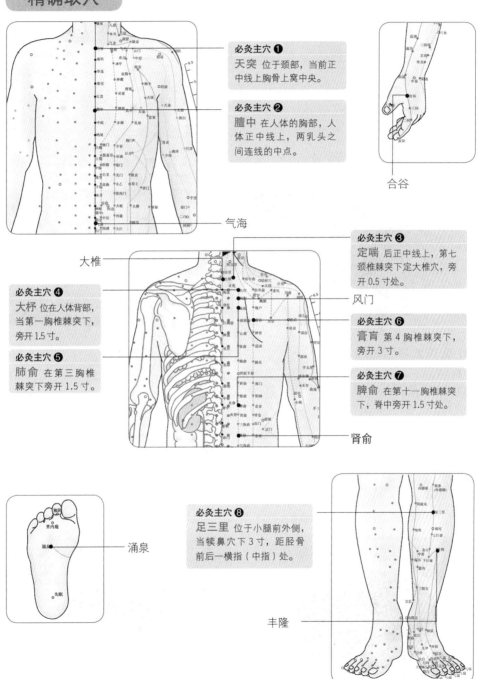

必灸主穴❶
天突 位于颈部，当前正中线上胸骨上窝中央。

必灸主穴❷
膻中 在人体的胸部，人体正中线上，两乳头之间连线的中点。

合谷

气海

大椎

必灸主穴❹
大杼 位在人体背部，当第一胸椎棘突下，旁开1.5寸。

必灸主穴❺
肺俞 在第三胸椎棘突下旁开1.5寸。

必灸主穴❸
定喘 后正中线上，第七颈椎棘突下定大椎穴，旁开0.5寸处。

风门

必灸主穴❻
膏肓 第4胸椎棘突下，旁开3寸。

必灸主穴❼
脾俞 在第十一胸椎棘突下，脊中旁开1.5寸处。

肾俞

涌泉

必灸主穴❽
足三里 位于小腿前外侧，当犊鼻穴下3寸，距胫骨前后一横指（中指）处。

丰隆

100

319

小儿哮喘的对症药膳

● 菊花桔梗雪梨汤

材料：

甘菊 5 朵，桔梗 5 克，雪梨 1 个，冰糖 5 克

做法：

①甘菊、桔梗洗净，加 1200 毫升水煮开，转小火继续煮 10 分钟，去渣留汁。

②加入冰糖搅匀后，盛出待凉。

③梨子洗净，削去皮，梨肉切丁，加入已凉的甘菊水即可。

功效：

本品开宣肺气、清热止咳，适合咳嗽气喘、咳吐黄痰等症的哮喘患者食用。

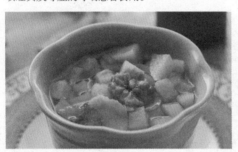

● 紫菀款冬猪肺汤

材料：

紫菀 10 克，款冬 15 克，猪肺 300 克，盐 6 克，姜片 4 克

做法：

①将猪肺用清水洗净，切块。

②猪肺与洗净的紫菀、款冬共煮。

③煮至熟时加入盐、姜片调味即可。

功效：

本品具有补肺定喘、去咳祛痰作用，适合咳逆喘息、痰多阻肺、呼吸困难等哮喘患者食用。

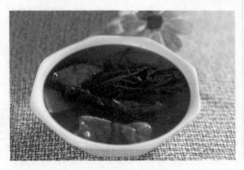

● 果仁粥

材料：

白果 10 克，浙贝母 10 克，莱菔子 15 克，粳米 100 克，盐、香油各适量

做法：

①白果、粳米、浙贝母、莱菔子洗净，一起装入瓦煲内。

②加入 2000 毫升清水，烧开后，改为小火慢煮成粥样。

③下盐，淋香油，调匀即可。

功效：

此粥具有下气、平喘、止咳、化痰的功效，对哮喘痰多的患者有一定食疗效果。

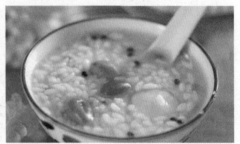

● 天南星冰糖水

材料：

天南星 9 克，冰糖适量

做法：

①天南星洗净，备用。

②加水 200 毫升，煎煮 20 分钟，去渣。

③加入适量冰糖，以微甜为准。

功效：

本品具有燥湿化痰、祛风解痉作用，可用于寒痰、湿痰阻肺，咳喘痰多，胸膈胀闷的寒证哮喘症患者食用。

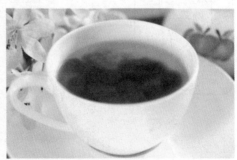

● 霸王花猪肺汤

材料：

霸王花 20 克，猪肺 750 克，瘦肉 300 克，红枣 3 颗，南杏、北杏各 10 克，盐 3 克，姜 2 片

做法：

①霸王花、红枣浸泡，洗净；猪肺洗净，切片；瘦肉洗净，切块。

②烧热油锅，放入姜片，将猪肺爆炒 5 分钟左右。

③将清水煮沸后加入所有原材料，用小火煲 3 个小时，加盐调味即可。

功效：

本品具有宣肺散寒、化痰平喘的功效，适合冷哮型的哮喘患者食用。

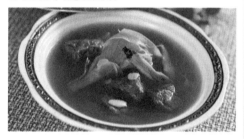

● 天花粉鳝鱼汤

材料：

天花粉 30 克，黄鳝 1 条，香油 5 毫升，盐 4 克，棉布袋 1 个

做法：

①黄鳝去内脏、洗净，剁成 3～5 厘米的小段，然后将其沥干备用；天花粉用棉布包好、扎紧，备用。

②将黄鳝和天花粉放入锅内，加清水适量，以大火煮沸，再转入小火，煲 45 分钟左右，将火调小。

③起锅前，用少许香油和盐调味即可。

功效：

天花粉、鳝鱼两者搭配对支气管哮喘有良好的疗效。

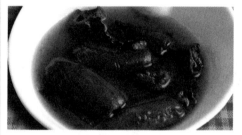

● 椰汁薏苡仁萝卜粥

材料：

椰汁 50 克，薏米 80 克，玉米粒、白萝卜、豌豆各 15 克，冰糖 7 克，葱花少许

做法：

①薏苡仁洗净后泡发；玉米粒洗净；白萝卜洗净，切丁；豌豆洗净。

②锅置火上，注入水，加入薏苡仁煮至米粒开花后，加入玉米、白萝卜、豌豆同煮。

③煮熟烂后加入冰糖、椰汁，撒上葱花即可。

功效：

此汤具有清热宣肺、化痰定喘的功效，适合热哮型的哮喘患者食用。

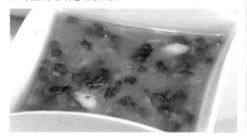

● 鹌鹑五味子陈皮粥

材料：

鹌鹑 3 只，粳米 80 克，五味子、陈皮各 10 克，肉桂、姜、盐、葱花各适量

做法：

①鹌鹑洗净，切块，入沸水中余烫；粳米淘净；肉桂、五味子、陈皮洗净，装入棉布袋，扎紧袋口。

②锅中放入鹌鹑、粳米、姜末及药袋，加入沸水，中火焖煮至米粒开花后，改小火熬煮成粥，加盐，撒入葱花即可。

功效：

本粥具有健脾益气、补肺纳喘的作用，适合虚哮型的哮喘患者食用。

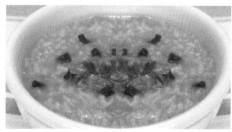

小儿厌食症

厌食症是指较长时期的食欲减退或消失。引起厌食的原因较多，故厌食不是一种独立的病，而是一种症状，中医称厌食为"纳呆"。

不良的饮食习惯、喂养方式不当、饮食结构不合理、气候过热；患胃肠道疾病如急慢性肝炎、慢性肠炎、腹泻；或全身器质性疾病、服用某些药物等原因，可使消化功能受到影响均可导致厌食。

● 对症施灸

● 实证厌食症

因停食停乳引起脾胃失调，食欲减退，恶心呕吐，手足心热，睡眠不安，腹胀或腹泻。

灸法	选穴	灸治时间／次数	疗程	材料	主治
艾条温和灸	足三里、梁门、四缝、中脘、身柱、下脘、商丘	15分钟，每日1次	10日	艾条若干	实证厌食症
艾炷隔姜灸	足三里、梁门、四缝、中脘、身柱、下脘、商丘	3~5壮，每日1次	6日	艾炷若干，姜片若干	实证厌食症

● 虚证厌食症

体质虚弱或久病元气耗伤，致使脾胃消化无力，食欲缺乏，面黄肌瘦，精神倦怠，乏力，或大便溏稀。

灸法	选穴	灸治时间／次数	疗程	材料	主治
艾条温和灸	足三里、梁门、四缝、中脘、身柱、脾俞、百会	15分钟，每日1次	10日	艾条若干	虚证厌食症
艾炷隔姜灸	足三里、梁门、四缝、中脘、身柱、脾俞、百会	3~5壮，每日1次	6日	艾炷若干，姜片若干	虚证厌食症

艾灸疗法主穴与配穴

精确取穴

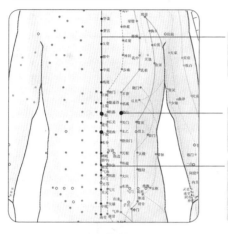

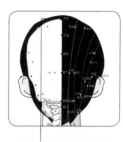

必灸主穴 ❶
中脘 在上腹部，前正中线，据脐中上4寸处。

必灸主穴 ❷
梁门 位于脐上4寸、旁开2寸处。

必灸主穴 ❸
下脘 位于人体的上腹部，前正中线上，当脐中上2寸。

必灸主穴 ❹
百会 位于人体头部，在头顶正中线与两耳尖端连线的交点处。

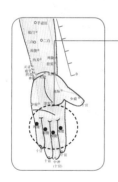

必灸主穴 ❺
四缝 位于第二～五指掌面，第一、二节横纹中央。

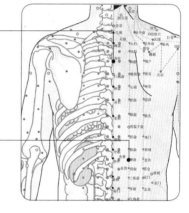

必灸主穴 ❻
身柱 在人体后背部，当后正中线上，第三胸椎棘突下凹陷处。

必灸主穴 ❼
脾俞 在第十一胸椎棘突下，脊中旁开1.5寸处。

健康贴士

（1）治疗小儿厌食症要让孩子保持合理的膳食，建立良好的进食习惯。

（2）调整脾胃功能同时，还应注意去除引起厌食症的种种不良因素。

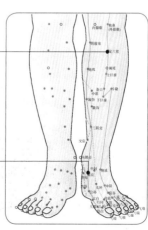

必灸主穴 ❽
足三里 位于小腿前外侧，当犊鼻穴下3寸，距胫骨前后一横指（中指）处。

必灸主穴 ❾
商丘 于人体的足内踝前下方凹陷中，当舟骨结节与内踝尖连线的中点处。

101

小儿厌食症的对症药膳

● 羊肉草果豌豆粥

材料：

羊肉 100 克，草果 15 克，豌豆 50 克，粳米 80 克，盐、味精、姜、香菜各适量

做法：

①草果、豌豆洗净；羊肉洗净，切片；粳米淘净，泡好。

②粳米放入锅中，加适量清水，大火煮开，下入羊肉、草果、豌豆，改中火熬煮。

③用小火将粥熬出香味，加盐、味精、生姜汁调味，撒上香菜即可。

功效：

本粥温脾胃、止呕吐，可用于脾胃虚寒型厌食症。

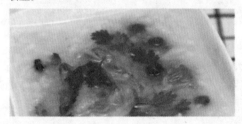

● 开胃罗宋汤

材料：

五味子 10 克，黄芪 10 克，牛腩 100 克，洋葱 200 克，胡萝卜 100 克，土豆 200 克，西红柿 250 克，盐 3 克，番茄酱 5 克

做法：

①五味子、黄芪洗净，放入棉布袋中包起备用。

②牛腩切小块，用热水氽烫后备用；洋葱、胡萝卜、土豆分别洗净后切块；西红柿切块备用。

③所有材料一起放入锅中，加水 2000 毫升，大火煮滚后转小火煮至熟透，调盐即可。

功效：

本品具有益气健脾、促进食欲、润肠通便的食疗效果。

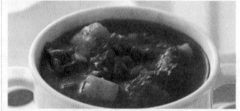

● 山药炖猪血

材料：

猪血 100 克，鲜山药、盐、味精各适量

做法：

①鲜山药去皮，洗净，切片。

②猪血洗净，切片，放开水锅中氽水后捞出。

③猪血与山药片一同放入另一锅内，加入油和适量水烧开，改用小火炖 15 ~ 30 分钟，加入盐、味精调味即可。

功效：

本品具有健脾补血的功效，可改善小儿营养不良、疳积、厌食等症。

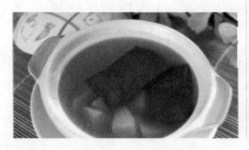

● 党参生鱼汤

材料：

党参 20 克，陈皮 10 克，生鱼 1 条，胡萝卜 50 克，姜、葱、盐、香菜末、酱油各适量

做法：

①党参切段；胡萝卜洗净切块，陈皮洗净。

②生鱼处理干净切段，下油中煎至金黄。

③另起油锅烧热，烧至六成热时，下入姜、葱爆香，再下入党参、陈皮、生鱼、胡萝卜，烧开，调入盐，加入香菜末即成。

功效：

此汤消食开胃、滋阴补气，对小儿厌食、消化不良等症均有疗效。

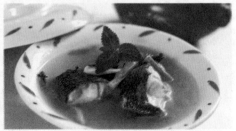

● 开胃苹果丁

材料：
苹果1个

做法：
①将苹果洗净，削去皮，切成丁。
②苹果丁放入碗内，加盖，置锅中隔水炖熟即可。

功效：
本品具有健脾开胃的功效，适合厌食的小孩食用。

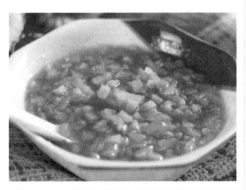

● 柚子草莓汁

材料：
柚子80克，草莓15克，酸奶150毫升

做法：
①将柚子洗净，去皮，切成小块备用。
②草莓洗干净，去掉蒂，切成大小适当的小块。将所有材料放入搅拌机内搅打成汁即可。

功效：
本品具有消食导滞、生津止渴的功效，适合厌食的小儿食用，能有效增强小儿食欲。

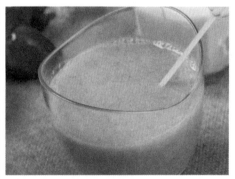

● 石榴苹果汁

材料：
石榴、苹果、柠檬各1个

做法：
① 石榴洗净，剥开皮，取出果实，备用；将苹果洗净，去核，切块，备用。
②将苹果、石榴、柠檬一起放进榨汁机，榨汁即可。

功效：
本品具有滋阴生津、消食导滞的功效，适合厌食的小儿食用，能增进食欲，促进消化。

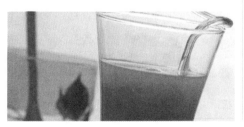

● 山药白扁豆粥

材料：
山药25克，白扁豆、莱菔子各20克，粳米100克，盐2克，味精1克，香油5克，葱少许

做法：
①白扁豆、莱菔子洗净；山药去皮洗净，切小块；葱洗净，切成葱花；粳米洗净，浸泡半个小时。
②锅内注水，放入粳米、白扁豆、莱菔子，用大火煮至米粒绽开，放入山药。
③改用小火煮至粥成闻见香味时，放入盐、味精、香油调味，撒上葱花即可食用。

功效：
此粥具有补脾和中、祛湿化痰的功效，适用于小儿厌食、头痛如裹、头晕目眩、素日痰多、身体酸重等症。

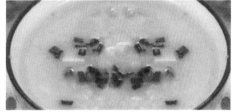

附录 穴位速查图集

人中穴

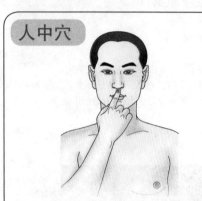

面部保持平静，唇沟中 1/3 即是。

上星穴

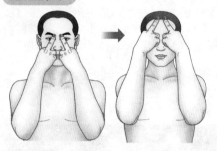

双手中指伸直，其他手指弯曲，将中指指腹放于眉毛内侧边缘处，沿直线向上推，指腹入发际，则指尖所在之处即是该穴。

翳风穴

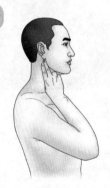

正坐或侧伏，耳垂微向内折，于乳突前方凹陷处取穴。

鼻通穴

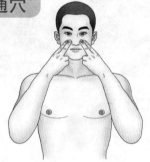

正坐，双手轻握拳，食指中指并拢，中指指尖贴鼻翼两侧，中指所在之处即是。

素髎穴

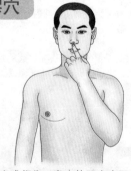

正坐或仰靠，鼻尖的正中央即是。

迎香穴

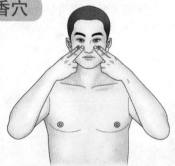

正坐，双手轻握拳，食指中指并拢，中指指尖贴鼻翼两侧，食指之间所在之处即是。

四白穴

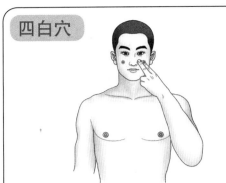

先以两手中指和食指并拢伸直，不要分开，然后中指指肚贴两侧鼻翼，食指尖所按之处即是。

地仓穴

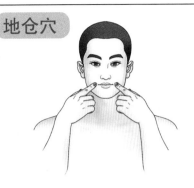

正坐或仰卧，轻闭口，举两手，用食指指甲垂直下压唇角外侧两旁即是。

颊车穴

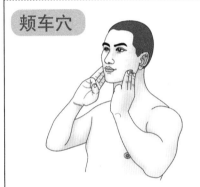

正坐或仰卧，轻咬牙，双手拇指、小指稍曲，中间三指伸直，中间三指放于下颌部，中指指腹压在咬肌隆起处即是。

下关穴

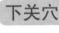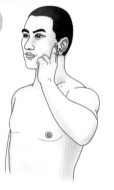

正坐或仰卧、仰靠，闭口，手掌轻握拳，食指和中指并拢，食指贴于耳垂旁，中指指腹所在位置即是。

头维穴

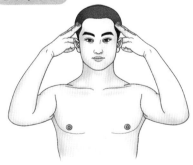

正坐或仰靠、仰卧，食指与中指并拢，中指指腹位于头侧部发际里发际点处，食指指腹所在处即是。

颧髎穴

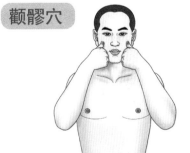

正坐，目视前方，口唇稍微张开（更易深入穴道），轻举双手指尖朝上，掌心朝向面颊，拇指指腹放于脸颊两侧，由下向上推，至颧骨尖处的下缘凹陷，约与鼻翼下缘平齐处即是该穴。

角孙穴

正坐，举左手，用拇指指腹由后向前将耳翼摺屈，并顺势向上滑向耳翼尖所着之处，两中指指尖恰好相连于头顶正中线上，拇指所在位置的穴位即是。

天冲穴

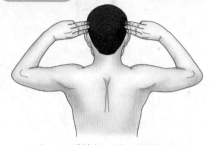

正立，双手抬起，掌心朝外将食指、中指和无名指并拢平贴于耳尖后，食指位于耳尖后发际，无名指所在位置的穴位即是。

阳白穴

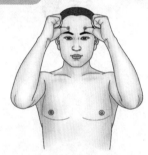

正坐，举两手两肘尖顶放桌面上，轻握拳，掌心向下，将拇指指尖贴于眉梢正上方，拇指指尖正上方的穴位即是。

风池穴

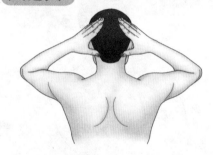

正坐，举臂抬肘，肘约与肩同高，屈肘向头，双手置于耳后，掌心向内，指尖朝上，四指轻扶头（耳上）两侧。大拇指指腹位置的穴位即是。

哑门穴

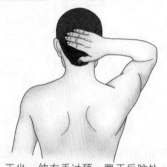

正坐，伸左手过颈，置于后脑处，掌心向头，扶住后脑勺，四指指尖向头顶，拇指指腹所在的穴位即是。

风府穴

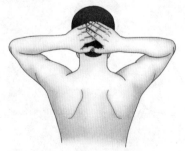

正坐或俯卧，伸左手过颈，置于后脑处，掌心向头，扶住后脑勺，四指指尖向头顶，大拇指指尖所在位置的穴位即是。

百会穴

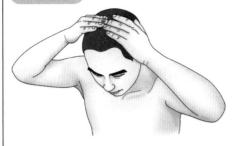

正坐，举双手，虎口张开，拇指指尖碰触耳尖，掌心向头，四指朝上。双手中指在头顶正中相碰触所在穴位即是。

太阳穴

耳郭前面，前额两侧，外眼角延长线的上方。在两眉稍后的凹陷处。

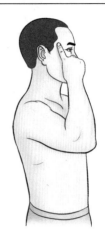

印堂穴

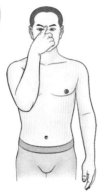

正坐、仰靠或仰卧姿势取穴，面部两眉头连线的中点即是。

天突穴

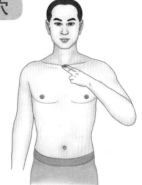

正坐，找到胸骨位置，胸骨上窝中央即是。

中庭穴

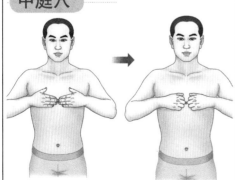

正坐，伸双手向胸，手掌放松，约成瓢状，掌心向下，中指第一骨节置于双乳的中点，第二骨节处即是。

鸠尾穴

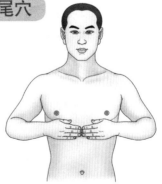

正坐，伸双手向胸，手掌放松，约成瓢状，掌心向下，中指指尖所在位置的穴位即是。

华盖穴

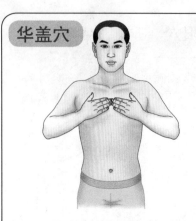

正坐，食指、中指、无名指三指并拢，食指放在胸骨上窝中央，无名指指尖位置即是。

璇玑穴

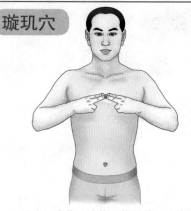

正坐，食指、中指两指并拢，食指放在胸骨上窝中央，中指指腹位置即是。

梁门穴

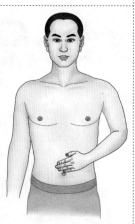

仰卧或正坐，一手五指并拢，横放，小指指尖腹贴于肚脐，拇指所在之处即是。

腹哀穴

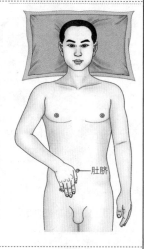

正坐或仰卧，右手五指并拢，将小指放于肚脐处，找出肚脐正下方拇指边缘之处，以此为基点，再将右手手指向上，拇指放于此点处，则小指边缘之处即是此穴。以此法找出左边穴位。

肚脐

水道穴

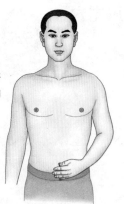

正坐或仰卧，左手五指并拢，将拇指放于肚脐处，小指指尖的位置即是。

石门穴

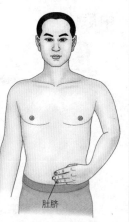

正坐或仰卧，左手食指、中指、无名指三指并拢，食指指腹放在肚脐上，无名指指腹所在的位置即是。

肚脐

超简单艾灸消百病全书

下脘穴

正坐或仰卧，左手食指、中指、无名指并拢，无名指指腹放在肚脐上，食指指腹所在位置即是。

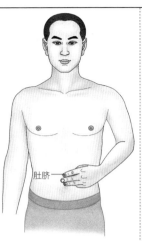

肚脐

子宫穴

正坐，左手向下，食指指尖放在中极穴上，小指指尖所在的位置即是。

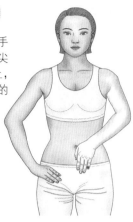

带脉穴

正坐或仰卧，双手掌心向下，指尖朝下，放在双乳下，肋骨上。用大拇指、食指直下掌根处即是。

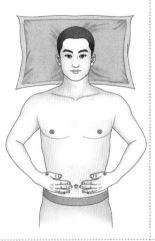

气户穴

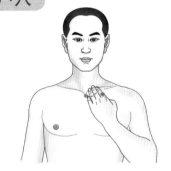

正坐或站立，左手四指并拢，小指放在天突穴上，食指所在位置即是。

大巨穴

仰卧，从肚脐到耻骨上方画一线，将此线四等分，从肚脐往下四分之三点的左右三指宽处即为大巨穴。

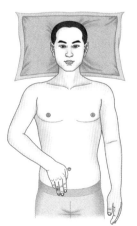

维胞穴

正坐，双手食指、中指、无名指三指并拢，食指放在髂前上棘突处，无名指指尖位置即是。

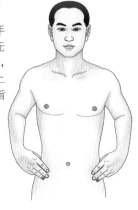

腹结穴

正坐或仰卧，右手五指并拢，手指朝下，将拇指指腹放于肚脐处，则小指指尖处即是。再依此法找出左边穴位。

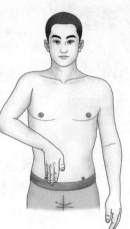

中府穴

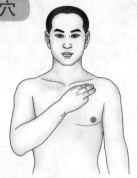

正坐或仰卧，将右手三指（食指、中指、无名指）并拢，放在胸窝上、中指指腹所在的锁骨外端下即是。

天枢穴

仰卧或正坐，双手手背向外，拇指与小指弯曲，中间三指并拢，以食指指腹贴于肚脐，无名指所在之处即是。

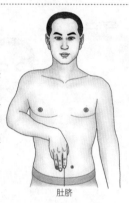

肚脐

归来穴

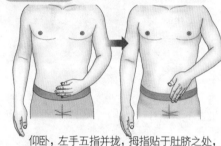

仰卧，左手五指并拢，拇指贴于肚脐之处，其余四指位于肚脐之下，找到肚脐正下方小指所在的位置，并以此为基点，翘起拇指，并拢其余四指，手指朝下，把食指贴于此基点，则小指所在之处即是右穴。

大横穴

正坐或仰卧，右手五指并拢，手指朝下，将拇指放于肚脐处，则小指边缘与肚脐所对之处即是。再依此法找出左边穴位。

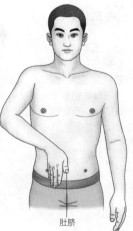

肚脐

大包穴

正坐或仰卧，右手五指并拢，指尖朝上，将中指指尖放于左腋窝下中下线处，则手腕横线中点所对之处即是该穴。

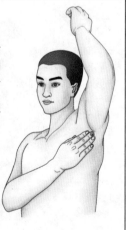

乳根穴

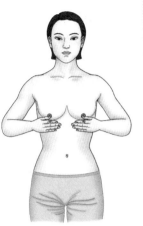

　　仰卧或正坐，轻举两手，覆掌于乳房，拇指在乳房上，其余四指在乳房下，食指贴于乳房边缘，食指指腹所在之处即是。

大赫穴

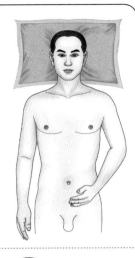

　　平躺，将一手掌放于腹部，掌心朝内，拇指刚好位于肚脐眼，小指所处的位置即是。

章门穴

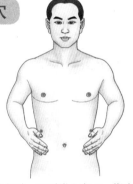

　　正坐或仰卧，双手掌心向下，指尖朝下，放在双乳下，肋骨上。用大拇指、食指直下掌根处，形状像条鱼一般肉厚处所按穴位即是。

期门穴

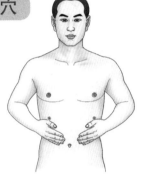

　　正坐，举双手，掌心向下，指尖相对，放在双乳下，肋骨上，大拇指，食指直下掌根处的鱼际所按穴位即是。

中极穴

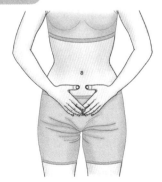

　　正坐，双手置于小腹，掌心朝下，左手中指指腹所在位置的穴位即是。

关元穴

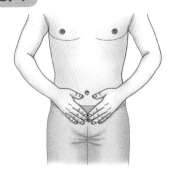

　　正坐，双手置于小腹，掌心朝下，拇指正对肚脐，左手中指指腹所在位置的穴位即是。

阴交穴

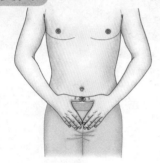

正立，先将左手四指并拢，掌心超内，指尖朝下，四指放置十小腹处，拇指置于神阙穴下方的穴位即是。

神阙穴

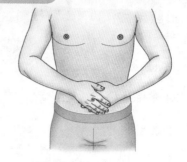

在肚脐正中取穴即可。

膻中穴

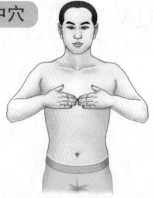

正坐，伸双手向胸，手掌放松，约成瓢状，掌心向下，中指指尖置于双乳的中点位置即是。

中脘穴

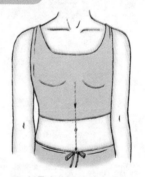

取剑骨突与肚脐的中点即是。

气海穴

仰卧，食指与中指并拢，将食指横放正中线处，位于肚脐下缘，与之相对中指下缘即是。

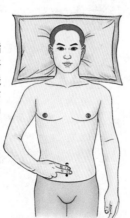

定喘穴

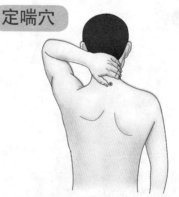

正坐或俯卧，伸左手由肩上反握对侧颈部，虎口向下，四指扶右侧颈部，指尖向前，大拇指第一关节下位置的穴位即是。

痞根穴

正坐或站立，双手掐腰，拇指放在最后一根肋骨的下端，中指指尖所在即是。

膏肓穴

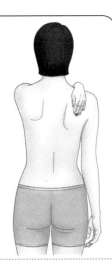

正坐或站立，左手五指并拢，跨过右肩向尽力后伸，中指指尖所在位置即是。

夹脊穴

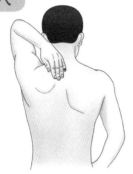

正坐或俯卧，伸左手由肩上尽力向后，小指指尖所在的位置即是。

中膂穴

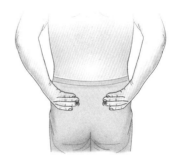

站立，双手四指并拢，拇指放在胯上，中指指尖所在位置即是。

白环俞

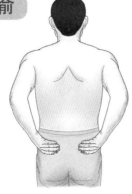

站立，双手四指并拢，拇指放在胯上，食指指尖所在位置即是。

肩髃穴

正坐，屈肘抬臂，大约与肩同高，以另一手中指按压肩尖下，肩前呈现凹陷处即是。

大杼穴

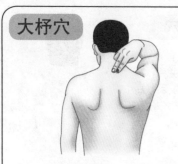

正坐头微向前俯，右手举起，掌心向后，并拢食指、中指两指，其他手指弯曲，越过肩伸向背部，将中指指腹置于颈椎末端最高的骨头尖（第七颈椎）下的棘突（第一胸椎的棘突）下方，则食指指尖所在之处即是该穴。

风门穴

正坐头微向前俯，右手举起，掌心向后，并拢食指、中指两指，其他手指弯曲，越过肩伸向背部，将中指指腹置于大椎下第二个凹洼（第二胸椎与第三胸椎间）的中心，则食指指尖所在之处即是该穴。

肩髎穴

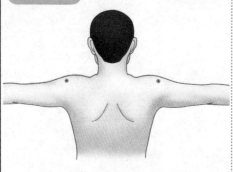

站立，将两个手臂伸直，肩峰的后下方会有凹陷，肩髎穴就位于此凹陷处。

长强穴

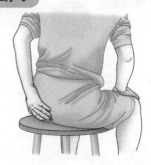

正坐，上身前俯，伸左手至臀后，以中指所在的位置的穴位即是。

命门穴

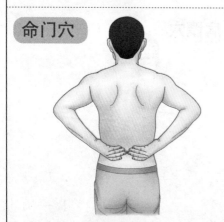

正坐，伸两手至背腰后，拇指在前，四指在后。左手中指指腹所在位置的穴位即是。

身柱穴

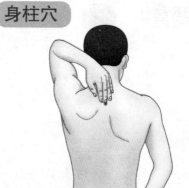

正坐或俯卧，伸左手由肩上尽力向后，中指指尖所在的位置即是。

大椎穴

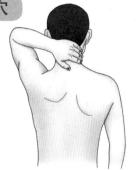

正坐或俯卧，伸左手由肩上反握对侧颈部，虎口向下，四指扶右侧颈部，指尖向前，拇指腹所在位置的穴位即是。

会阴穴

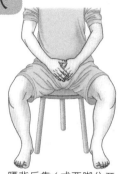

正坐，腰背后靠（或两脚分开，半蹲），左手中指指腹所在穴位即是。

环跳穴

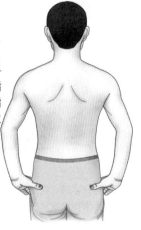

自然站立，或侧卧，伸下足，屈上足，同侧手插腿臀上，四指在前，用拇指指腹所在位置的穴位即是。

阴郄穴

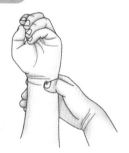

正坐，伸手、仰掌，屈肘向上约45°，在无名指与小指掌侧向外方，用另手四指握住手腕，弯曲拇指，指甲尖所到的尺骨端即是。

间使穴

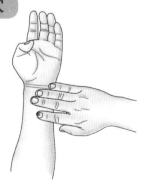

将右手三个手指头并拢，小指放在左手腕横纹上，这时右手食指和左手手腕交叉点的中点即是。

通里穴

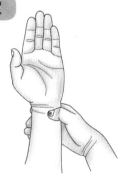

正坐，伸手、仰掌，屈肘向上约45°，在无名指与小指掌侧向外方，用另手四指握住手腕，弯曲拇指，指甲尖所到的尺骨端即是。

绝骨穴

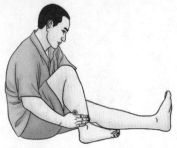

坐位，一腿跷起，一手五指并拢，小指指尖贴在外踝尖处，拇指指尖所在位置即是。

然谷穴

正坐，将左足翘起放在右腿上。将另一侧手的五指并拢，放在脚后跟上，拇指指尖处即是。

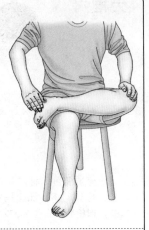

太冲穴

正坐屈膝，把脚抬起，放另一腿上，用对侧手四指弯曲并拢放在脚面上，小指指尖放在大脚趾指缝尽头，食指指尖即是。

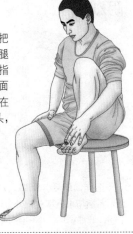

商丘穴

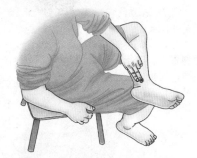

正坐屈膝，把脚抬起，放另一腿上，用同侧手食指腹指放在内踝尖上，中指指腹所在位置即是。

行间穴

正坐，抬起一只腿，同侧手食指放在第一脚趾与第二脚趾缝之间，食指指腹下即是。

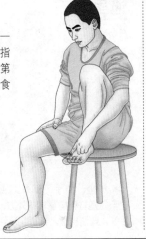

侠溪穴

正坐，抬起一只腿，同侧手食指放在第四脚趾与第五脚趾缝之间，食指指腹下即是。

陷谷穴

正坐，抬起一只腿，同侧手食指中指并拢，食指放在第一脚趾与第二脚趾缝之间，中指指腹所在即是。

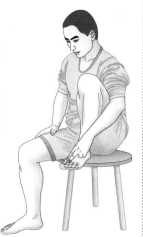

照海穴

正坐，将右足翘起放在左腿上。左手食指、中指并拢，食指指腹放在内踝尖上，中指指腹所在的位置即是。

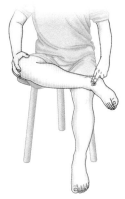

大都穴

正坐，将右足翘起放在左腿上。用左手找到足大趾本节，本节下凹陷处即是。

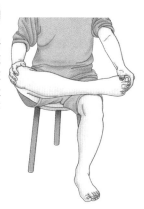

手三里穴

侧坐，一手屈肘呈90°，一手三指并拢覆于其上，食指边缘贴住肘横纹处，与之相对的无名指横纹处即是。

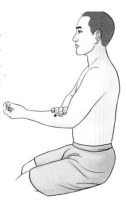

髀关穴

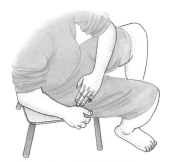

正坐，一手五指并拢，横放在另一侧腿上，拇指放在大腿横纹处，小指指尖位置即是。

阴市穴

正坐，双手食指、中指、无名三指放于大腿的前外侧，从膝盖上线再向上1/4处，其余两指翘起，则三指所在位置即是该穴。

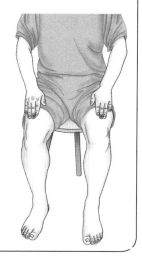

三阳络

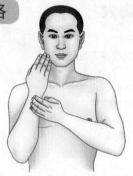

正坐或站立，一手屈肘手臂向前，一手四指并拢，食指贴在腕横纹中点处，小指指尖的位置即是。

十宣穴

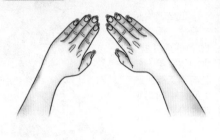

在左右手十指尖端，指甲，左右共10个穴位。

四缝穴

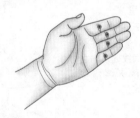

仰掌，第二、三、四、五掌面第一、二节横纹中央点取穴。

地机穴

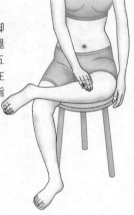

正坐，将一脚翘起，置放于另腿膝上。另一侧手五指并拢，拇指放在内膝眼处，小指指尖所在位置即是。

蠡沟穴

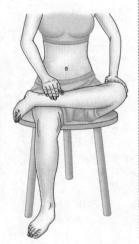

正坐，抬脚置另一腿上，以另一侧手除拇指外的五指并拢伸直，并将小指置于足内踝上缘处，则拇指下，胫骨内侧面的中央即是该穴。

天府穴

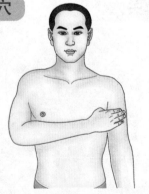

坐位或卧位，右手四指并拢，食指放在左手腋前皱襞上，小指指尖所在的位置即是。

郄门穴

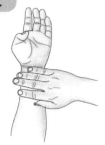

正坐，伸手、仰掌，屈肘向上约45°，另一只手五指并拢，小指尖放在腕横纹中点处，拇指尖所在的位置即是。

上巨虚

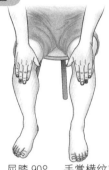

正坐，屈膝90°，手掌横纹对髌骨（左手对左腿，右手对右腿），手指朝向下，无名指端处即是该穴。

阑尾穴

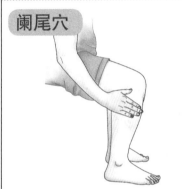

正坐，屈膝90°，同侧手五指并拢，拇指放在胫骨前嵴外侧，小指指尖所在的位置即是。

尺泽穴

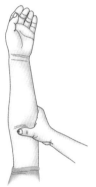

伸臂向前，仰掌，掌心朝上。微微弯曲约35°。以另一手、手掌由下而上轻托肘部。弯曲拇指，指腹所在的肘窝中一大凹陷处即是。

孔最穴

手臂向前，仰掌向上，以另一手握住手臂中段处。用拇指指甲、垂直下压即是该穴。左右各有一穴。

列缺穴

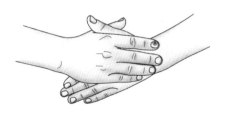

两手之拇指张开，两虎口接合成交叉形。再用右手食指压在左手之桡骨茎状突起之上部，食指尖到达之处即是。

太渊穴

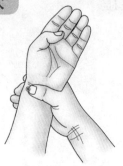

以一手手掌轻握另一只手手背，弯曲拇指，拇指指腹及甲尖垂直下按之处即是。

少商穴

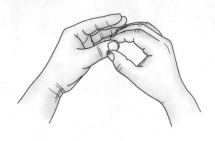

将拇指伸出，以另一手食指、中指两指轻握，再将另手拇指弯曲，以指甲甲尖垂直掐按即是。

商阳穴

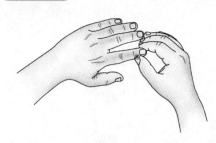

以右手轻握左手食指，左手掌背朝上，屈曲右手拇指以指甲尖垂直掐按靠拇指侧之穴道即是。

合谷穴

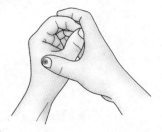

手轻握空拳，弯曲拇指与食指，两指指尖轻触、立拳，以另一手掌轻握拳外，以拇指指腹、垂直下压即是该穴。

曲池穴

正坐，轻抬左臂，屈肘，将手肘内弯时用另一手拇指下压此处凹陷处即是。

伏兔穴

正坐，双手食指、中指、无名指三指放于大腿的前外侧，从膝盖上线再向上1/3处，其余两指翘起，则三指所在位置即是该穴。

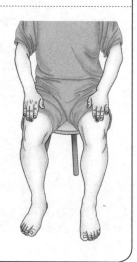

足三里穴

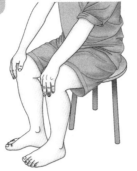

　　正坐，屈膝 90°，手心对髌骨（左手对左腿，右手对右腿），手指朝向下，无名指指端处即是该穴。

丰隆穴

　　正坐、屈膝、垂足，一手手指放于同侧腿的侧部，其中中指位于外膝眼到外踝尖连线中点处，则中指所在位置即是该穴。

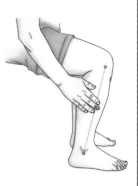

解溪穴

　　正坐，抬一足放在自己坐的椅上，用同侧的手掌抚膝盖处，拇指在上、四指指腹循胫骨直下至足腕处，在系鞋带处、两筋之间的凹陷即是该穴。

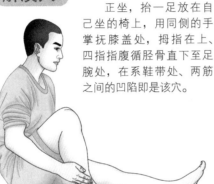

厉兑穴

　　正坐屈膝，把脚抬起放在另一腿上。用对侧手之四指置脚底托着，手拇指在脚背。弯曲拇指，指甲所在第二趾外侧指甲角处即是。

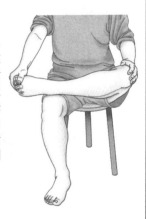

隐白穴

　　正坐，把脚抬起，放置另一大腿上。用另一手拇指按压足大趾内侧趾甲角旁即是。

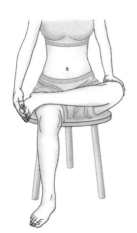

太白穴

　　正坐，把脚抬起，放置另一大腿上，以另一侧手的大拇指按脚的内侧缘靠近足大趾的凹陷处即是。

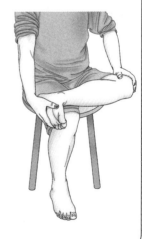

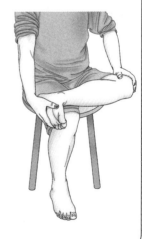

公孙穴

正坐，将左足翘起放在右腿上。将另一侧手的食指与中指并拢，中指位于足内侧大趾的关节后，则食指所在位置即是。

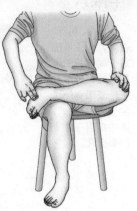

三阴交穴

正坐，抬脚置另一腿上，以另一侧手除拇指外的四指并拢伸直，并将小指置于足内踝上缘处，则食指下，踝尖正上方胫骨边缘凹陷处即是该穴。

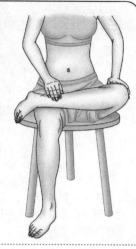

阴陵泉穴

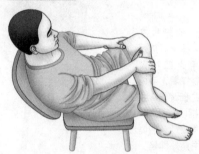

正坐，将一脚翘起，置放于另腿膝上。另一侧手轻握膝下处，拇指指尖所在的膝下内侧凹陷处即是。

血海穴

正坐，翘左足置放在右腿膝上，将右手拇指以外的四指并拢，小指尖置于膝盖骨内侧的上角，则食指指肚所在位置即是该穴。

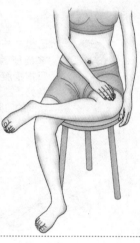

神门穴

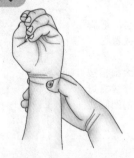

正坐，伸手、仰掌，屈肘向上约 45°，在无名指与小指掌侧向外方，用另手四指握住手腕，弯曲大拇指，指甲尖所到的豆骨下、尺骨端凹陷处即是。

少冲穴

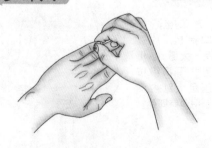

手平伸，掌心向下，用另手轻握小指，弯曲大拇指，指尖到达的小指指甲下缘，靠无名指侧的边缘处即是该穴。

少泽穴

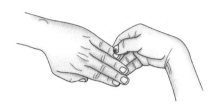

　　掌背向上、掌面向下，以另手轻握小指，弯曲拇指，指尖所到达的小指指甲外侧下缘处即是该穴。

后溪穴

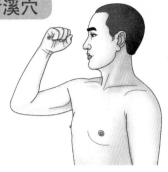

　　伸臂曲肘向头，上臂与下臂约45°，轻握拳，手掌感情线之尾端在小指下侧边凸起如一火山口状处即是该穴。

委中穴

　　端坐垂足、双手轻握大腿两侧、大拇指在上，其余四肢在下，食指放于膝盖里侧，即腿弯的中央，则食指所在之处即是该穴。

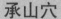

承山穴

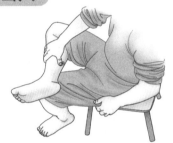

　　正坐翘足，将欲按摩之脚抬起，置放在另外一脚的膝盖上方。用相对侧的手掌握住脚踝，拇指指腹循着脚后跟正中直上，在小腿肚下，"人"字形的中点处即是该穴。

昆仑穴

　　正坐垂足，将要按摩之脚稍向斜后方移至身体侧边，脚跟抬起。用同侧手，四指在下，掌心朝上扶住脚跟底部。拇指弯曲，指腹置于外脚踝后的凹陷处，则大拇指所在位置即是。

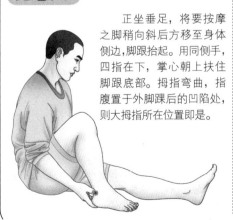

涌泉穴

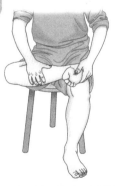

　　正坐，翘一足于另一膝上，足掌朝上，用另一手轻握，四指置于足背，弯曲拇指按压处即是。

太溪穴

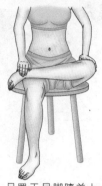

　　正坐、抬一足置于另脚膝盖上。用另一手轻握，四指置放脚背，弯曲拇指按压即是。

复溜穴

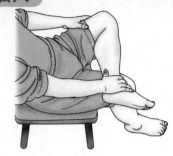

　　正坐、垂足，将一足抬起，翘放另一足膝盖上。再以另手轻握，四指放脚背，拇指指腹所压之处即是。

内关穴

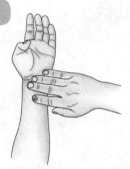

　　将右手三个手指头并拢，无名指放在左手腕横纹上，这时右手食指和左手手腕交叉点的中点，就是内关穴。

大陵穴

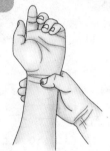

　　正坐、手平伸、掌心向上，轻握拳，用另手握手腕处，四指在外，弯曲拇指，以指尖（或指甲尖）垂直掐按穴位即是。

劳宫穴

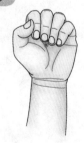

　　手平伸，微曲约45°，掌心向上，轻握掌，屈向掌心，中指所对应的掌心的位置即是劳宫穴。

中冲穴

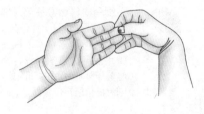

　　手平伸，掌心向上，微曲45°，用另手轻握，四指轻扶指背，弯曲拇指，用指甲尖，垂直掐按中指端的正中穴位即是。

关冲穴

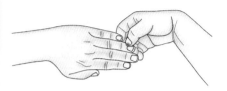

　　正坐，举臂屈肘，掌心朝下，在自己的胸前，用另手四指轻抬四指端，弯曲拇指，以指甲尖掐按无名指指甲旁穴位即是。

阳池穴

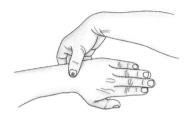

　　正坐，手平伸，屈肘向内，翻掌，掌心向下，用另一手轻握手腕处，四指在下，拇指在上，弯曲拇指，以指尖垂直按手掌。

支沟穴

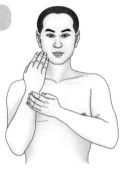

　　正坐，手平伸，屈肘，掌心向自己，肘臂弯曲约成90°。用另一手轻握手腕下，拇指在内侧，四指弯曲置于外侧，食指指尖在阳池穴上，那么小指指尖所在位置即是支沟穴。

风市穴

　　直立，或侧卧，手自然下垂，手掌轻贴大腿中线如立正状。以中指指腹所在位置的穴位即是。

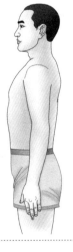

阳陵泉

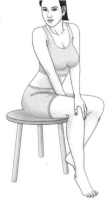

　　正坐，垂足，约成90°，上身稍前俯，用左手手掌轻握右脚膝盖前下方，四指向内，大拇指指腹所在位置的穴位即是。

阳辅穴

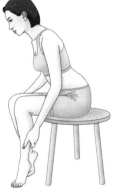

　　正坐，垂足，稍向前俯身，用左手、掌心向前，四指在内，大指在外，由脚跟上向前，抓住小腿跟部，拇指指腹所在位置的穴位即是。

足窍阴穴

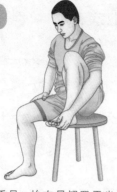

正坐，垂足，抬左足翘置于坐椅上，伸左手，轻握左脚趾，四指在下，弯曲大拇指，用指甲垂直轻轻掐按穴位即是。

大敦穴

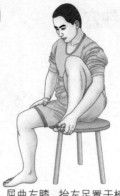

正坐垂足，屈曲左膝，抬左足置于椅上，用左手轻握左脚趾，四指在下，弯曲大拇指，以指甲尖垂直掐按穴位即是。

太冲穴

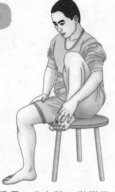

正坐，垂足，曲左膝，举脚置坐椅上，臀前，举左手，手掌朝下置于脚背，弯曲中指，中指指尖所在的位置即是。

曲泉穴

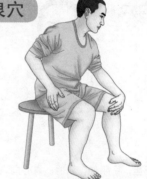

屈膝正坐，手掌置于腿的外侧，拇指置于膝盖上，四指并拢于膝内侧横纹端凹陷处，中指指尖所在的位置即是。

阴廉穴

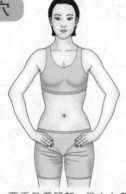

正立，两手叉着腿部，掌心向着腿，四指并拢平贴于小腹部，小指刚好在腿根部，拇指位于腿外侧，无名指指尖所在的位置即是。

外关穴

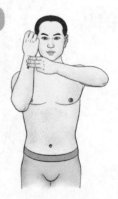

正坐或站立，一手屈肘手背向前，一手三指并拢，食指横纹贴住腕横纹中点处，与之相对的无名指边缘即是。

至阳、筋缩、腰阳关、上髎、次髎、中髎、下髎、灵台诸穴

采站位或正坐位，挺直背部，低头，用手摸后颈部底端凸起（即大椎穴），然后沿脊椎骨向下数其节数，按照图中提示，便可找到相应穴位所在。

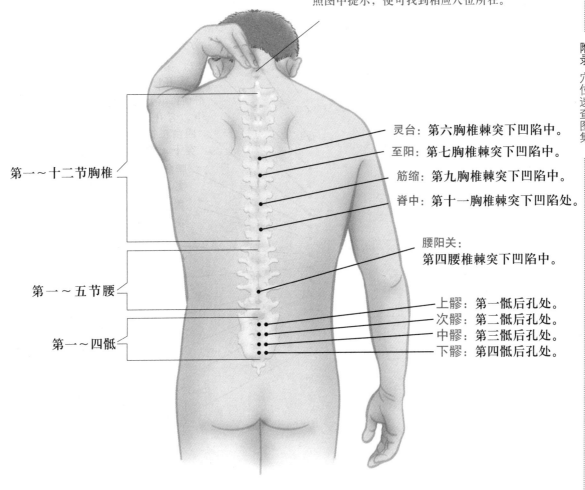

第一～十二节胸椎

第一～五节腰

第一～四骶

灵台：第六胸椎棘突下凹陷中。

至阳：第七胸椎棘突下凹陷中。

筋缩：第九胸椎棘突下凹陷中。

脊中：第十一胸椎棘突下凹陷处。

腰阳关：第四腰椎棘突下凹陷中。

上髎：第一骶后孔处。

次髎：第二骶后孔处。

中髎：第三骶后孔处。

下髎：第四骶后孔处。

附录 穴位速查图集

心俞、膈俞、肾俞、脾俞、肺俞、胆俞、肝俞、胃俞、三焦俞、气海俞、关元俞、大肠俞诸穴

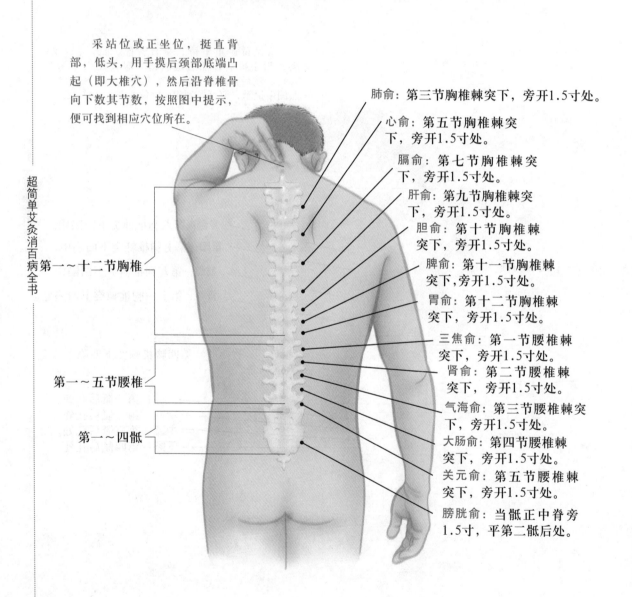

采站位或正坐位，挺直背部，低头，用手摸后颈部底端凸起（即大椎穴），然后沿脊椎骨向下数其节数，按照图中提示，便可找到相应穴位所在。

肺俞：第三节胸椎棘突下，旁开1.5寸处。

心俞：第五节胸椎棘突下，旁开1.5寸处。

膈俞：第七节胸椎棘突下，旁开1.5寸处。

肝俞：第九节胸椎棘突下，旁开1.5寸处。

胆俞：第十节胸椎棘突下，旁开1.5寸处。

脾俞：第十一节胸椎棘突下，旁开1.5寸处。

胃俞：第十二节胸椎棘突下，旁开1.5寸处。

三焦俞：第一节腰椎棘突下，旁开1.5寸处。

肾俞：第二节腰椎棘突下，旁开1.5寸处。

气海俞：第三节腰椎棘突下，旁开1.5寸处。

大肠俞：第四节腰椎棘突下，旁开1.5寸处。

关元俞：第五节腰椎棘突下，旁开1.5寸处。

膀胱俞：当骶正中脊旁1.5寸，平第二骶后处。

第一～十二节胸椎

第一～五节腰椎

第一～四骶

超简单艾灸消百病全书

志室、胃仓、腰眼、秩边诸穴

采站位或正坐位，挺直背部，低头，用手摸后颈部底端凸起（即大椎穴），然后沿脊椎骨向下数其节数，按照图中提示，便可找到相应穴位所在。

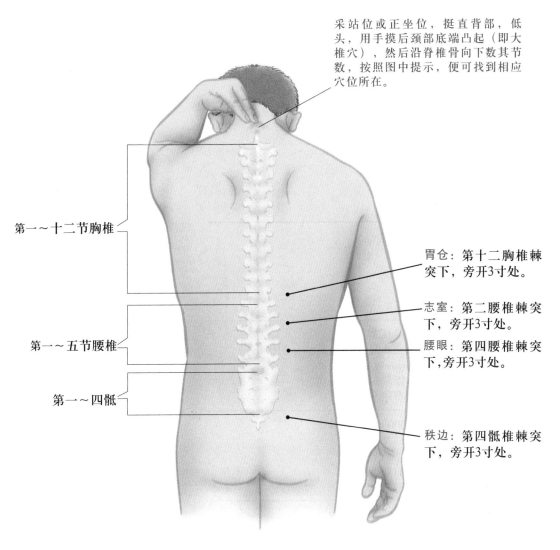

第一～十二节胸椎

第一～五节腰椎

第一～四骶

胃仓：第十二胸椎棘突下，旁开3寸处。

志室：第二腰椎棘突下，旁开3寸处。

腰眼：第四腰椎棘突下，旁开3寸处。

秩边：第四骶椎棘突下，旁开3寸处。

图书在版编目（CIP）数据

超简单艾灸消百病全书 / 成泽东, 孙平主编. —南
京：江苏凤凰科学技术出版社, 2016.6（2021.1 重印）
（含章·健康养生堂书系）
ISBN 978-7-5537-3330-2

Ⅰ. ①超… Ⅱ. ①成… ②孙… Ⅲ. ①艾灸 – 基本知
识 Ⅳ. ①R245.81

中国版本图书馆CIP数据核字(2014)第120518号

超简单艾灸消百病全书

主　　　　编	成泽东　　　孙　平	
责 任 编 辑	樊　明　　　祝　萍	
助 理 编 辑	曹亚萍	
责 任 校 对	郝慧华	
责 任 监 制	方　晨	

出 版 发 行	江苏凤凰科学技术出版社
出版社地址	南京市湖南路 1 号 A 楼，邮编：210009
出版社网址	http://www.pspress.cn
经　　　销	凤凰出版传媒股份有限公司
印　　　刷	文畅阁印刷有限公司

开　　　本	718 mm × 1 000 mm　1/16
印　　　张	22
字　　　数	250 000
版　　　次	2016年6月第1版
印　　　次	2021年1月第2次印刷

标 准 书 号	ISBN 978-7-5537-3330-2
定　　　价	45.00元

图书如有印装质量问题，可随时向我社出版科调换。